JN265448

臨床実践
動きのとらえかた

何をみるのか その思考と試行

編集 山岸 茂則
飯山赤十字病院リハビリテーション科

文光堂

●編集

山岸　茂則	飯山赤十字病院リハビリテーション科リハビリテーション第一係長

●執筆（執筆順）

西村　　晃	飯山赤十字病院リハビリテーション科
宮本　大介	飯山赤十字病院リハビリテーション科
小池　　聰	長野赤十字病院リハビリテーション科部主任
山岸　茂則	飯山赤十字病院リハビリテーション科リハビリテーション第一係長
舟波　真一	諏訪赤十字病院リハビリテーションセンター理学療法第一課長補佐
三橋　弘昌	神戸リハビリテーション病院リハビリテーション部主査
藤井　誉行	七沢リハビリテーション病院脳血管センターリハビリテーション局主査
金　　誠熙	神奈川リハビリテーション病院理学療法科主査
関塚　修久	長野赤十字病院リハビリテーション科
水野　智明	茅ヶ崎リハビリテーション専門学校理学療法学科
村上　貴史	汐田総合病院リハビリテーション科主任
水嶋　　亮	慶友会第一病院リハビリテーション部
湯田　健二	海老名総合病院リハビリテーション科科長
重枝　利佳	浦賀病院リハビリテーション科
泉　　有紀	国立病院機構京都医療センターWHO糖尿病協力センター米国足病医
前角　滋彦	長野医療技術専門学校附属リハビリテーションクリニックリハビリテーション科主任
竹前　秀一	飯山赤十字病院リハビリテーション科
長井　一憲	竹重病院リハビリテーション部

序

　この地球上で運動を制御するためには，最低限度課題達成に必要な力学的法則に従う必要がある．ロボットは徐々にヒトの動きに近づきつつあるものの，依然としてヒトのような滑らかな動作をすることはできていない．滑らかな動作を行うためには，そのための力学的な難易度は当然高くなるが，ロボットではまだその難易度には太刀打ちできないようである．しかしもしロボットが，弾性をもった組織によって非常に多くの分節的構造をなし，それを全体的に覆う筋膜を有し，必要に応じて時に単純に時に複雑に振る舞う神経制御が可能になれば……．恐らく非常に滑らかな動作が可能になるのではないだろうか？

　逆説的に，ヒトはロボットにはない非常にすばらしい構造および神経系をもち合わせているといえる．われわれヒトは非常にすばらしい構造や機能を有していながら，その機能（特に神経系）のメカニズムに関して十分理解できているとはいえず，未だ解明されていないことが多くある．

　そのようななか，既知の知識に加え感性・臨床経験などを活用して，ヒトにおける法則性を発見し，それを応用しながら理学療法を展開していかなければいけない段階に現在はまだあるように思う．「理学」には自然科学の意味合いがある．自然科学とは自然のなかでの法則性を見つけたり応用したりする学問であり，物理学なども自然科学に属する．われわれが理学療法士である以上，ヒトの動作における法則性を見つけ治療に応用しようとする姿勢を何ら恥じる必要はないと考える．しかしながら，学問としての発展とクライアントへの説明責任から，法則性のメカニズムに関して，既知の知識を用いて精一杯説明すること，さらにはメカニズムを研究によって解明しようとする取り組みもまた重要である．

　本書では臨床的な動作における法則性を恐れず盛り込み，それを動作分析に生かす方法の一端を紹介している．これが唯一正しい動作分析であるとは考えていないし，今後さらに発展していくと考えているが，読者の方々の臨床応用や創造に貢献できることがあれば幸いである．さらに既知のメカニズムに関して，第一線でご活躍されている臨床家の先生方にご寄稿いただいた．私とご寄稿いただいたすべての先生方の間で，メールや電話で意見交換をしながらの執筆活動であったため，非常にご苦労をおかけしたことになるが，丁寧にご執筆をいただき心から感謝している．

　高度な内容をわかりやすくまとめられたすべての執筆者の先生方に，そしていつも支えてくれる妻に，尊敬と感謝を込めて序文とする．

2012年5月

山岸　茂則

目　次

第1部　動きを観るわけ

第1章　動きを観るわけ ……………………………………（西村　晃）……… 2
1. 原因あっての結果である …………………………………………………… 2
2. 疼痛の回避か疼痛の助長か？ ……………………………………………… 3
3. 自覚しにくい動作の不具合 ………………………………………………… 3
4. 誰でも備わっている動作を捉える能力を活用する ……………………… 5

第2部　観察のポイント

第1章　何を観るのか
第1節　動作遂行に関して …………………………………（宮本大介）……… 8
1. はじめに ……………………………………………………………………… 8
2. 動作を観る，環境を観る …………………………………………………… 8
3. 動作を観ていくための考え方 ……………………………………………… 9
4. 終わりに ……………………………………………………………………… 12
第2節　動作方略に関して …………………………………（小池　聰）……… 13
1. 運動性と安定性 ……………………………………………………………… 14
2. 関節モーメント ……………………………………………………………… 16
3. 動作方略―肢節連動のタイミング ………………………………………… 18

第2章　どのように観るのか
第1節　共通する観かたとコツ ……………………………（山岸茂則）……… 20
1. ボーッと観て探る（固定部位・過剰運動部位） …………………………… 20
2. 動きのリズムはよいか ……………………………………………………… 24
3. 軽やかな動きか ……………………………………………………………… 26
4. 球関節は機能しているか …………………………………………………… 26
5. 始まりと終わりを注意深く観察する ……………………………………… 28
第2節　動作別の観かた：寝返り …………………………（舟波真一）……… 31
1. ボーッと観て探る（固定部位・過剰運動部位） …………………………… 31
2. 動きのリズムはよいか ……………………………………………………… 33
3. 軽やかな動きか ……………………………………………………………… 34
4. 球関節は機能しているか …………………………………………………… 35
5. 始まりと終わりを注意深く観察する ……………………………………… 36
第3節　動作別の観かた：起き上がり ……………………（三橋弘昌）……… 38
1. ボーッと観て探る（固定部位・過剰運動部位） …………………………… 38
2. 動きのリズムはよいか ……………………………………………………… 40

	3. 軽やかな動きか	40
	4. 球関節は機能しているか	42
	5. 始まりと終わりを注意深く観察する	43
第4節	動作別の観かた：立ち上がり　（藤井誉行）	44
	1. ボーッと観て探る（固定部位・過剰運動部位）	44
	2. 動きのリズムはよいか	46
	3. 軽やかな動きか	48
	4. 球関節は機能しているか	49
	5. 始まりと終わりを注意深く観察する	49
第5節	動作別の観かた：歩行　（金　誠熙）	53
	1. ボーっと観て探る（固定部位・過剰運動部位）	53
	2. 動きのリズムはよいか	57
	3. 軽やかな動きか	57
	4. 球関節は機能しているか	58
	5. 始まりと終わりを注意深く観察する	59

第3章　ビデオカメラ撮影の注意点　（関塚修久）　62
　　1. ビデオカメラ撮影による視覚的フィードバックの効果　62
　　2. 撮影時の実際　62
　　3. 画像上で数値測定することの注意点　64

第3部　動きを診る―動作分析の流れと解釈―

第1章　動作障害編　（舟波真一）　66
　　1. 動作分析にいたる経緯　66
　　2. 治療ターゲットとなる方略（動作様式）の特定　67
　　3. 仮説構築　71
　　4. 仮説検証循環　73
　　5. 動作分析ステップのまとめ（動作障害編）　76

第2章　関節障害編　（山岸茂則）　77
　　1. 動作分析にいたる経緯　77
　　2. 治療ターゲットとなる方略の特定　79
　　3. 仮説構築　82
　　4. 仮説検証循環　86
　　5. 動作分析ステップのまとめ（関節障害編）　89

第4部　動きを観る前に―動きの相と機能的意味―

第1章　寝返り

第1節　バイオメカニカルな視点から ……………………（水野智明）……… 92
1. 概要 …………………………………………………………… 92
2. バイオメカニカルな視点に必要な解釈 ……………………… 92
3. 寝返り動作のメカニズム ……………………………………… 98

第2節　神経学的視点から …………………………………（舟波真一）……… 104
1. 寝返りとは？ ………………………………………………… 104
2. 寝返りの各相 ………………………………………………… 104
3. 動きの相と神経機能的意味 ………………………………… 106
4. ベッド上での寝返り・布団のなかでの寝返り ……………… 114

第2章　起き上がり

第1節　バイオメカニカルな視点から ……………………（村上貴史）……… 116
1. 第一相：背臥位～頭部挙上 ………………………………… 117
2. 第二相：頭部挙上～on shoulder …………………………… 119
3. 第三相：on shoulder～on elbow …………………………… 122
4. 第四相：on elbow～on hand ………………………………… 124

第2節　神経学的視点から …………………………………（三橋弘昌）……… 127
1. 起き上がりとは ……………………………………………… 127
2. 重力と支持基底面（BOS） …………………………………… 127
3. 起き上がりの各相 …………………………………………… 128
4. 動きの相と神経機能的意味 ………………………………… 128

第3章　立ち上がり

第1節　立ち上がり動作のシークエンスとクリニカルイベント ……（水野智明）……… 134
1. 概要 …………………………………………………………… 134
2. 立ち上がり動作のメカニズム（バイオメカニカルな視点） … 134

第2節　立ち上がりの運動方略 ……………………………（水嶋　亮）……… 143
1. 力制御方略 …………………………………………………… 143
2. 運動量方略 …………………………………………………… 143
3. 臨床例（バイオメカニカルな視点からの考察） …………… 145

第3節　神経学的視点から …………………………………（藤井誉行）……… 149
1. 情報という視点からの立ち上がり ………………………… 149
2. 立ち上がり動作各相における機能的要素 ………………… 150

第4章　歩行

第1節　歩行バイオメカニクス概説 ………………………（重枝利佳）……… 159
1. はじめに ……………………………………………………… 159
2. 動歩行の特性 ………………………………………………… 159

3. 歩行の推進力とロッカー機能 ……………………………… 161
　　　4. 歩行中の左右への体重移動 ………………………………… 163
　　　5. 歩行中の床反力 ……………………………………………… 163
　第2節　歩行における相別の機能 ……………………………（湯田健二）166
　　　1. はじめに ……………………………………………………… 166
　　　2. 各相における下肢の役割とメカニズム …………………… 167
　第3節　神経学的視点から ………………………………………（金　誠熙）180
　　　1. はじめに ……………………………………………………… 180
　　　2. 歩行とは ……………………………………………………… 180
　　　3. 歩行の神経機構 ……………………………………………… 181
　　　4. 歩行における随意的側面と自動的側面 …………………… 182
　　　5. 視覚と歩行 …………………………………………………… 184
　　　6. 歩行の神経学的メカニズム ………………………………… 185

第5部　動きを診るための基礎知識

第1章　足の基礎的バイオメカニクス ……………………（泉　有紀）188
　　　1. はじめに ……………………………………………………… 188
　　　2. 足部バイオメカニクスの特異性 …………………………… 188
　　　3. 足部の機能解剖─距骨下関節と横足根関節 ……………… 190
　　　4. 歩行 …………………………………………………………… 195
　　　5. 終わりに ……………………………………………………… 197

第2章　コアスタビリティ ………………………………………（前角滋彦）198
　　　1. コアとは？ …………………………………………………… 198
　　　2. どのように補償する？　補償で保障？ …………………… 199
　　　3. コアスタビリティに欠かせない姿勢制御システム ……… 199
　　　4. コアユニット─脊柱の安定と骨盤帯の安定 ……………… 201
　　　5. コアスタビリティの役割 …………………………………… 201
　　　6. 終わりに ……………………………………………………… 202

第3章　姿勢調節の話 ……………………………………………（竹前秀一）203
　　　1. 姿勢は影のように運動に寄り添う〜シェリントン ……… 203
　　　2. 手足を自由に動かしてもバランスが崩れないでいられるのは
　　　　　何が保障されているからなのか？ ………………………… 203
　　　3. バランスとしての姿勢安定性について …………………… 204
　　　4. 構えとしての姿勢定位 ……………………………………… 205
　　　5. 姿勢筋緊張とアライメント ………………………………… 206
　　　6. 運動を上手に行うために無数にある筋骨格系の自由度のなかから，
　　　　　神経系はどのようにして最適な運動を導き出しているか ……… 207
　　　7. 姿勢調節全体の流れ ………………………………………… 208

8. 中枢神経系の運動プログラミングと実行は階層的に制御されている ………… 209
　　9. 小脳・基底核ループ …………………………………………………………… 210
　　10. 運動・姿勢制御は多数の部位と対話をしながら成り立っている …………… 210
　　11. 視覚情報とスタビリティ ……………………………………………………… 211
　　12. 参考資料：代表的な神経経路と主な機能 …………………………………… 213

第4章　筋活動バランス ……………………………………………（西村　晃）……… 215
　　1. 優劣つけがたい関係 …………………………………………………………… 215
　　2. 中枢側の安定が末梢側の運動を保障するというけれど… ………………… 218
　　3. 終わりに ………………………………………………………………………… 219

第5章　動作に影響を与えるエッセンス ……………………………（宮本大介）……… 220
　　1. はじめに ………………………………………………………………………… 220
　　2.「見る」と動作の関係 …………………………………………………………… 220
　　3.「意識」と動作の関係 …………………………………………………………… 222
　　4. 理学療法士が与える感覚で動作が変わる …………………………………… 225

第6章　筋の遊び（muscle play） ……………………………………（長井一憲）……… 228
　　1. 筋は滑っている！ ……………………………………………………………… 228
　　2. 筋の遊び（滑り）運動をイメージ！ ………………………………………… 228
　　3. 筋の滑り運動の検査と治療 …………………………………………………… 230

索引 ……………………………………………………………………………………………… 233

第1部

動きを観るわけ

第1章　動きを観るわけ

西村　晃

▶1. 原因あっての結果である

「動きを捉えることは簡単ではない」．これはすべての理学療法士が感じていることだといっても過言ではない．動きを捉え治療ターゲットとなるポイントを絞り介入し改善をもたらす．この一連の過程は，理学療法士にとって生涯にわたり究めていく技術である．この技術の習得までの道のりはけっして楽ではなく，そこに終わりはない．なぜそこまでして動きを観て捉えていかなければならないのか？それは動きを改善したいからである．われわれ理学療法士は動きを扱う職業である．動作がうまくできない場合（動作障害）や異常な動き（動作）はからだの不具合を表出している場合がほとんどであり，これは「原因に対する結果」を表している．表出した結果，これもまたさらに別の問題をつくったり，原因を助長してしまうという悪循環（負のスパイラル）を生んでしまう場合がある（図1）．したがって原因を追究し解決することで結果を変えていく．そのためには動きを観るということが必要となる．

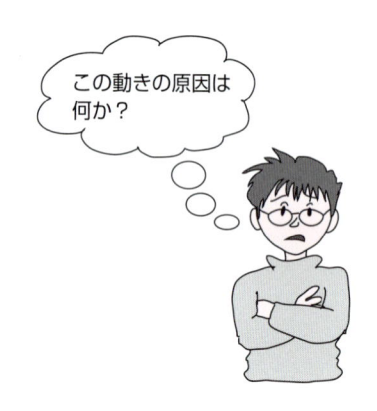

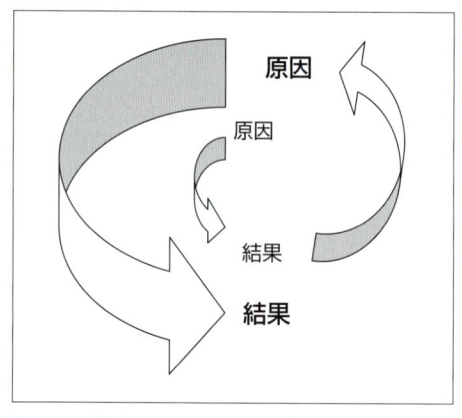

図1　原因と結果の負のスパイラル
原因（小）が結果を招きさらに原因を助長する．そして，別の**結果**（問題）を引き起こす．

なるほど

動きを観る

プロ野球の試合で凡打に終わった打者がバックスクリーンに映し出されるリプレイを観ている場面がある．これは凡打という結果に対してどのように打ったのかという動きを観ることで修正箇所を探しているのである．始まりは"動きを観る"ことであり，いきなり練習メニューを見直すことはない．われわれ理学療法士が介入し改善したい事象そのものが動きである．したがって動き自体を観るということが問題解決の糸口となる．

▶2. 疼痛の回避か疼痛の助長か？

臨床で頻繁に観察される跛行，これもまた何かしらの原因があるなかで動いている結果である．この動きは痛みを回避するために生じているのかもしれない．あるいはその動きそのものが痛みを助長してしまっているのかもしれない．**1つの異常な動きのなかでも異なった背景が存在する．**さらには代償し続けた動きによって新たな痛みを呼び込んでしまうかもしれない．

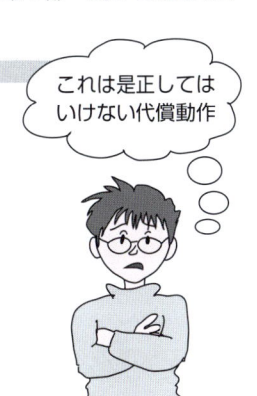

> これは是正してはいけない代償動作

Reference

動きを観る前に

われわれ理学療法士は動きと同様に痛みも扱う．そして，その特性によって理学療法士の行動は変わる．動作のときや動いた後に痛みが出現する場合は動作を観る必要がある．しかし，安静時に疼痛が出現しているようであれば"観る・考える・推測する"というサイクルは機能しない．その場合は"観る"前に安静時の疼痛へ適切な対応をとらなければならない．これは動きを観る際の前提となる．

なるほど

動きを観る時期

安静時に疼痛がある対象者の動作を分析することは時期尚早である．それは嵐の海に飛び込み，サザエを採りに行くようなものである．何も観えないばかりか，かえって事態の悪化を招く恐れがある．

▶3. 自覚しにくい動作の不具合

人間は傷害に対する自己治癒力をもっている．擦過傷は自然と癒え，骨折もやがて癒合する．しかし，動作に関してはどうか？　自己修正力が乏しいことが多い．また，治った傷害さえも動作に影響を与え続けていることもある．

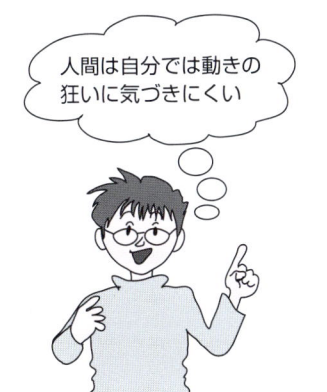

毎日厳しい練習を積み重ねているプロスポーツ選手でさえ，本人が気づかぬうちにフォームを崩してスランプに陥ることもある．これは身体のコンディション（疲労，心理，その他，また，それらに対する運動連鎖）はそれらの状況すべてが詳細にわたり自覚されているわけではないからである．そして選手以外の存在であるコーチや監督のアドバイスにより，ようやく調子を取り戻す．それほど，動作というものは自分で修正することが難しい事象である．どうしても本人以外の助けが必要となる．そして症例に対して，機能の改善や方略に対する運動学習などを介してこの"助け"を行っていくことがわれわれ理学療法士の仕事である．

> 人間は自分では動きの狂いに気づきにくい

> **なるほど**
>
> **身体環境と動き**
>
> けがを経験したことによる身体内部の不具合，例えば筋膜の滑走やテンションの変化．この新たな身体環境（条件）では，今まで培った動きの記憶はもはや通用しない．スムーズに動くためには不具合の是正や新たな身体環境（条件）において動き方を習得する必要がある．また，身体環境自体を復元する必要性が生じる．

> **Reference**
>
> **痛みの自覚**
>
> 痛みを探索する行為により痛みという不具合に気がつくことはあっても，オートマチックな動作のなかではその不具合に気がつくことはないかもしれない．

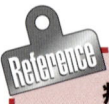

　われわれ理学療法士は，生じている異常な動作（動き）の原因を推測する．そして，その推測が妥当かどうかを検証する作業を行う．この作業のことをここでは試行とよぶ．試行という一手により結果が変化したならば自分の推測が正しい可能性が高くなる．

この動きには，この要素をプラスすると改善しそうだ．この要素を引けば改善しそうだ．

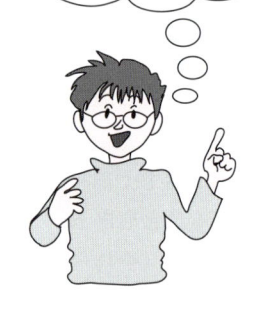

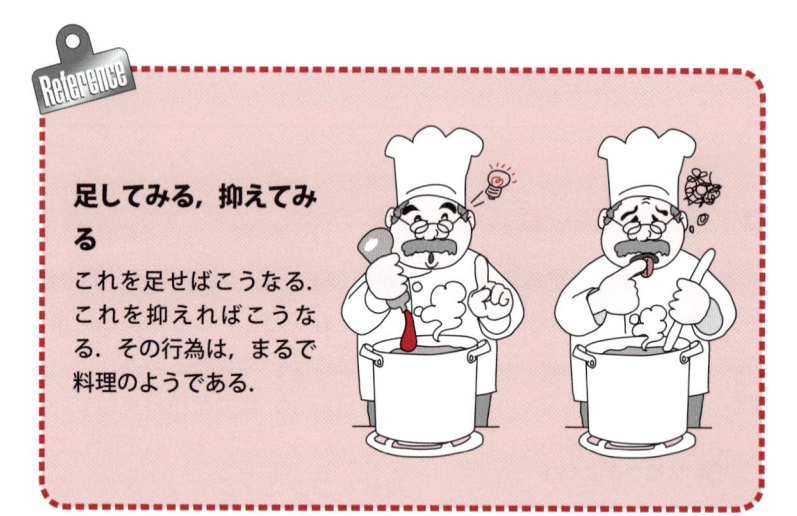

> **Reference**
>
> **足してみる，抑えてみる**
>
> これを足せばこうなる．これを抑えればこうなる．その行為は，まるで料理のようである．

▶ 4. 誰でも備わっている動作を捉える能力を活用する

　専門的な勉強をする以前から，動作を目にした際に「何だか転びそうで危なっかしい」といった印象をもった経験があるだろう（図2）．当然これは専門的な知識・技術に基づいた解釈ではなく，目で見て肌で感じるいわば直観的な要素である．

　つまり，動きを捉えるにあたり，その過程のすべてが専門的な知識や技術に基づいているわけではない．動きを捉えようと凝視して気がつかないことも"何となく観る"ことで気がつく場合もある．もともと備わっている直観的な要素も臨床では多用している．そして，この「危なっかしい」を成立させている因子を追及していくために専門的知識を使っていくのである．これが分析である．

　動きの不具合の検知や是正，これが機械やロボットに関することであればまだ話は早い，なぜなら人間がつくったものであるからである．部品やしくみに関して細部にわたり設計図が存在し部品の交換や動きのプログラミングが可能だからである．これが人間となると一筋縄ではいかない．人間はロボットや機械のようにつくられているわけではないからである．理学療法士は四苦八苦しながら臨床で奔走している．この分析や解釈に用いている理学療法士の着眼点や創意工夫，解釈の展開をこれから論じていく．

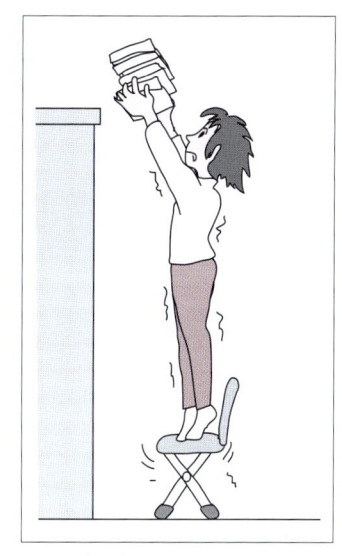

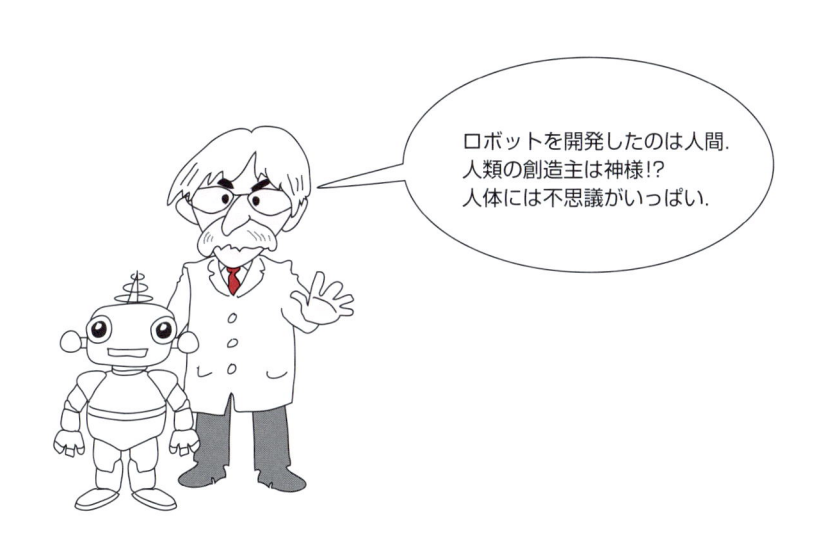

図2　転びそうで危なっかしい印象

> ロボットを開発したのは人間．
> 人類の創造主は神様!?
> 人体には不思議がいっぱい．

第2部

観察のポイント

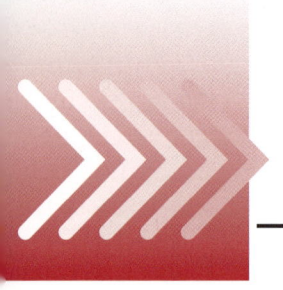

第1章　何を観るのか
第1節　動作遂行に関して

宮本大介

▶ 1. はじめに

　人間はさまざまな環境下で生活を送っている．その環境下で，日常生活上の目的を達成するために，種々の動作を組み合わせている．したがって，何らかの障害で1つの動作遂行が困難になった時点で，その目的を遂行できなくなる可能性が出てくる．
　本項では，目的達成のために行われる動作の集合体を細分化し，動作遂行に必要な要素・観るポイントを述べていく．

▶ 2. 動作を観る，環境を観る

　日常生活の動作を観ていく上でまず重要になることは，その目的を達成していくためにはどのような動作が組み込まれているかを認識しておくことである．例えば「トイレで用をすませる」目的を達成するためには，起き上がり，立ち上がり，歩行に加え，立位での方向転換，着座，ズボンの着脱，殿部でのリーチ動作などが含まれる．しかし，車いすを使用している人ではまた方法が変わってくるのでその人にとって必要な基本動作に分解して考えていく必要がある．環境や身体能力によって方法が変化していることを認識しておく必要がある．図1にて「トイレで用をすませる」ための動作を機能・環境の変化によって変化することを明示する．
　また，入院中と在宅という環境の違いも十分に認識しておく．整った環境だけでできても意味はなく，在宅でも同様のレベルで目的を遂行できるようにならなければならない．そのためには，住宅環境を把握し，住宅環境を想定した応用的な練習をしていくべきか検討しなければならない．
　同じ「トイレで用をすませる」という動作も，入院中はできたことが退院後はできなくなった，という声を聞いたことがあるかもしれない．住宅環境を想定した応用的な動作アプローチが不十分であった可能性が考えられる．つまり，「動作を観る」と同じくらい「環境を観る」ことも重要である．その環境に合わせた動作も観ることで初めて目的を遂行するためのアプローチにつながるのである．

> **なるほど**
>
> **在宅で生活するには**
> 在宅では，病院・施設より応用的な動作が求められる場合も多い．多い例としては「段差昇降」である．従来からの日本家屋では敷居が高い家も少なくなく，自室として和室を使用している例も多いためである．また，増改築した家では「坂道昇降」も必要になることもある．また，病院などと比較するとかなり狭い環境になる場合も多く，そのなかでの「方向転換」や「ドアの開閉」などさまざまな動作が必要になることもある．

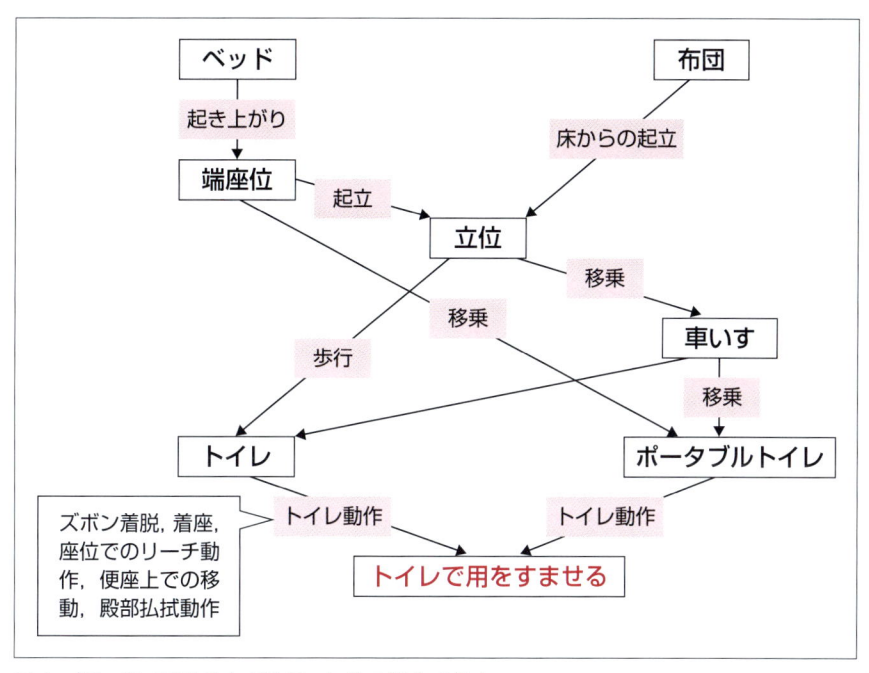

図1 「トイレで用をすませる」ための動作の流れ

▶3. 動作を観ていくための考え方

動作を遂行するには，動作を遂行させるための要素がある．この要素として動作の「安定性」「速度性」「持久性」「応用性」「協調性」があげられると考えられる（表1）．これらの要素を考えながら動作を観ることで動作の本質が見えてくる．

「トイレで用をすませる」という動作を遂行するために，どの動作のどのポイントにこれらの要素が組み込まれているか代表的な動作・姿勢を以下に表記していく．

表1 動作遂行のための要素

安定性	動作の安定性はどの程度か （体幹の支持性，動作の安全性など）
速度性	目的を遂行できるだけの速度があるか （歩行速度など）
持久性	目的を遂行できるだけの持久力があるか （歩行距離など）
応用性	応用動作ができる能力があるか （住宅環境下，不整地，段差昇降，坂道昇降など）
協調性	身体全体がバランスよく機能しているか 動作のパターンは効率的か

Check → 木村貞治：理学療法における動作分析の現状と今後の課題．理学療法学 33（7）：394-403，2006．

①起き上がり(ベッドから)

- **安定性**：起き上がろうとしたときに，1回では起き上がれずに倒れそうになってしまうことがあるため，安全に行う必要がある(上肢でベッド柵を強く引いて起き上がろうとするときも，失敗する場合があるので注意する).
- **速度性**：トイレに間に合うように速く起きる必要性.
- **持久性**：機能的にゆっくりとした動作しかできない場合，遂行できるだけの持久性が必要.
- **応用性**：ベッドを使用している症例では，状態に応じてマットレスの硬さに違いが出てくる.上肢，殿部での荷重時の沈み込みを確認し，それに応じたからだの使い方を検討する必要がある.
- **協調性**：完全側臥位をとらずに半側臥位から，on elbow〜on hand の段階を踏むことが望ましい．効率よく動作を遂行できることはエネルギー効率上も有利である.

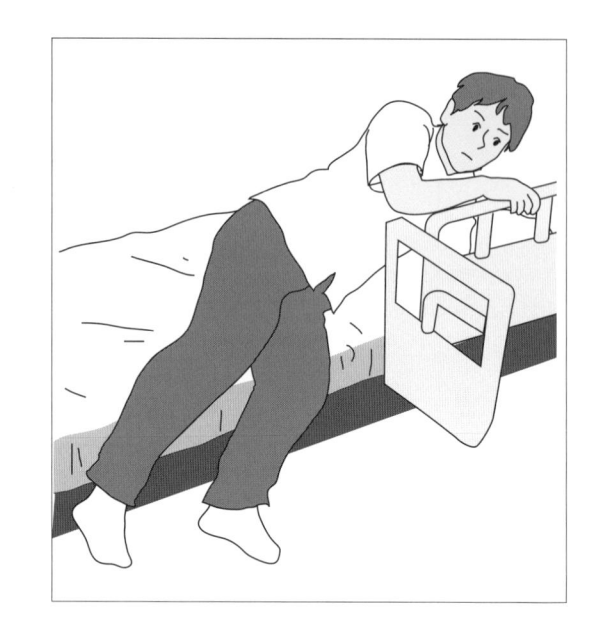

②起　立

- **安定性**：効率よく動作を遂行することで安全性につながる．そのための準備段階として，動作開始時の足部の位置などを考慮する必要がある.
- **速度性**：すばやい起立動作を行うことで，すばやい移乗につながる．また，すばやく行うことで，動作に慣性を与えることができるため，効率的な動作遂行につながる.
- **持久性**：ゆっくりした動作を行う症例には，ゆっくり動作を遂行できる持久性が必要.
- **応用性**：病院や施設の床面と自宅内の自室の床面は異なる場合が多い．床反力，摩擦抵抗を考慮した動作を行う必要がある．また，靴や靴下の装着の有無によっても変化してくる.
- **協調性**：確実で効率のよい動作を遂行するには，順序を認識しておく必要がある．また，動作を確実に遂行するために，手すりを用いることは有用であると考えられるが，逆に上肢に依存し過ぎてしまい，動作遂行の妨げになる場合

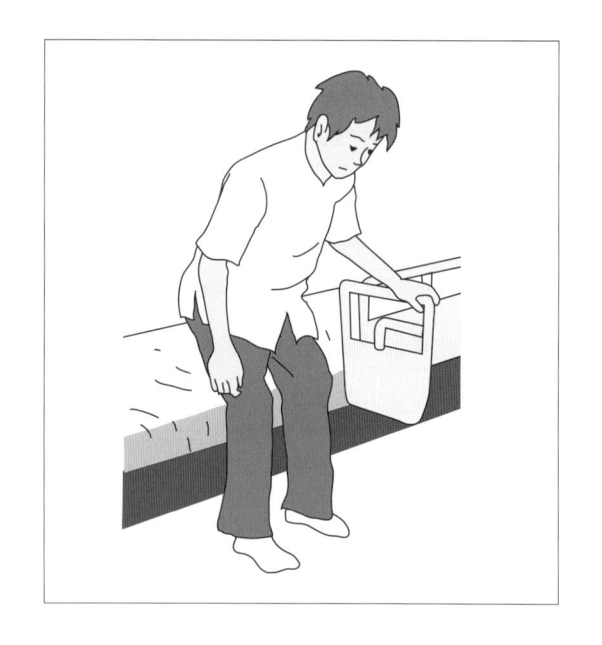

もあるため，注意が必要である．

③歩　行
- **安定性**：安定した歩行を行うには，いかに動揺を少なく行えるかが重要である．また，静止立位時の姿勢によっても，転倒のリスクの高い方向がある程度予想できるため，立位姿勢の評価も必要である．
- **速度性**：トイレまで間に合うように歩行をしていく必要がある．
- **持久性**：自室からトイレまでの距離が遠い場合であれば，確実にトイレまで到達できる持久性が必要である．また，トイレに到着後にトイレ動作を行わなければならないため，トイレ到着時の疲労の度合いも確認しておく必要がある．
- **応用性**：起立時同様，床面の材質によって歩行の方略が変わってくる．また，段差昇降，敷居をまたぐ動作は，段や敷居の高さをしっかりと認知し，それに応じた身体運動が必要である．
- **協調性**：安定した姿勢制御があり，その上で効率的な歩行が提供される必要がある．効率的な歩行は，足のロッカー機能や胸郭と骨盤の逆回転運動などの体幹・下肢を中心としたそれぞれの機能が発揮できることで可能になる．

④トイレ動作（更衣）
- **安定性**：動作を遂行するには，安定した立位能力が必要になる．
- **速度性**：間に合うように行う必要性がある．
- **持久性**：ゆっくりと行う症例の場合は，持久性が求められる．
- **応用性**：トイレの種類によって方略は大きく異なる．洋式・和式の違いでは，行動様式が変わる．洋式トイレにおいて便座の高さが低い場合，起立・着座時には多くの筋機能が必要になる．
- **協調性**：動作の順序の認識は必要である．また，立位で軽度膝屈曲位のまま，上肢活動を行うため，上肢活動によって立位の安定性が崩れないようにしていく必要がある．症例によって

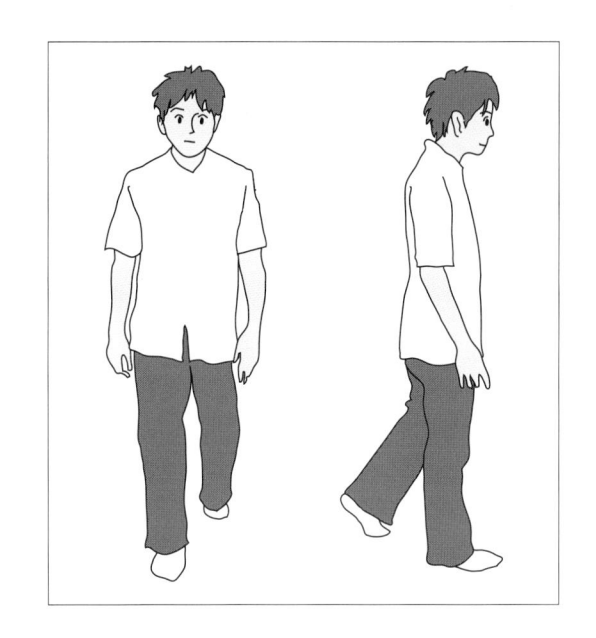

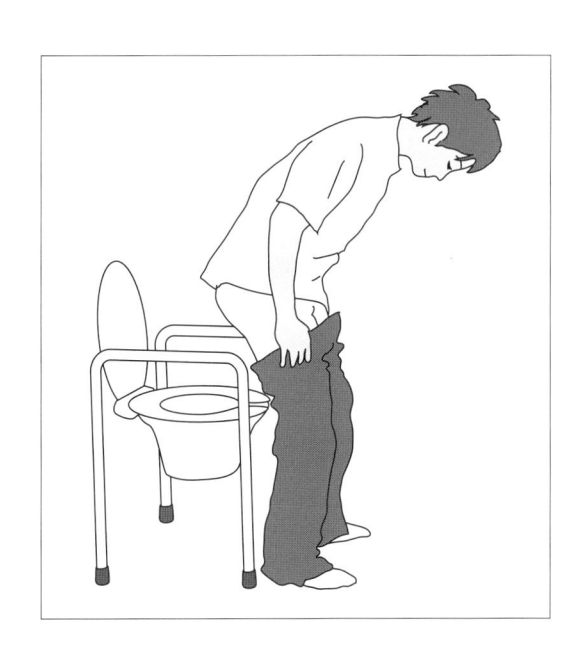

は片手で行うこともあるため，それに応じた動作が必要である．

▶4. 終わりに

　動作を遂行するために，動作ごとにそれぞれの要素を述べてきた．動作を観る上で，全体を通して観ることは非常に重要である．しかしながら，もしその動作がうまく遂行されないようであれば，動作を細かく分けてそれぞれを評価することが重要である．動作を観ていき，わからない点が出てきたら一度立ち止まることも必要なのである．

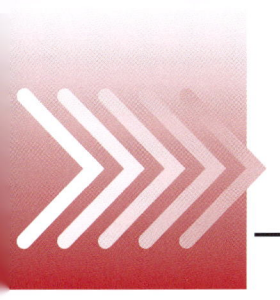

第1章　何を観るのか
第2節　動作方略に関して

小池　聡

　ある動作を達成する際，われわれはより合理的な方法で動作遂行を行おうとする．
　しかし機能不全症例や，高齢者，脳卒中片麻痺症例などでは，ある機能不全をほかの機能の代償による方略により動作遂行を行う．その動作方略は動作にバリエーションが少なく，からだの特定部位のみを使用したり，またからだの特定部位を相対的に未使用にするということを生じさせる．それは力学的に考えると特定部位への応力集中を生じさせることになる．
　さて，動作から表出される原因と結果の負のスパイラル（→p2「第1部　第1章　動きを観るわけ」参照）をひもとくためには，どのように動作を捉えていけばよいのであろうか．
　この項では，目の前の動作がどのような方略により行われているかをある程度カテゴリー化できるように，そして予測立案しやすいように説明していきたい．そして非合理的な方略により動作が達成されているとしたらどのような方略を用いて遂行されたか，といったことを運動性（mobility）と安定性（stability），モーメント，そしてタイミングという視点から動作を捉えることを説明する．

　図1に椅子からの立ち上がり方略の例を示す．
　Shenkmanらは健常女性を対象に立ち上がり動作をモーメント方略（momentum strategy）とスタビライズ方略（stabilization strategy）に分類した．

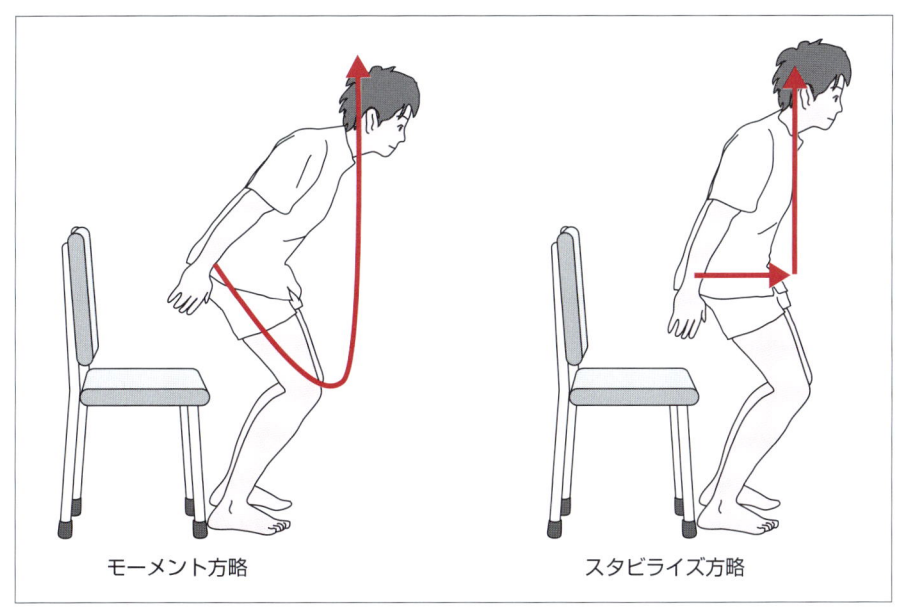

図1　椅子からの立ち上がり方略

モーメント方略では股関節屈曲（体幹前傾）が膝伸展より先に開始され，体幹の前方移動を膝伸展作用に利用（運動量利用）することにより，下肢筋力発揮を減少させながら起立する．

スタビライズ方略では，あらかじめ殿部を前方に位置させ，重心を両足でつくる支持基底面（BOS）に入れ，主に下肢筋力を使用して立ち上がる（表1）．

Check→ 岡西哲夫：理学療法と重力との関わり―生体力学的視点から．理学療法 26：697-704，2009.

表1　モーメント方略とスタビライズ方略の特長

	モーメント方略	スタビライズ方略
筋活動	低	高
運動速度	早	遅
バランス制御能力	高	低

このように立ち上がり動作においてもその方略はさまざまであることがわかる．よって動作の方略をどのように捉え，どのように臨床的推論を展開していけばよいのかを考えてみたい．

▶1. 運動性と安定性

合理的な動作は，全身がなめらかに動く．しかし臨床において動作を分析していると，ある部分のみを過剰に動かす，またある部分は動きが少ないなどの症例を数多く経験する．合理的な動きには運動性と安定性という方略があると考えられている．

まず本書でいう**運動性とは動作遂行において時間的・空間的に協応して合目的的かつ合理的な動作を遂行するための動きをしていることとする．また安定性とは，動作遂行において時間的・空間的に協応して合目的的かつ合理的な動作を遂行するための安定性を付与する**こととする．けっして運動性＝可動域増大，安定性＝可動域低下という意味ではない．

例えば寝返り動作において下肢から寝返り動作を行うことはよくある．この下肢の働きは動作遂行において運動性として働いている．逆に体幹は運動性を提供するための安定性として，下肢をより動きやすくする機能を果たす．

> **Reference**
>
> **実技：運動性低下の代償**
>
> 寝返り時に運動している下肢の動きを止めてみよう．下肢のパターンを習得しているため，いったんは肩甲帯まで動作が上行し，上肢，肩甲帯を利用した上肢優位の寝返りを行う．
> すなわちある部分の肢節運動が不十分であると，ほかの肢節による代償により動作遂行を行う方略が生じる．このように動作を終了するかたちに合わせるように運動性と安定性の切り替えが無意識下で行われている．

動作中，**運動性と安定性は相互に関連している**と考えられる．あるモデルを用いて考えてみたい．

合理的に動作が運動連鎖されていれば，**運動制御部位は均一化され，単関節制御は減少する**．これは運動性と安定性が相互に良好な関係として成り立っていることにほかならない（図2）．

しかし，ある動作において運動制御部位に減少が生じている場合を考えてみよう．必然的にほかの肢節が代償として単関節制御増大により代償する方略を行う必要が生じる．これは動作を達成させなければならないという必然性から生じる運動連鎖である．

例えば変形性股関節症で股関節屈曲制限を生じている場合の立ち上がりを考えてほしい．股関節屈曲に制限があることで，股関節－骨盤はリンクされてしまうため，股関節において運動性の低下を生じる．したがって，**股関節屈曲制限という運動性低下を腰椎屈曲の運動性を増大する方略によって動作遂行を行う**（図3）．もちろん胸椎屈曲の運動性を増大させて代償する方略もあるが，解剖学的に可動性が少ない部位で行うことは合理的ではない．これら運動性の増大はほかの部位においては過剰な安定性を生じる可能性がある．

また安定性を生じた部位に隣接する部位や，解剖学的に可動性が許された部位（例えば球関節）には代償的な運動性が生じると考えている．

この方略の最大の弱点は腰椎に過剰な運動性を要求したことにある．過剰な腰椎の運動性は筋活動，靱帯・関節包などの制御をしなければならず，二次的に不安定性を生じさせる可能性がある．**したがって，二次的にほかの肢節にて安定性を供給せざるを得ない状態となることが予測される．**

一方，動きが少ない股関節は運動制御を必要としないため筋活動量は低下する．

また何らかの理由により連続する過剰な安定性が存在する場合，レバーアームが長くなるため隣接関節ではより一層過剰な運動性を必要とするため，より過剰なストレスとなることが予想される（図4）．

これらをまとめると**動きが少ない部位に隣接する肢節には過剰な運動性が存在するということになる．**

次に不安定性として観察される過剰な運動性について考えてみたい．過剰な運動性はその動きゆえ**多くの制御**を必要とする．しかしその過剰な運動部位の存在は，動作を達成しなければならないという必然性から生じる運動連鎖により生じているわけであるから，合理性から考えどこかの部位でその運動制

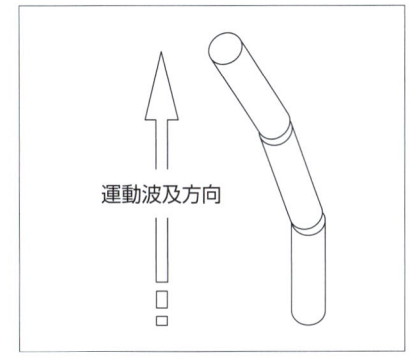

図2　運動制御部位の均一化と単関節制御の減少

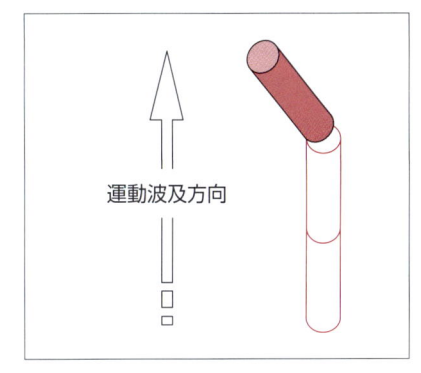

図3　運動制御部位の減少と単関節制御の増大

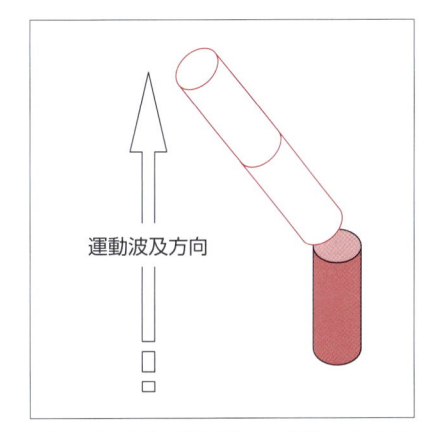

図4　連続する過剰な安定性による過剰な運動性

御を必要とする．

　例えば前額面上での右中殿筋歩行の症例を考えてみよう．股関節は過剰な運動性部位として機能し，身体重心（COG）の移動に貢献する．しかし可動性を提供する股関節で姿勢制御する方略には矛盾が生じる．したがって，体幹の過剰な安定性方略によりCOG制御を行う方略をする．よって，体幹は運動性を抑制する方略により安定性としての役割を担い，一塊として機能する必要性が生じる．

　この方略の最大の弱点は，体幹が運動性を減少させたことにある．運動性が減少した体幹は動作波及が停止する．そして代償としてほかの部位では過剰な運動性を生じさせることが予測される．

　連続する過剰な運動部位を考えてみたい．過剰な運動部位の連続は運動範囲が大きくなることから，多くの運動制御を必要とするため非合理的である．例えば上記の中殿筋歩行の動作方略と異なる方法で，体幹を左右に大きく揺らすような動きを行う場合では，慣性力が大きくなりBOSの周囲にCOGが移動しやすくなるため，不安定となる．したがって連続する過剰な運動部位（体幹）の近くには強固な過剰収縮の安定性が存在することがある（図5）．

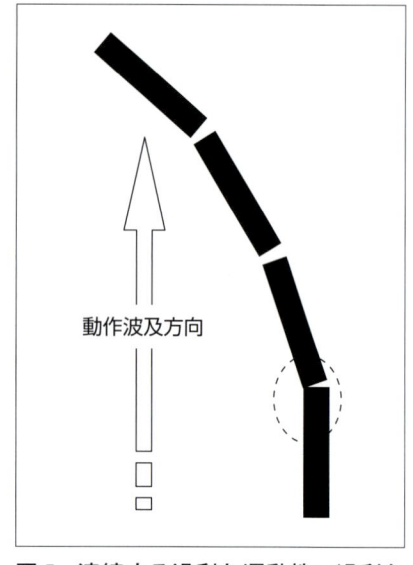

図5　連続する過剰な運動性の過剰な安定性方略

2. 関節モーメント

　筋力だけではCOGを動かすことはできず，からだが動くためには，外力を必要とする．外力を生み出すのは筋収縮による床反力や重力による慣性力であり，また慣性力は内力からも作用する．

　床反力や重力などにより外力が関節を回転させようとする力（外部モーメント）に抗して生体内部で働いている筋や靱帯などの抵抗力を関節モーメント（内部モーメント）という．合理的な動作とは協応した動作により1カ所にモーメントが集中しない分配された関節モーメントである（図6）．

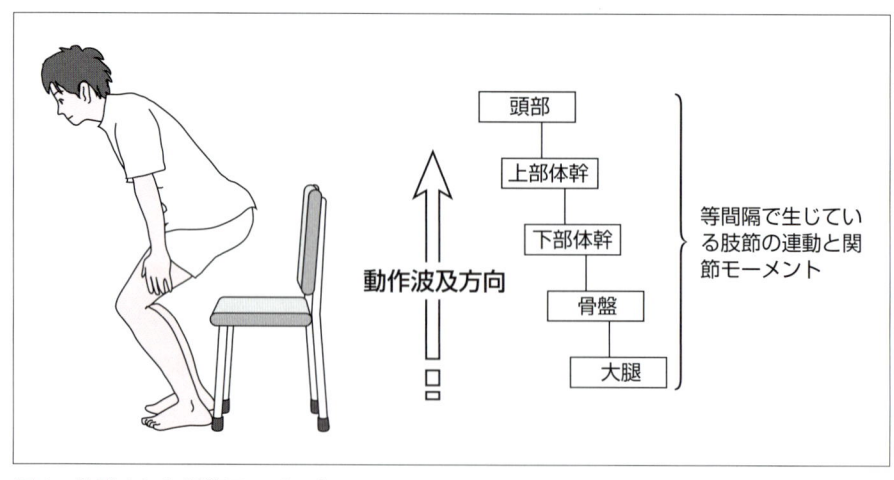

図6　分配された関節モーメント

動作方略で関節モーメントを考える際，どこが多く動くか，どこが動かないかといった視点で動作を観ると同時に，関節モーメントは，関節に対してそれより上位の質量中心が関節から遠いほど大きくなるという視点から観察するとよい．

例えば足関節背屈制限が生じている場合の立ち上がり動作で動作方略を考えてみたい．

まず下腿の前傾が妨げられ，それにより膝関節モーメントは伸展モーメントが増大しやすくなるため，その代償として，それより上位の肢節の過剰な運動性によって膝伸展モーメントを軽減する方略を行う．足関節背屈制限を，ある部分の動きを大きくすることによって代償する動作方略により動作を遂行する場合，前述の「運動性と安定性」で述べたとおり股関節の過剰な運動性により動作遂行を行う（図7）．

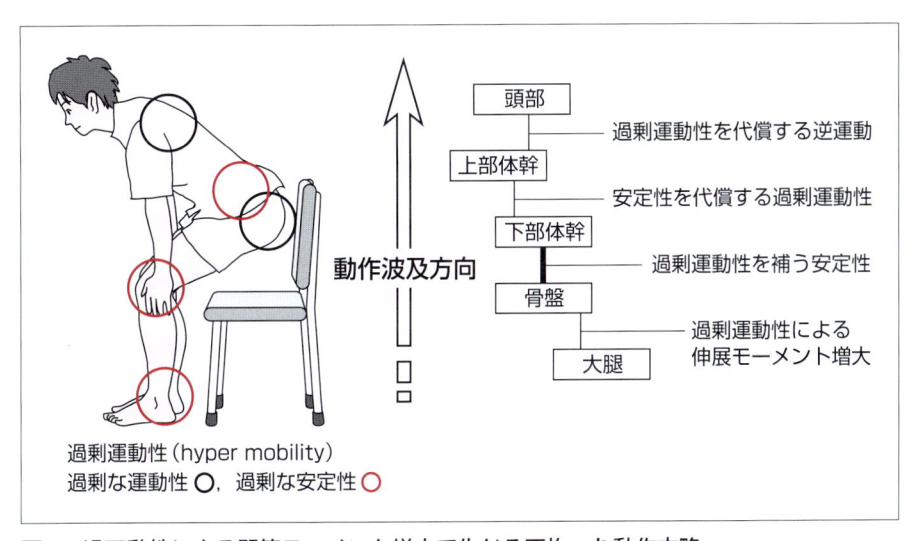

図7　過可動性による関節モーメント増大で生じる不均一な動作方略

これは足関節背屈制限を股関節の過剰な運動性によりBOS内へのCOG移動を行う方略であり，本書では過剰運動性方略とする．

この方略は肢節間の同時収縮障害による安定性低下や，生じた慣性力が運動制御困難により動作が波及せず，特定部位による運動エネルギー吸収が生じてしまう場合に使用すると考えている．

過剰運動性方略は過剰に動く股関節屈曲による重心前方移動のため内部股関節伸展モーメント増大を生じさせる．それに対応すべく，上位の腰椎では過剰な安定性により股関節の過剰な動きの運動制御を行い股関節の運動を代償する安定性方略を生じさせる．安定性方略部位では関節モーメントは過剰運動性部位と比べ相対的に減少する傾向があると考えられる．

また代償としての安定性方略が過剰であったり，十分な内部股関節伸展モーメントが得られないと，新たな過剰運動性方略による胸椎屈曲を増大させる方略を行うことにより代償する場合もある．

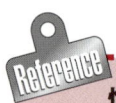

> **Reference**
>
> **慣性力の利用**
>
> 立ち上がり動作において動かない部位に対してのより合理的な方略を紹介する．合理的な動作とは協応した動作による一カ所にモーメントが集中しない分配された関節モーメントであるが，慣性力を使用することによりある程度可能である．しかしながらその方略にはある身体条件が存在する．それは重心前方移動に対して肢節間の同時収縮を強めた運動制御が可能な場合であると考えている．この方略はある程度肢節間の関節モーメントが一定であるため，肢節へのストレスが少ない動作方略であるといえる．
>
> この場合，足関節背屈制限に対して上位の安定性を増大させ，上半身質量中心の慣性力を利用し，股関節同時収縮を強め，股関節伸展モーメントを抑えた動作となるためストレスが生じにくい（図8）．
>
> **図8 上半身を強固に連結し勢いをつけて立ち上がる方略**

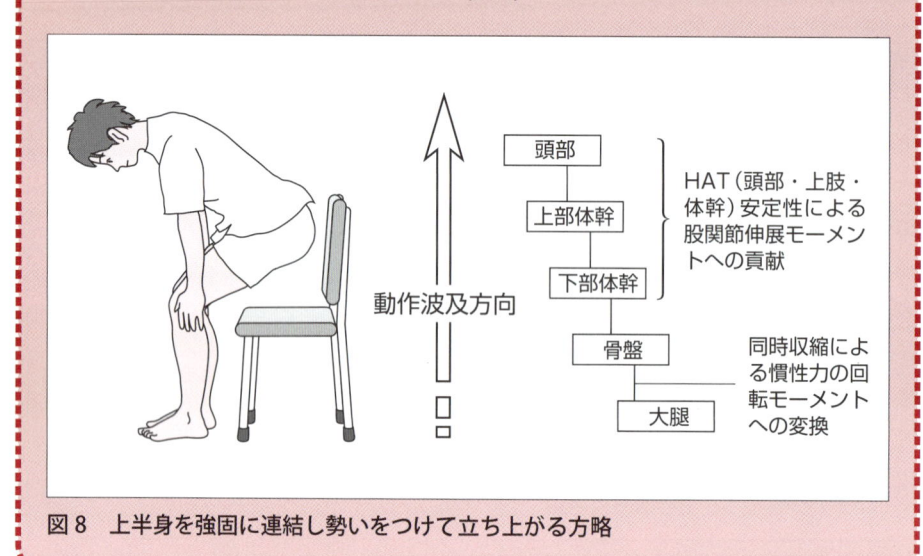

3. 動作方略─肢節連動のタイミング

「肢節連動のタイミングがよい」というのは空間的，時間的に協応し運動連鎖された動作の結果であるといえる（図9a）．

前述したように，ある部分で過剰な運動が生じたり，動きが少ない部位があると，それを代償する運動連鎖が生じ，それらの動作は相互に依存した状態で観察される．

第2部　観察のポイント

a　正常な肢節連動のタイミングでの動作波及

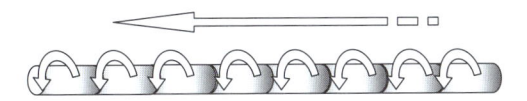

正常なタイミングでエネルギーが伝達されると肢節間の動きが均一に生じ運動が波及する．

b　動きが少ない運動部位が存在する場合の過剰運動性方略（その1）

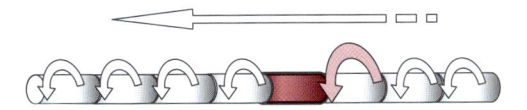

前もって動きが少ない部位の前に過剰な運動によるエネルギー増大をすることで次のエネルギーを代償する（前発的エネルギー方略）．

c　動きが少ない運動部位が存在する場合の過剰運動性方略（その2）

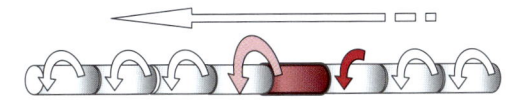

動きが少ない運動部位によるエネルギーロスを過剰な運動によりエネルギー増大をすることで全体のエネルギーを代償する（後発的エネルギー方略）．
大きな動きをする肢節（過剰運動性）が存在する場合，必ずその前後には動作波及を阻害する動きの少ない運動抑制部位が存在する．

d　低緊張による過剰運動性が存在する場合のタイミング方略

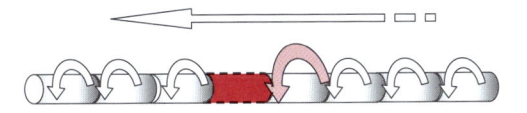

低緊張が存在する部位の前にエネルギーを増大させ運動を波及させる．

図9　肢節連動のタイミングの理解のための図

Reference

時間軸の制約

動作に合理性を求めた場合，時間軸での制約下のもと動作方略を行っていることを忘れてはならない．例えばボールを投げるという動作では非投球側接地後股関節–体幹–上肢と運動波及し，その運動はエネルギー伝達を行いながら慣性の法則に従って運動を遂行するため，時間軸の制約のもと動作遂行をしなければならないのである．

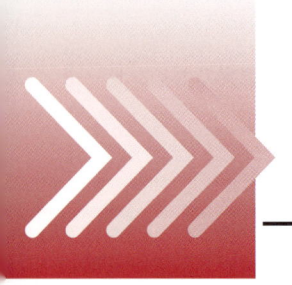

第2章　どのように観るのか
第1節　共通する観かたとコツ

山岸茂則

　動作を観察するとき，「何か変だな」と気づけることが大切となる．気づかなければその原因を分析していくことなどあろうはずもないからである．動作障害や関節障害に結びつく「何か変」を，どうやって見つけていけばよいのか．ここでは「何か変だな」と気づくためのコツを複数の視点で紹介する．これらはそれぞれが独立したものではなく，すべては「何か変」を見つけるための切り口である．自分が観やすい方法から試していただきたい．

▶1. ボーッと観て探る（固定部位・過剰運動部位）

　合理的な人の動作では，ある限られた部分だけでなく全身を協応させた動きが行われている．この全身が満遍なく協応して動くことは，動作の効率性や関節に負担をかけない動作において重要である（図1）．

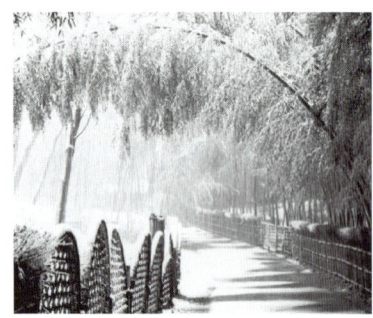

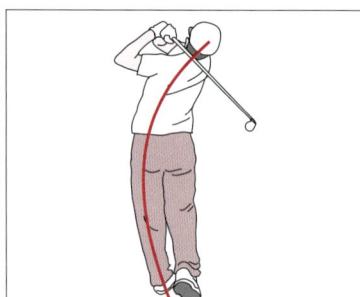

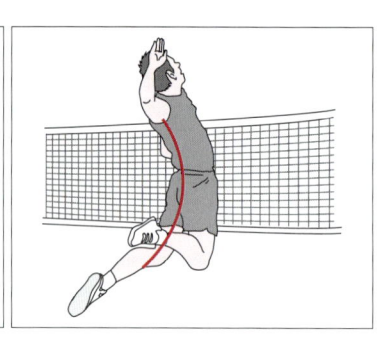

図1　動作における曲線的配列
竹はしなることで外力を全体に逃がすことができる．人体にもこのようなシステムが備わっている．

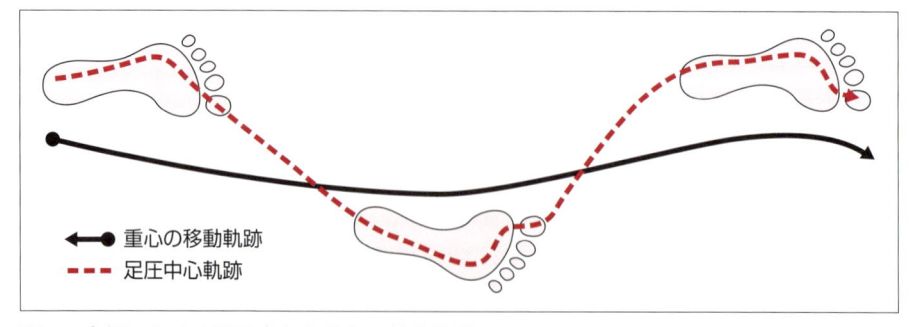

図2　歩行における足圧中心と重心の移動軌跡
足圧中心軌跡は両足底の接触面を通り，重心の移動軌跡も立脚側に近づくことを繰り返しながら蛇行している．重心が立脚側の支持基底面を通過しなくとも転倒しないのは，重心が立脚側へ向かう方向に慣性が働いているからである．

基本動作は，新たな支持基底面に向けて身体重心を移動していくことで遂行されている（図2）．ベッド・座面・床などからの反力・慣性を制御してこれらの課題を達成させなければならない．もし**動かない部位や動きが乏しい部位（本書では「固定部位」と表現する）**があると，新たな支持基底面に身体重心を移動させる作業が困難になる（図3）．固定部位を代償するように，別の部位が**たくさん動き過ぎていたり，動揺しているように観察されることがある．これを本書では「過剰運動部位」と表現する**．過剰運動部位では，比較的大きな動きによる機械的ストレスの繰り返しにより，関節不安定性を引き起こしかねない．過剰運動部位は，その運動を相殺するためにさらに近隣分節に逆運動による過剰運動部位を発生させることもある（図4）．

固定部位の代償としての過剰運動が生じている分節では，より多くのエネルギーを必要とし動作の持久性を損ねる．努力して動かすためにタイミングの遅れが生じて動作の協調性が低下するばかりか，動作そのものの遂行が困難になったり，安定性や速度性が損なわれることもある．

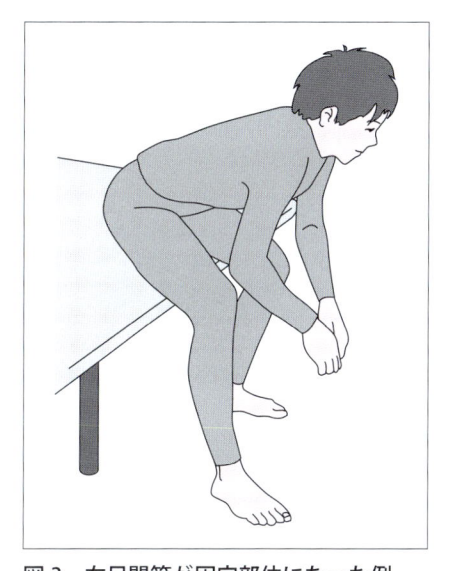

図3　右足関節が固定部位になった例
右足関節背屈制限が生じただけで，股関節の屈曲が増大し，特に対側下肢への支持要求が高まる．
両足底によって形成される支持基底面への重心移動に困難が生じる．

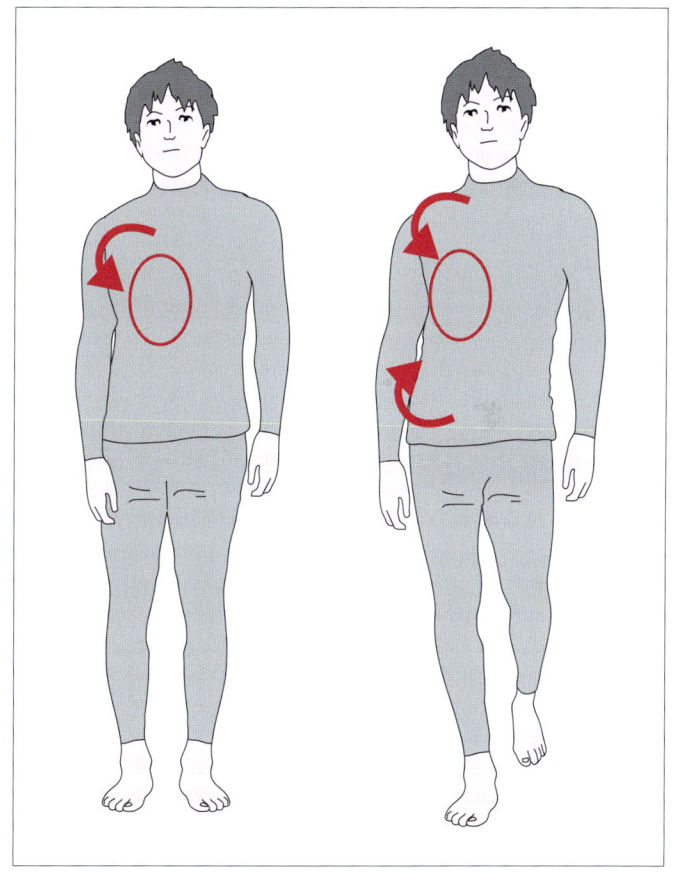

図4　右胸郭に固定部位があり胸椎右側屈を呈している例
右立脚相において，力学的平衡性を保つために，右骨盤は外側移動・挙上する．右胸郭にある固定点の代償として，右股関節が過剰な内転運動を起こしており，ここに不安定性が招来される可能性もある．連鎖的に右足回内も強まる．
反対に右股関節にある内転拘縮という固定点が，体幹の過剰な右側屈を招来して，脊柱のある分節に不安定性を招来させることもある．

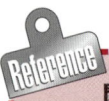

> **Reference**
>
> **関節不安定性って？**
> 関節不安定性の捉え方は統一されていない．本書では，関節可動域が大きかったり，ストレステストで動揺性が見られる場合で，神経・筋の協調により動作時に関節を十分に制御できなくなった状態を，関節不安定性と考える．関節に動揺性がみられても，動作時に神経筋作用により関節を制御できていれば不安定性とは考えない．固定部位が引き金となって生じる過剰運動が，不安定性に発展する前に手を打ちたいものである．

　一方，不安定性（背景に筋力低下，筋協調性低下，過可動性などが潜む）の結果として観察される過剰運動部位が存在すると，それを代償するために別の分節には努力的な過剰収縮が余儀なくされ，この反応が固定部位として観察される．したがって，動作の固定部位が発見されると必ず別の分節に過剰運動部位も見つけられ，逆もまたしかりである．そして固定部位と過剰運動部位は互いに悪循環を形成しながら，関節障害や動作障害を増悪させるリスクをはらんでいる（図5）．

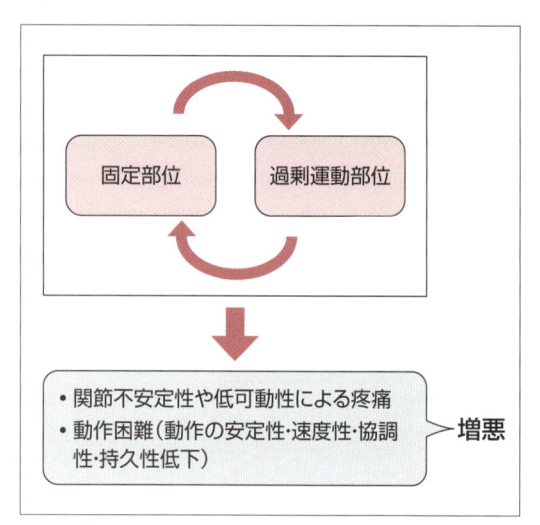

図5　過剰運動と固定部位の連鎖が生み出す障害

> **なるほど**
>
> **動作時痛の特徴―固定部位と過剰運動部位**
> 固定部位に動作時痛が発生している場合は低可動性によるものなので，可動域の最終域での運動で生じるものがほとんどである．過剰運動部位の疼痛は不安定性に起因していることが多いので，動けば動くほど強くなり，休息によって消失していくことが特徴である．

Check→ 嶋田智明他編：実践 MOOK 理学療法プラクティス　運動連鎖～リンクする身体，文光堂，2011

　このような固定部位と動揺部位を観察によって探るには，局所に注意をするのではなく，広角レンズでみるように視野を広くとり「ボーッ」と観察するのが適している．
　各基本動作別に，一例を紹介する（寝返り：図6，起き上がり：図7，立ち上がり：図8，歩行：図4）．

第 2 部　観察のポイント

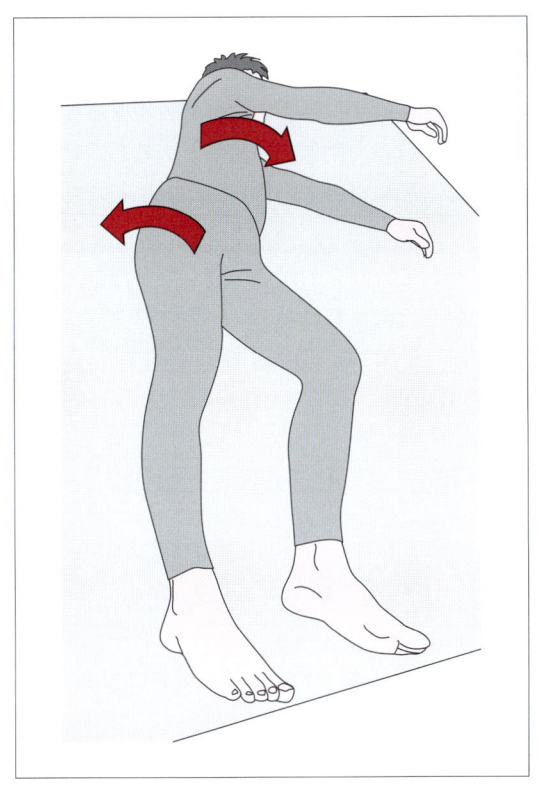

図 6　胸郭全体に固定部位が生じた例
腰椎に過剰な回旋運動が生じている．

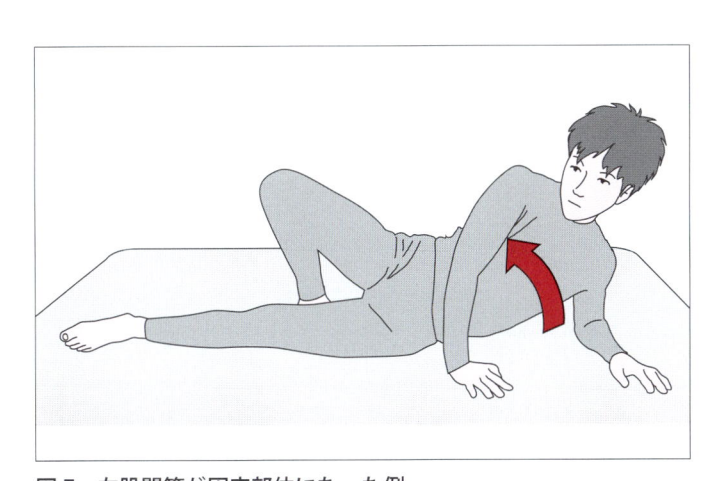

図 7　左股関節が固定部位になった例
左股関節の制限を腰椎の過剰運動によって代償している．

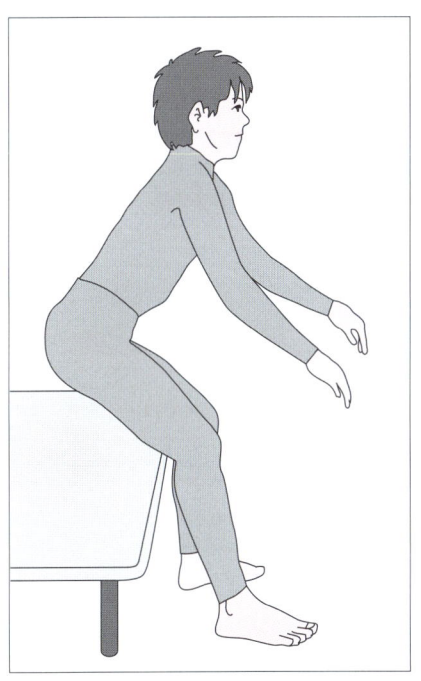

図 8　右股関節の固定部位（屈曲制限）の例
上肢の過剰運動で代償しており，頸部周辺は過剰努力により二次的に別の固定点を形成している．

▶ 2. 動きのリズムはよいか

「スーッ」「タン タン タン」など，全身が合目的的に協応した動作は小気味よい擬音で表現することができる．反対に協応に問題があると，ぎこちないリズムに感じられる．動作は連続しているし，動作と動作の間もまた連続して行われている．したがって観察当初から相に分けて動作を細切れにしたり，焦点を局所に絞っても無理が生じる．

小気味よいリズムかどうか．そんな印象を大事にしたい．そして，リズムが急に速くなったり，ゆっくりと停滞しているような相にはその動作の問題が内在していると考えられる．

各基本動作別に，一例を紹介する（寝返り：図9，起き上がり：図10，立ち上がり：図11，歩行：図12）．

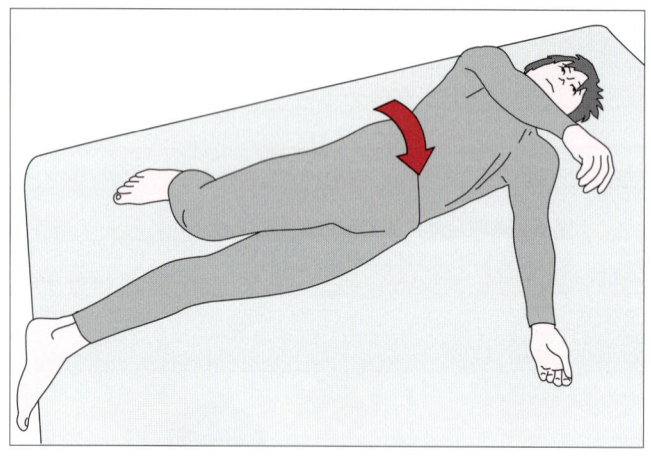

図9 麻痺側への寝返り例
頸部および非麻痺側の伸展を利用して寝返ろうとするが，全身的な屈曲運動に移行できずに図の位置で停滞している．

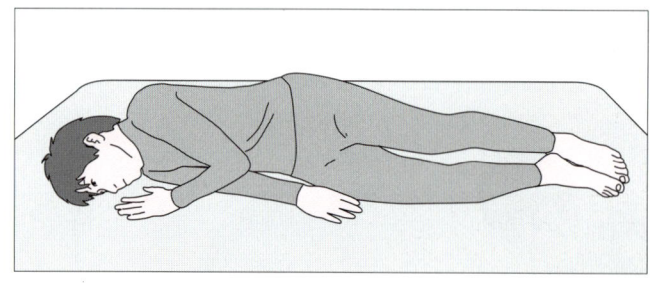

図10 側臥位を経由しての起き上がり例
図の位置から胸郭を浮かしてくることができずに停滞している．

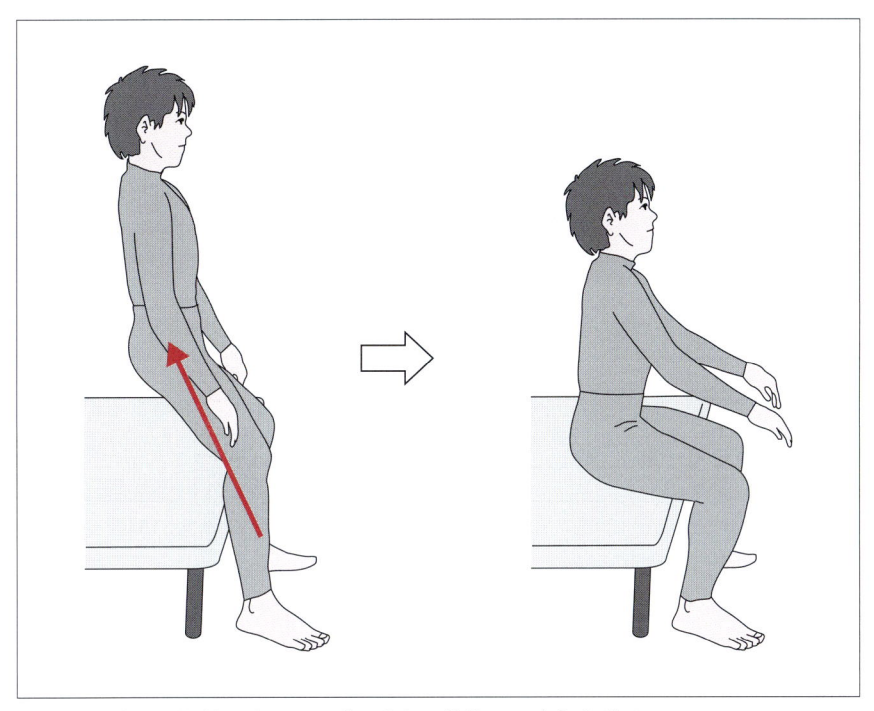

図11 前方への慣性を十分に形成できない状態での立ち上がり
色矢印の方向に床反力ベクトルが形成されてしまっている．よってこの時期に急激な後上方への重心移動が生じ，即座に腰かけてしまった．

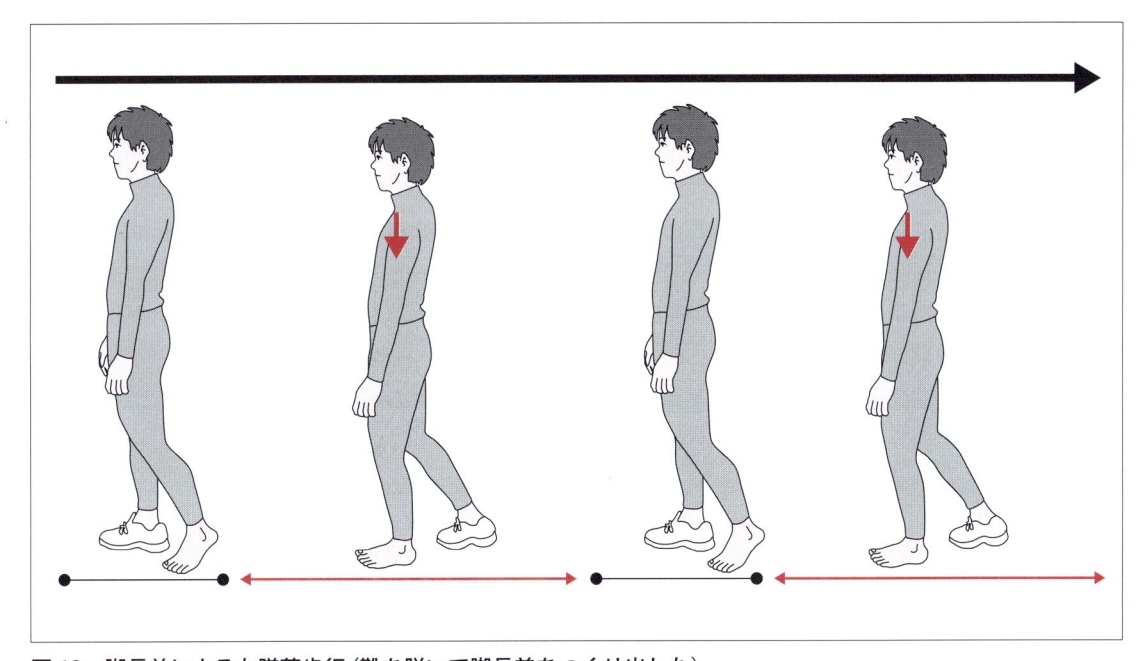

図12 脚長差による左墜落歩行（靴を脱いで脚長差をつくり出した）
短肢側の立脚で墜落が生じ，前方並進の停滞が生じる．

▶ 3. 軽やかな動きか

協調的な動作は軽やかな印象を受ける．動作に問題がある場合では，上部体幹や四肢が過剰に収縮して緊張しており硬く感じられる．頑張って動作を遂行しているような印象を受ける．努力感が強く感じられるのである．

努力感が強い場合は，緊張して硬く感じられる部分が固定部位となってしまう（図13）．

努力感が強いときは，動作の遂行自体が困難であったり，何らかの機能障害を代償している場合である．したがって真の機能障害は努力感がない部位に存在するはずである．

新たな技能や方略を学習している段階においても，努力感が生まれる．したがって運動学習アプローチを行っている段階において，努力感があったりスムーズさに欠ける場合は，学習中の動作の自動化が起きているとはいいがたい．

加えてあがりを含む精神的緊張状態もこれを生じさせうるため，環境や心理状態によっても変化するものであることを忘れてはならない．

本項に掲載されているさまざまな異常動作方略の図を観ていただくと，努力感が感じられるものが非常に多いことに気づいていただけるはずである．

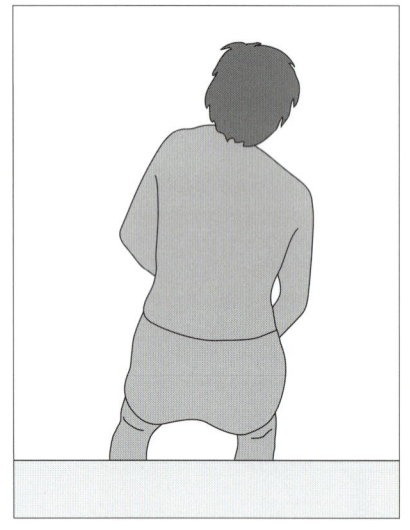

図13　努力的な立ち上がりを示す左片麻痺例

左の腹部・股関節周囲筋活動が不十分であり，右下肢への荷重要求を高めて立ち上がっている．左肩甲骨は連合反応と左腹部筋活動低下の代償で挙上位をとっている．頸部周辺の過緊張は，他部位の機能不全の影響を受けた二次的なものであることが多い．

▶ 4. 球関節は機能しているか

球関節は，その形態から想像できるとおりさまざまな方向に動くことができる自由度が高い関節である．代表的なのは股関節や肩甲上腕関節だが，球状に近く動作においては球関節に共通する特徴があるため環椎後頭関節（図14）もこれに含めて考えている．また眼球もまさに球状をした動く部分である．眼球は関節ではないが，動作では球関節同様に重要な役割を果たしているため，ここでは球関節の仲間にいれて考察する．

動作において，球関節は動きの初動からかかわる．眼球は運動方向を向き，つられて上部頸椎の回旋が生じる．ほぼ同期して肩関節や股関節も運動を起こす．試しにこれら球関節のいずれかの動きを起こさないように動いてみると，球関節が動作においていかに重要な部位か理解できる．

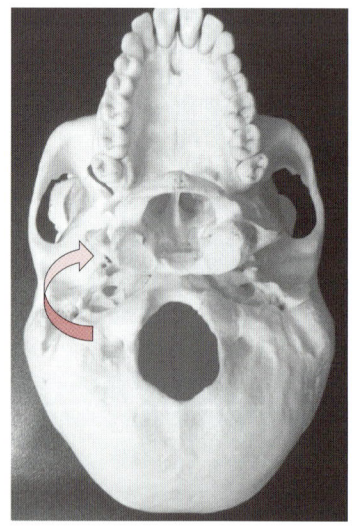

図14　環椎後頭関節（環椎を矢印のように反転）

球関節様の形態になっている．

眼球と運動の密接な関係

眼球と頸部の運動には強力な連鎖がある．われわれはどんなに頭部が揺れていても1点を注視していることができるが，これは前庭動眼反射があるからである．一方動作の初動においては，進行方向に向かって眼球が動くことに連動して，顔面をそちらに向けるように頸部の運動が連動する．

試しに完全に右に「寄り眼」にしたまま左方向に寝返りしてみてほしい（図15）．われわれのからだに備わった自動的なシステムがいかにすばらしいことか理解できると同時に，眼球運動に対する理学療法の必要性も実感できるはずである．

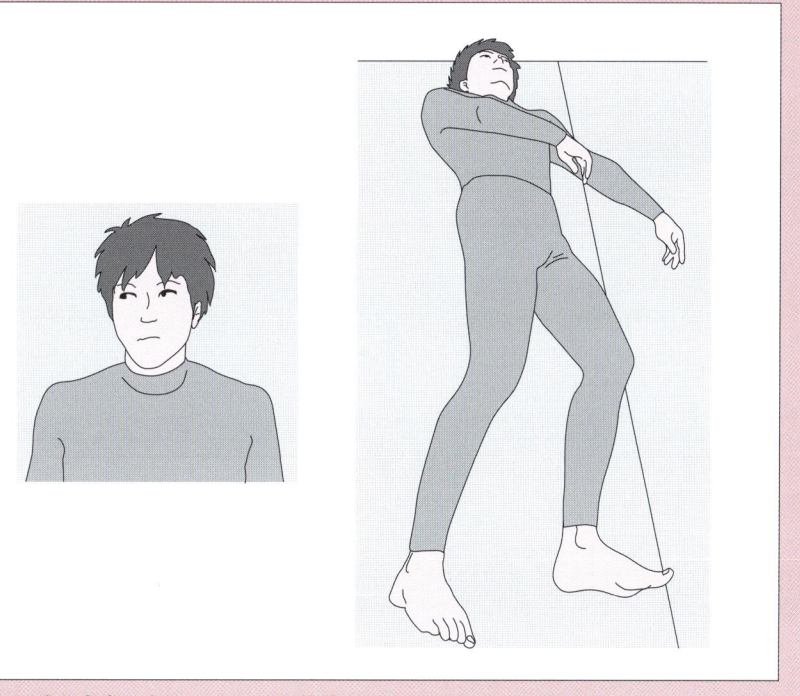

図15　眼球を完全に右にロックした状態のままでの左側への寝返り
眼球を寝返りと対側にロックしておくと，非常に拙劣な寝返りとなる．

動作に問題を抱える人の多くは，球関節に初動が生じないばかりか動作全般にわたって動きが乏しい傾向が強い．つまり球関節が固定部位になってしまっているか，筋活動性の低下などで球関節を動かせないわけである．動きやすくできている関節が動かないと，相対的に動きにくい関節を無理に大きく動かすことになるので，ストレスになることは想像にかたくない．

　各基本動作別に一例を紹介する（寝返り：図16，起き上がり：図17，立ち上がり：図18，歩行：図19）．

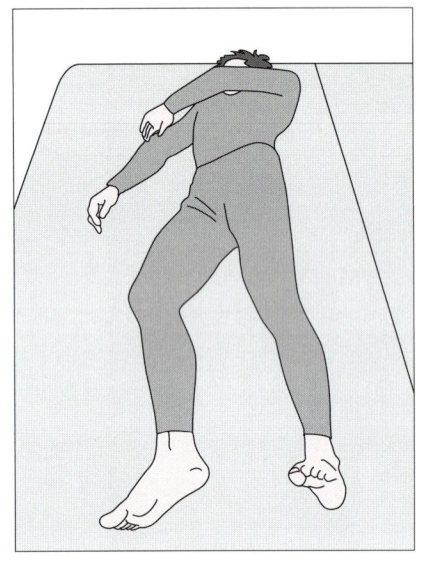

図16　寝返り
体幹伸展が強調されている．

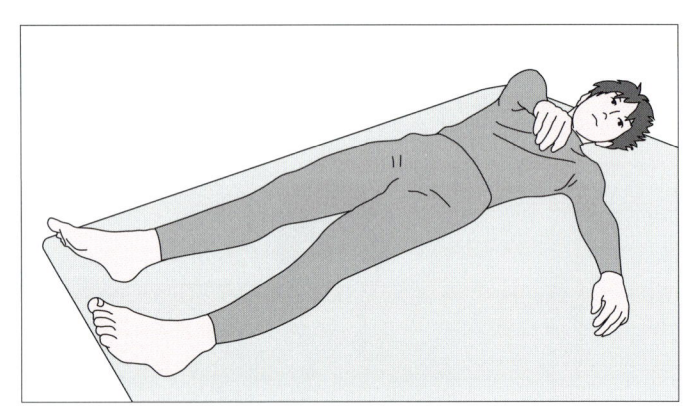

図17　起き上がり
顎を引いて円滑に頭部挙上することが困難で，起き上がるのが窮屈に感じる．

▶ 5. 始まりと終わりを注意深く観察する

　先に述べたように，動作は一連の流れとして遂行される．流れているものを観察しながら，各相の静止画をくまなく描き起こせるほど人間は器用だとは思えない．これを可能にするには，「この相にこういった問題があるのでは？」という予想に基づいた観察が必要である．そしてこの予想が可能なのは各臨床家の経験から，異常動作タイプのカテゴリー化があるからだと考えられる．臨床経験が乏しいうちにこのカテゴリー化を内在することは困難ではないだろうか？

　しかし，動作は流れるものだが，必ず「静」で始まり「静」で終わる．開始時の姿勢は一連の動作に大きな影響を与えるし，終了時の姿勢は一連の動作の影響を強く受ける．したがって開始時および終了時の姿勢を観察すると動作の予想がある程度立てられる．

　各基本動作別に，一例を紹介する（寝返り・起き上がり：図16，17，20，立ち上がり：図21，歩行：図22）．

第 2 部　観察のポイント

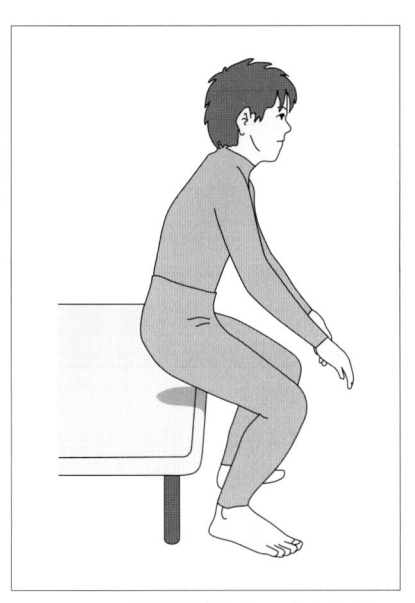

図 18　股関節が機能しない立ち上がり
初動から生じる股関節屈曲を伴う骨盤前傾が不十分な例で，重心が後方に残ったままの立ち上がりになっている．

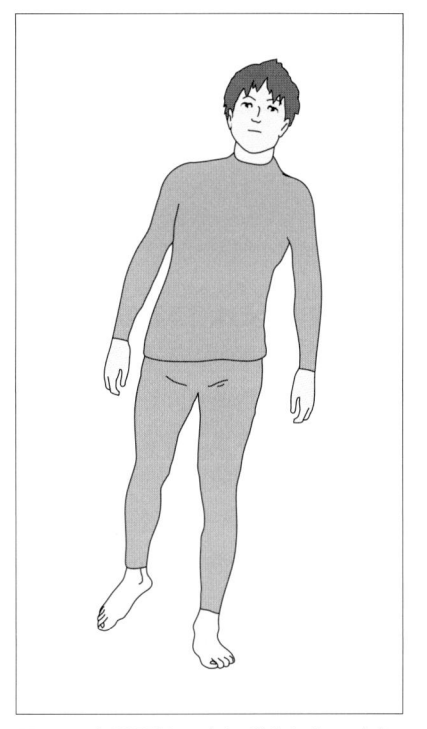

図 19　左股関節の内転が生じない歩行
左立脚において体幹を左側方傾斜する．

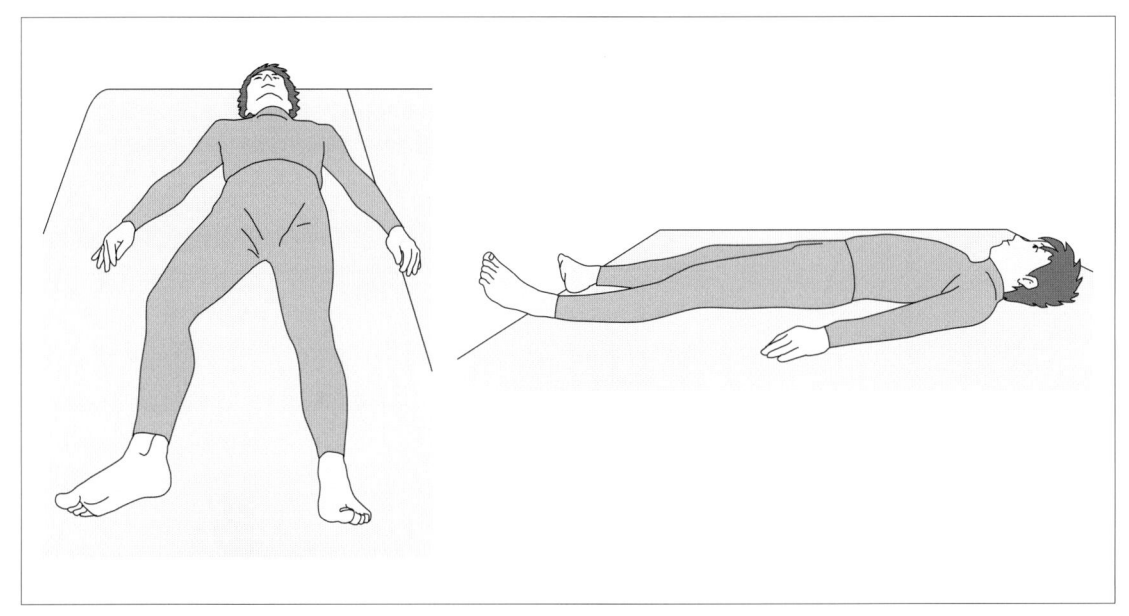

図 20　左腰椎前彎が強い背臥位を呈している例
この状態から寝返りや起き上がりを行うとどうなるのであろうか？

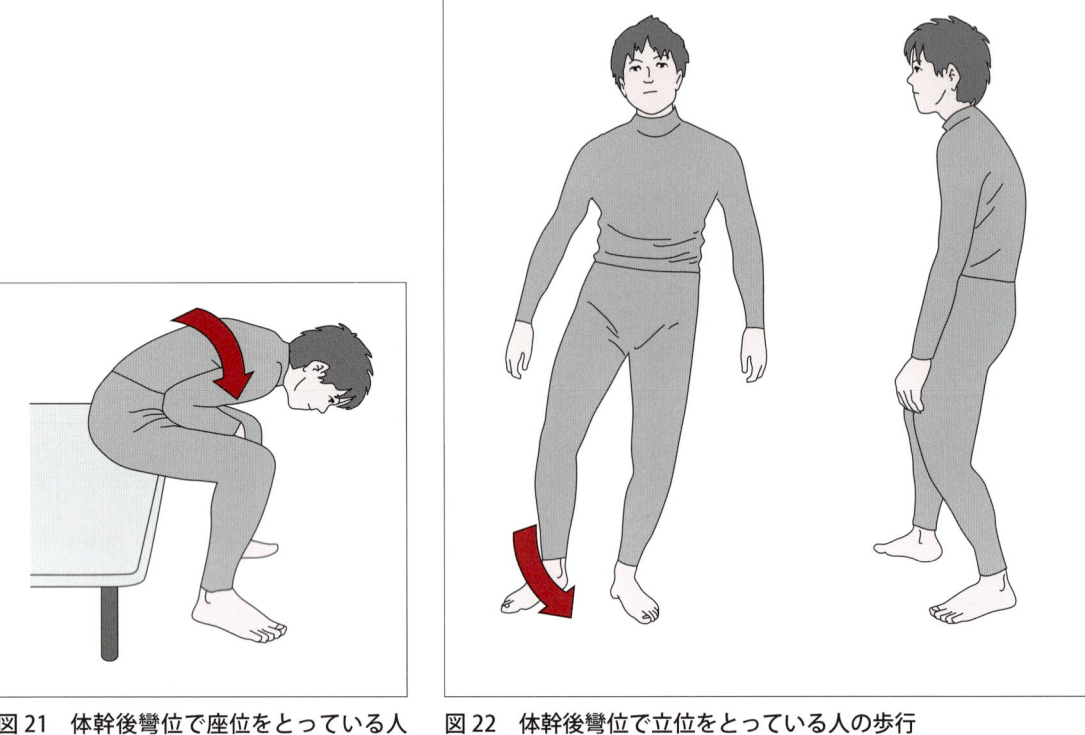

図21 体幹後彎位で座位をとっている人の立ち上がり
股関節屈曲による体幹前傾を大きくする．

図22 体幹後彎位で立位をとっている人の歩行
立脚側股関節内転が生じていない．遊脚側は股関節外旋位となる．

　また動作開始時には，すでにその手前で生じている先行随伴性姿勢調節（APA）を評価できる．末梢に対する中枢の先行的活動や圧中心移動などが評価の対象である（→p91「第4部　動きを観る前に─動きの相と機能的意味─」参照）．

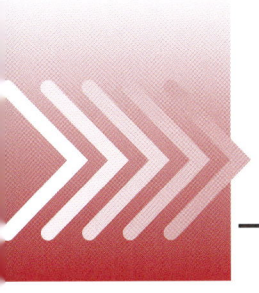

第2章 どのように観るのか
第2節 動作別の観かた：寝返り

舟波真一

　発症後，あるいは術後の対象者を担当し，初めてベッドサイドにうかがったとき，立位で出迎えてくれる対象者は少ないであろう．ほとんどの対象者がベッド上に臥床していると思われる．禁忌姿位などの問題があれば別だが，起き上がりに移行する前段階で寝返りを行うことは誰しも経験するはずである．ここでは，寝返りの観察ポイントを具体的に述べていく．

▶1. ボーッと観て探る（固定部位・過剰運動部位）

　「木を見て森を見ない」といわれるように，はじめから上下肢などの局所から観始めると重要な問題点を通り過ぎてしまうことがある．まずは寝返りの動作を全体的に「何となく」観てみよう．ここでは専門用語を使う必要はない．第一印象，雰囲気，努力，なめらかさなど，直感的に感じるものを抽出する．無理矢理左右差を見つけなくてもよい．「丸太のように転がっているな」「手を使っているな」「足が曲がって丸まっていくようだな」「上半身と下半身がダラッとしていて締りがないな」「何か一生懸命なのにうまくいかないな」「すばやい寝返りだな」「ゆっくりしているな」「緊張してカチコチだな」など，このような直感的感想が重要である．

　何となく観て，直感的な全体像をつかんだらなぜそう感じたのかもう一歩踏み込んで観察する．寝返りは大きく分けると4つの相になるため，相別に観ていくと症例の特徴をつかみやすい（→p104「2. 寝返りの各相」参照）．まずは，寝返り動作がどの部分から始まっているかを観ていく．寝返りの場合，体幹・骨盤がいきなり動き出すということはほとんどなく，末梢の頭頸部，上下肢のいずれかが動くか，同時に動いている〔運動性（mobility）〕．背臥位では，支持基底面と接触している部分の大半は体幹・骨盤であり，質量も大きいため動作開始時の安定側〔安定性（stability）〕となりやすい（図1）．

　片麻痺症例の場合，麻痺側上下肢の運動性が低下しているため，頭頸部や非麻痺側上下肢が末梢初動相を形成することが多い．麻痺側への寝返りでは，頭頸部を過伸展，非麻痺側下肢を膝立て位とする（図2）．そこから，床面に対して，後頭部と足底面で押していくことで床反力を得ながら中枢に運動を波及させる（図3）．中枢部の体幹では体軸内回旋はほとんど起こらず，腰背部を過伸展させるといった過剰運動部位をつくりながら丸太様に寝返っていく．非麻痺側上肢は柵をつかもうとする場合が多いが，頭頸部・上部胸郭が固定部位となっているため肩甲帯は前方突出せず，うまくリーチできない（図4）．

　非麻痺側方向への寝返りは，麻痺側上下肢に推進力を生成できないため努力感は一層強まる．非麻痺側手指で縁をつかみ，末梢部を固定部位とする（図5）．非麻痺側股関節を屈曲・外転させて下肢を挙上しながら非麻痺側上肢で引き込み，外部環境につくった固定部位と肘関節に対してからだを近づけるように動いていく（図6）．このとき，非麻痺側肩甲帯が過剰運動部位となり，頭頸部は強い屈曲にて固定部位となっている．

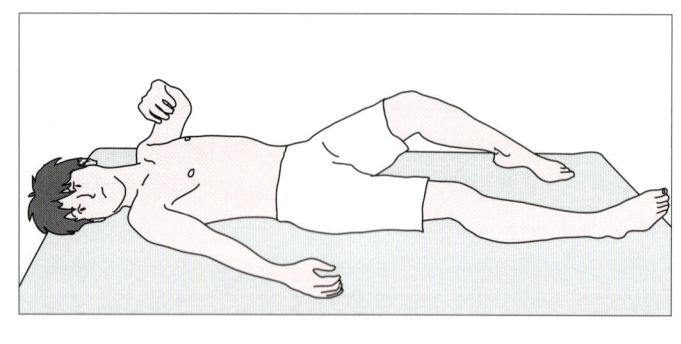

図1 中枢部の安定性
上下肢などの末梢部の運動性（mobility）を保障しているのは，体幹・骨盤の安定性（stability）である．

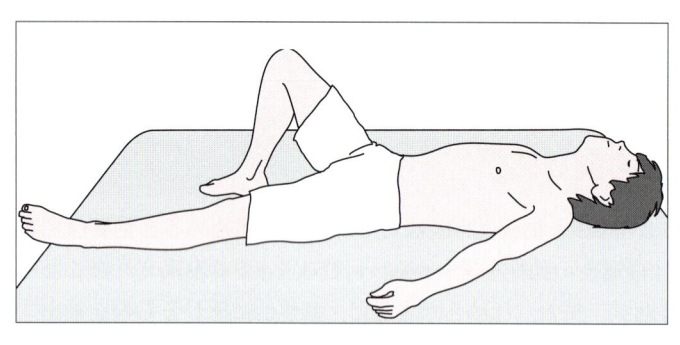

図2 片麻痺の寝返り初動
片麻痺症例の場合，寝返りの初動は，まず頭頸部を過伸展し，非麻痺側股・膝関節を屈曲させて足底を床面に接触させることが多い．

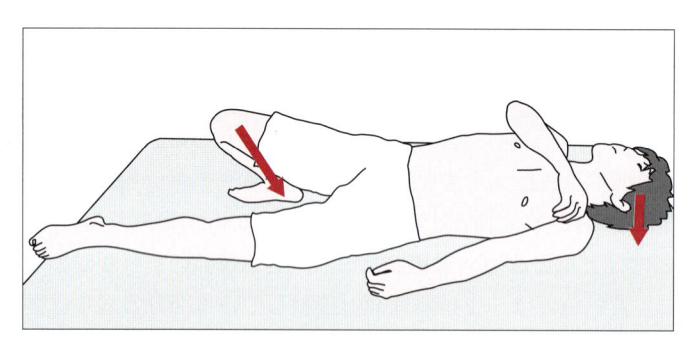

図3 片麻痺の寝返り中枢波及相
後頭部と足底面で床面を押し，床反力を得ながら身体中枢部に運動を波及させる．このとき，体軸内回旋はみられない．

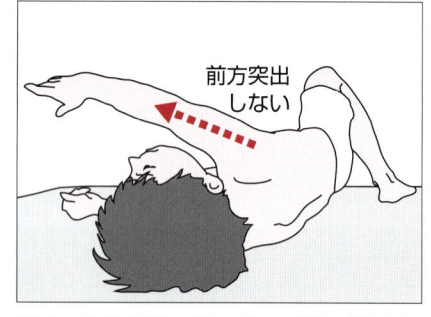

図4 非麻痺側上肢のリーチは制限される
非麻痺側上肢は柵をつかもうとする場合が多いが，頭頸部・上部胸郭が固定部位となっているため肩甲帯は前方突出せず，うまくリーチできない．

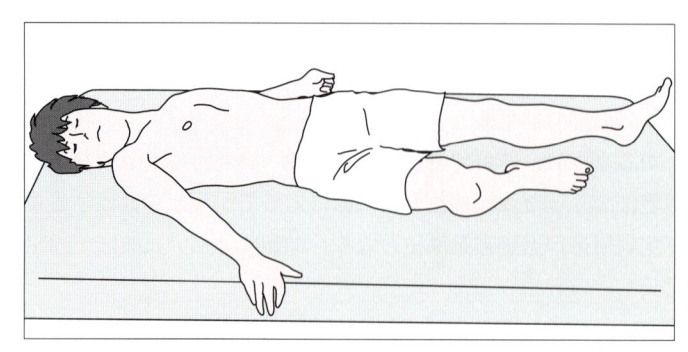

前方突出しない

図5 非麻痺側への寝返り初動相
麻痺側上下肢では推進力を生成できないため，非麻痺側手指で縁をつかみ，末梢部に固定部位をつくる．努力感は麻痺側への寝返りより強くなる．

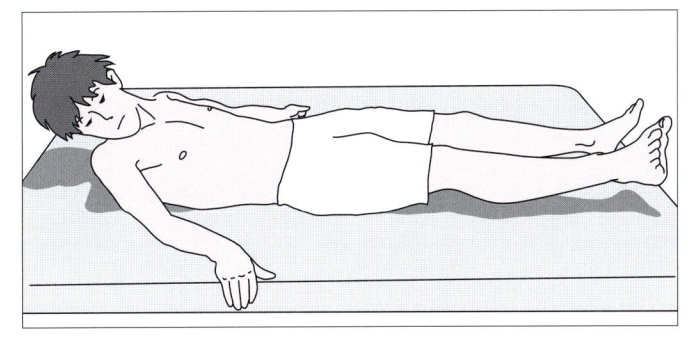

図6　非麻痺側への寝返り中枢波及相
非麻痺側下肢を挙上しながら上肢で引き込み，外部環境につくった固定部位と肘関節に対して身体中枢部を引きつけるように動いていく．

2. 動きのリズムはよいか

　寝返りといえば，背臥位から抗重力姿勢に移り変わる最初の動作である．背臥位は身体各部位がおのおの支持基底面をもつため，からだの連結が乏しくわずかな外乱ではその姿勢は大きく崩れない．安定性限界を超えてより大きな推進力を生成するには，立位・歩行から動き出していくことより，背臥位から動き出していくことのほうが大きな筋活動が必要である．つまり，動きが停滞せずにリズムよく遂行するのは想像以上に難しい動作ということになる．ボールのようになめらかに転がる寝返りでなく，運動の開始と停滞を繰り返すような寝返りは，その部分に問題を抱えているということになる．**特に，寝返りの開始時点と側臥位へ移行する直前が問題となる場合が多い．**

　寝返りの到達姿位である側臥位は，床面に対してからだの前額面が直角を通り越し，もう30°程度腹臥位側に傾斜した姿位が上下肢を支持として使えるため安定している（図7）．この，からだの前額面が90°を越えていく場面が難しく，停滞を生んでいることが少なくない．例えば，片麻痺症例の麻痺側への寝返りの場合，頭頸部と足底で床反力を生成し，90°付近まで体幹を起こすことは何とか可能であったが，体幹前面筋群を活動させて非麻痺側下肢をステップオーバーすることが困難である（図8）．

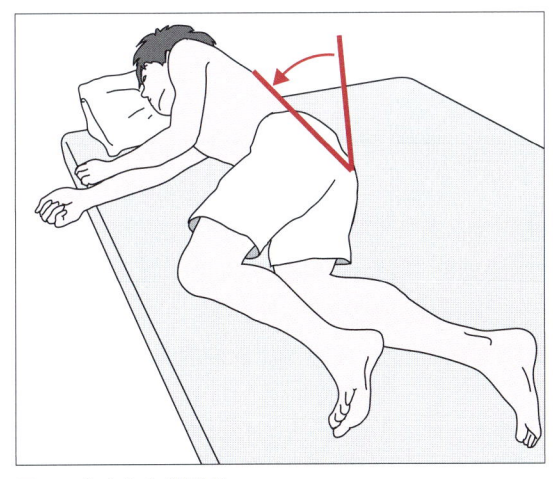

図7　安定した側臥位
寝返りの到達姿位である側臥位は，床面に対してからだの前額面が直角を通り越し，もう30°程度腹臥位側に傾斜した姿位が上下肢を支持として使えるため安定している．

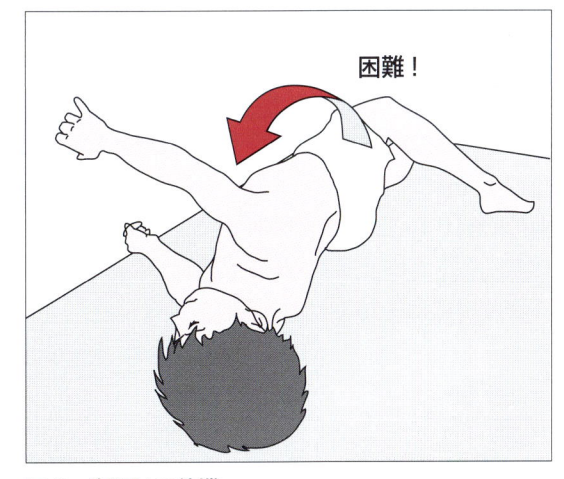

図8　寝返りの停滞
腰背部を過剰に伸展させた状態から体幹前面筋群を活動させて屈曲へ切り替えることが困難なため右下肢をステップオーバーできない．身体の前額面が90°のラインを越えていくことが難しく，停滞を生んでいる．

これは，腰背部を過剰に伸展させたところから屈曲方向へ切り替えていく過程が問題となっている．末梢部に固定部位をつくって腰背部を過剰運動部位として寝返りを遂行していることから，先行随伴性姿勢調節（APA）（→ p203「第5部　第3章　姿勢調節の話」参照）が減衰し上下肢を自由に動かしていくことの背景にある姿勢セットにはなっていないためである．

▶ 3. 軽やかな動きか

　寝返りの場合，リズムのよさと軽やかさは密接にリンクしている．基本的には，開始姿位から到達姿位まで，体軸内回旋の有無にかかわらず淀みなく回旋運動が遂行されるのが寝返り動作である．前述したとおり，背臥位から活動を起こしていく難しさがあるため，例え小さな問題であったとしても動作は努力的となりやすい．

　例えば，片麻痺症例の非麻痺側への寝返りでは，特に麻痺側骨盤が床面に対して垂直となる90°のラインを越えて追従させるために努力的な過緊張が生まれる．麻痺側下肢という質量が大きく筋出力も抗重力的に伴わない部位を制御していくのは困難である．整形外科疾患の場合においても同様であり，健側は努力的となる（図9）．軽やかに寝返りしていくためには，腰背部を過剰に伸展させるのではなく，体幹を分節的に動かしていかなければならない．健側肩甲帯と下肢を支点にしながら，骨盤帯を少しもち上げて患側の下にもぐり込ませるように，支持面を大きく移動させることなく側臥位となる必要がある（図10）．

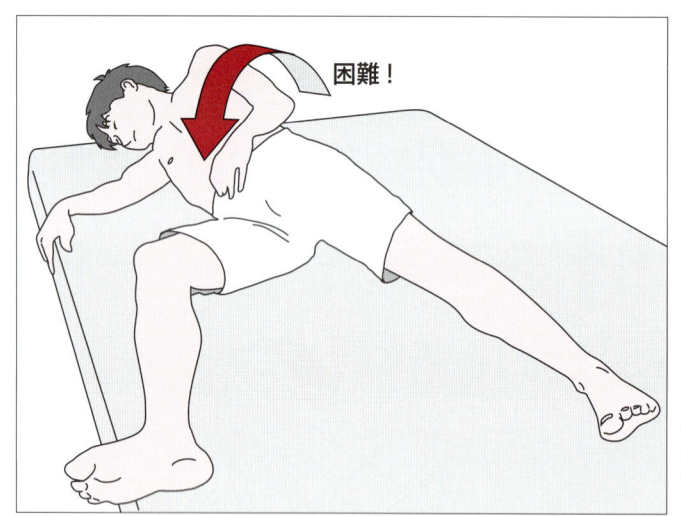

図9　努力的過緊張は軽やかな動きを奪う
例えば，左大腿骨頸部骨折の場合，左側骨盤が床面に対して垂直となる90°のラインを越えて追従していくことが困難であり，努力的な過緊張が生まれる．

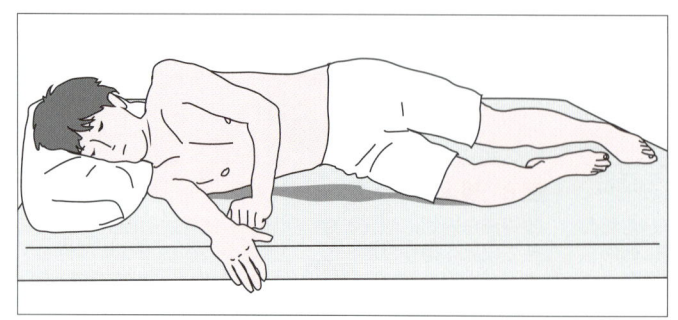

図10　左下肢に障害がある場合の寝返り
腰背部を過剰運動部位にせず体幹を分節的に動かしていく．健側肩甲帯と下肢を支点にしながら，骨盤帯を少しもち上げて患側身体の下にもぐり込ませる．支持面を大きく移動させることなく側臥位となることが可能である．

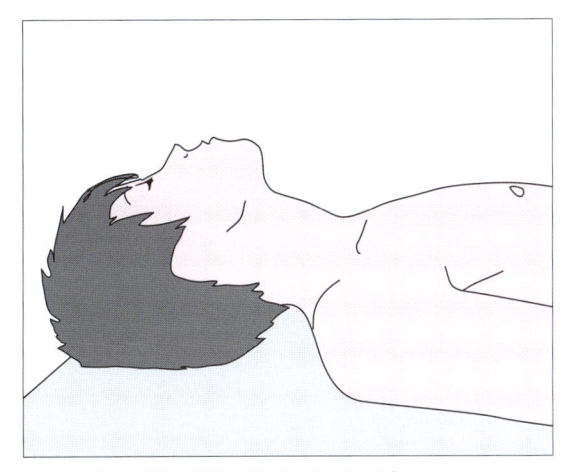

図11 環椎後頭関節の過伸展での固定
寝返りの初動相で頭頸部の回旋が固定されると,その後の動作はスムーズに遂行されない.

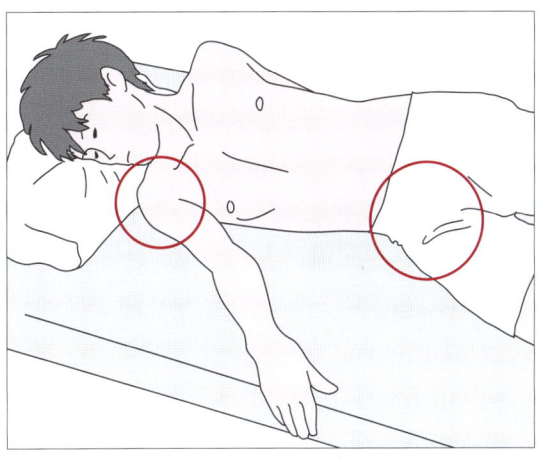

図12 球関節の機能低下
身体下側の球関節の制限がある場合,床面と垂直の90°ラインを越えて寝返りが完了する前に運動が停滞してしまう.

▶ 4. 球関節は機能しているか

　寝返りにとって,その動作遂行に球関節は非常に重要である.球関節には股関節,肩甲上腕関節,環椎後頭関節などがあり,末梢初動相とはこれらの関節が動くことと同義である.この球関節の動きに制動がかかったり,固定部位となってしまうと寝返り動作は成功しないといっても過言ではない.

　環椎後頭関節では,過伸展や過屈曲にて固定点をつくる場合が多い（図11）.寝返りの初動相で頭頸部の回旋がみられなければ,動作がスムーズに遂行するはずもない.また,頭頸部はもう1つの球関節といえる眼球とも密接な関係にある.サッケード（衝動性眼球運動）は,頭部と視線がある対象に向かって動いたとき,その対象を網膜内で高い解像度をもつ中心窩にもってくるためのすばやい眼球運動である.そのおかげで頭部が動いた方向に安定した視覚像を捉えることができる.眼球を左に動かすのと同時に頭部を右に回旋してみよう.最初はまったくできないであろう.頭頸部が回旋せずに伸展か屈曲で固定されてしまったら,眼球も同時に固定されるため,運動方向の空間的情報が制限されてより一層寝返りが困難となってしまう.

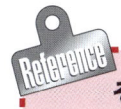

> **Reference**
> **その他の眼球運動システム**
> 対象が移動する場合,サッケードで中心窩に捉えてもずれてしまい明瞭な視覚を得ることはできない.動く対象を常に中心窩に捉える眼球運動を追従眼球運動（パシュート）という.また,頭部があらゆる方向に動いても,対象を網膜上に安定して捉えられるように眼球を頭部とは反対方向に動かすシステムのことを前庭動眼反射という.

　股関節,肩甲上腕関節も初動相に大きくかかわるが,同時に,中枢波及相にも影響がある.左右どちらに寝返るときも,支持側,つまりからだの下側となる球関節は動作の最終域で非常に重要な役割を果

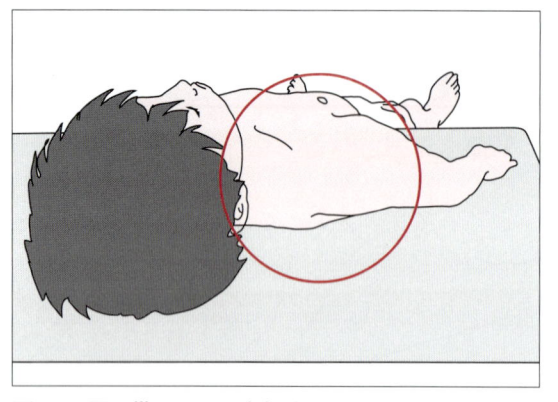

図13 肩甲帯周囲の固定部位
上部胸椎が硬いため，頸椎過伸展，肩甲上腕関節が内転・内旋にて固定部位を形成している症例が多い．

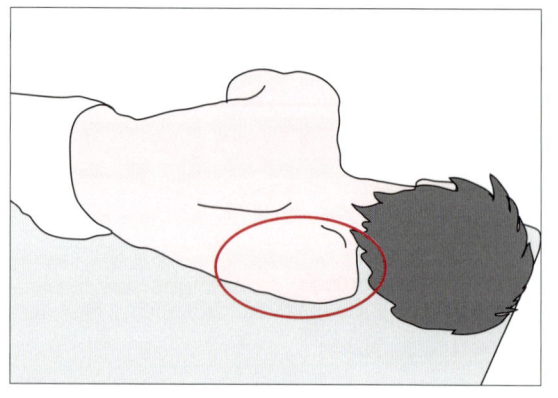

図14 肩甲帯の挙上・後退
自由度が大きいからこそ，動き過ぎて問題となることがある．下側の肩甲帯挙上・後退は痛みを引き起こす原因となる．

たす．床面と垂直の90°ラインを越えて寝返りが完了する前に，運動が停滞してしまう原因の1つに，身体下側の球関節の機能低下がある（図12）．寝返り中枢波及相では上腕骨や大腿骨の安定側（安定性）に対して，体幹・骨盤が運動側（運動性）となる．自由度が大きな球関節が機能することによって淀みない寝返りが遂行される．この股関節・肩甲上腕関節の動きが乏しい場合，やはりほかのどこかの関節で過剰運動部位が形成されてしまい，寝返りの拙劣さや痛みの原因となってしまう．

　そもそも，体軸内回旋とはいっても，5つの腰椎の回旋角度は合わせて10°ほどしかない．寝返り運動の大半は，股関節と肩甲上腕関節の動きで生成されており，その球関節の動きを注意深く観察していくことが大切である．

▶5. 始まりと終わりを注意深く観察する

　「何となく，ボーッと全体的に観る」という動的場面の観察を進めてきた．これは，寝返りの運動制御がどのように実行されているかを観てきたことになる．APAシステムからも理解できるように，中枢神経系には動作をプログラムした段階で，その動作が安定して遂行できるよう事前に姿勢をセッティングする機能が組み込まれている．だとすれば，寝返りの開始姿位，つまり背臥位という静的姿勢に大きな問題があれば，これから実行しようとしている寝返り動作も成功するとは考えにくい．また，これから移動していく場所が不安定であっても，その過程である動作に影響が出てきてしまう．つまり，到達姿位の状態も移動過程である寝返りとは密接な相互関係にある．

　整形外科疾患や中枢神経疾患に限らず，ある問題をもつ症例のベッド臥床は，頭頸部を床面に押しつけ，上肢で柵や縁をつかみ，患側は膝立て位となっていることが多い．開始姿位からこのような状態であれば，その時点ですでに固定部位とこれから過剰に動くであろう運動部位が形成されていることになる．そうなると，次に起こる動作，寝返りであれば腰背部の伸展を強めて，反り返りながら動いていくことがある程度予測できてしまう．そのため，寝返りの観察をするにはまず背臥位の姿勢観察が必要である．頭頸部や上下肢だけでなく，胸郭，肩甲帯，脊柱，骨盤帯の評価も行う．上部胸椎が硬いため，頸椎過伸展，肩甲上腕関節が内転・内旋にて固定部位を形成している症例が多い（図13）．ほとんどの

場合，肩甲骨の可動性も低下している．

　到達姿位である側臥位では，自由度が大き過ぎるゆえに球関節が問題となることがある．側臥位下側の肩甲帯は，挙上・後退してしまう危険性がある（図14）．また，上側の問題として，肩甲帯が挙上され，胸郭も頭部側へ引き上げられてしまうことがある（図15）．その場合は，頭頸部も過伸展していることが多く，コアスタビリティ（→p198「第5部　第2章　コアスタビリティ」参照）の低下が認められる．

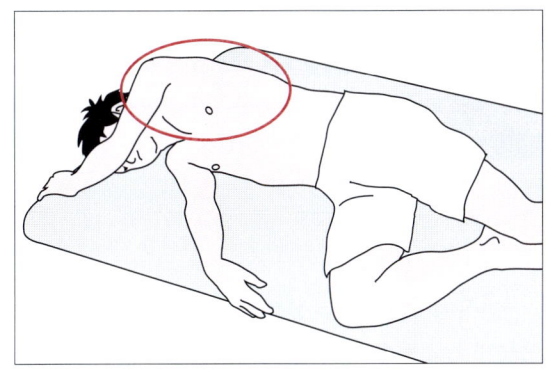

図15　コアスタビリティの低下
コアスタビリティの低下が認められる場合，上側の肩甲帯・胸郭が不安定となり，頭部側へ引き上げられてしまう．

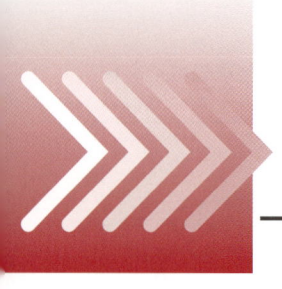

第2章 どのように観るのか
第3節　動作別の観かた：起き上がり

三橋弘昌

　ベッド上での臥位の状態から，からだを起こし座位となる起き上がり動作は，空間にからだを保持する抗重力活動であり，あらゆる日常生活活動を営む上で重要である．ここでは起き上がり動作について，「できない」だけでなく，「できるけど，やり方に問題があってほかの動作に影響を与えている」といった場面についてもその観察ポイントを考えてみたい．

▶ 1. ボーッと観て探る（固定部位・過剰運動部位）

　起き上がりの動作を全体的に「何となく」観てみよう．第一印象，雰囲気，一連の流れ，努力感など，直観的に感じるものを抽出してみる．例をあげると，「手を使っているな」「足をすくっているな」「何か一生懸命なのにうまくいかないな」「やたらと速いな」「ゆっくりしているな」「息を止めてすごく頑張っているな」など．このような直観的感想が重要となる．

　何となく観て，直観的な全体像をつかんだらなぜそう感じたのかもう1歩踏み込んで観察する．近くで観察するだけでなく，少し離れてみたり，角度や位置といった視線を変えてみることも有効である．起き上がりは大きく分けると4つの相になるため，相別に観ていくと症例の特徴をつかみやすい（→p128「3. 起き上がりの各相」参照）．

　まずは，起き上がりの開始姿位（ここでは，側臥位）を観てみる（図1）．

　健常者の側臥位では，上側にある骨盤帯，上部体幹，肩甲帯，頭部は抗重力位に保持されている（図1）．

　からだの各部位が抗重力位にあるほうが，運動を開始するのに有利であるが，片麻痺症例の場合，おおよそ，そのような姿位をとれる症例は少なく，半側臥位になる場合が多い（図2）．

　次に，どの部分から運動が始まっているかを観ていく．起き上がりの場合，体幹・骨盤がいきなり動き出すということはほとんどなく，末梢の頭頸部，上下肢のいずれかが動くか同時に動いている（図3）．図3では，右上下肢にて支持面をつくり，そのなかで体幹が抗重力方向へ移行している．視線や頭頸部の動きも上方を向くのではなく，支持面の方向へ向かっており，腹部の働きも観られる．効率的な抗重力活動は努力的ではなく，自動的に行われるものである．

　片麻痺症例の場合，非麻痺側方向からの起き上がりが一般的である．麻痺側上下肢，両側体幹の運動性（mobility）や筋緊張が低下していることが多いため，それらを補う代償方略を用いやすい．そのため，頭頸部や非麻痺側上下肢が末梢初動相を形成することが多い（図4）．

　理想的な側臥位（図5a）をとれている症例であっても，（図5b）のように，わざわざ支持面上から積極的に後方へ体幹，骨盤帯を崩す症例も観られる．これは，からだを抗重力方向へ起こしていくための方略の1つと解釈できる．すなわち非麻痺側上肢でベッドを引っ張り，体幹を抗重力方向へもっていくことや，非麻痺側下肢で麻痺側下肢をすくい上げて中枢部へ運動を波及させるというものである．

　このように，片麻痺症例の起き上がりの開始相では，さまざまな代償方略が見受けられる．基本的に

第 2 部　観察のポイント

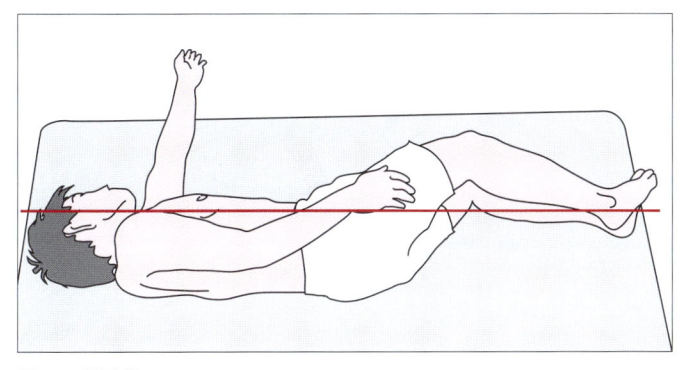

図1　側臥位
上側にある骨盤帯，上部体幹，肩甲帯，頭部は抗重力位に保持されている．

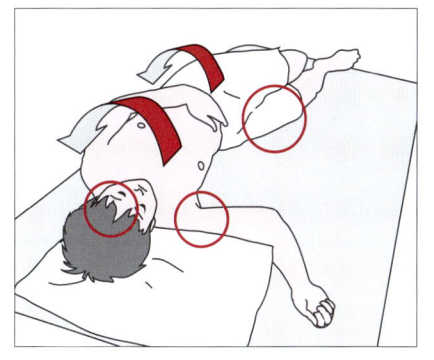

図2　非麻痺側下の側臥位
骨盤帯，上部体幹，肩甲帯などは特に後方へ崩れており，頭部，右股関節などで左半身を抗重力方向へもってこようとしている．

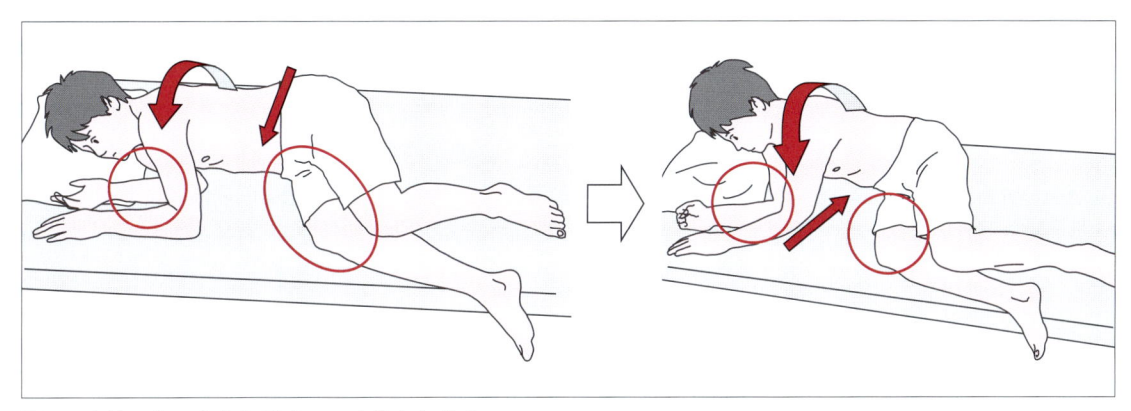

図3　支持面上に身体を乗せていく起き上がり
体幹の抗重力活動が容易である．

は麻痺側上下肢の運動性，体幹の安定性（stability）の乏しさに起因していると思われるが，身体図式が低下しており，先行随伴性姿勢調節（APA）システムが非麻痺側を中心としたものになっていることが考えられる．

また，「麻痺側身体の重さ」を訴えられる症例も多く，脳のなかでは「麻痺側が動きづらい，重たい」といった感覚に対して，「いかに麻痺側の活動を増やすかより，非麻痺側を使い運動を遂行するか」に焦点があてられ，さまざまな代償方略が選択されていると考えられる．

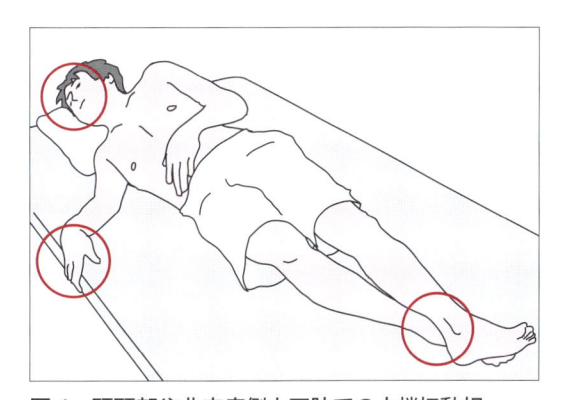

図4　頭頸部や非麻痺側上下肢での末梢初動相
非麻痺側手指でベッド端をつかみ，末梢部を固定部位とする．頭部を床面へ押しつけたり，麻痺側下肢をすくう．

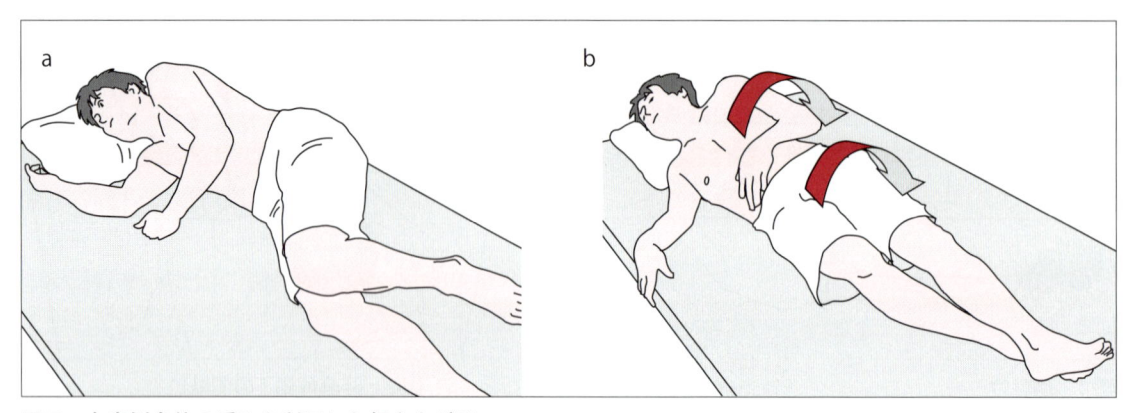

図5 麻痺側身体の重みを利用した起き上がり
積極的に麻痺側身体を後方へ移動させている.

2. 動きのリズムはよいか

　起き上がりは，歩行や咀嚼運動とは異なり，交互性や律動性がある動作ではないが，一度開始された運動は最終姿位である座位まで，スムーズに移行していく必要がある．しかし，健常者においても脳損傷がある片麻痺症例においても，その過程が意識されることは少ない．脳は個々の筋活動に着目しているのではなく，パターンを学習している．このため日常何気なく，繰り返し行われる運動パターンを強化学習しているともいえる．脳損傷がある片麻痺症例では，ベースに上位運動ニューロン症候群があり，加えて非常に努力的な活動で必要以上の筋活動になるがゆえに，連合反応の出現や運動パターンの固定化につながる誤学習に陥りやすい．にもかかわらず，対象者自身がそのやり方に問題を感じていることはほとんどなく，起き上がり動作自体が治療の対象であると認識されにくい．

　図6のような場面は，臨床場面においてよく遭遇する．非麻痺側の上肢はベッド端を引っ張り，上半身を抗重力方向へ引き上げようとしているが，麻痺側体幹や肩甲帯はさらに麻痺側方向へ引かれていく．骨盤帯，麻痺側下肢も同様に麻痺側へ引かれていくため，さらに頭頸部，非麻痺側上下肢の活動性を強めている．このように，力をいれればいれるほど，効率的な運動とはなりにくくなる．

　起き上がりが困難な対象者は，しばしば「腹筋がないから，弱いから起きられない」と考えていることがある．また理学療法士自身も日頃，担当対象者に「○○さんは，腹筋が働きにくいです」と指導していないだろうか．本来，起き上がりに必要な腹筋群の活動は，コアスタビリティに代表される深部筋の最小限の活動のことである．できるだけ少ない筋活動だからこそ，安定性と運動性を両立できるのであるが，図6のような過剰な筋活動では，スムーズな一連の動きとならず運動が停止してしまう．これは，ある意味理学療法士の言った言葉を対象者が何とか問題解決しようとした結果であるとはいえないだろうか．このような対象者は，自主練習で腹筋を鍛えるために，しばしば，頭上げや非麻痺側下肢で麻痺側下肢をすくった状態での足上げ腹筋などをしていたりする．

3. 軽やかな動きか

　軽やかな起き上がりには，どのように抗重力活動を行っているかが重要となる．開始姿位から到達姿位まで，できるだけ少ない筋活動のもと，全身を努力的でなく参加させる必要がある．それには，支持

第2部　観察のポイント

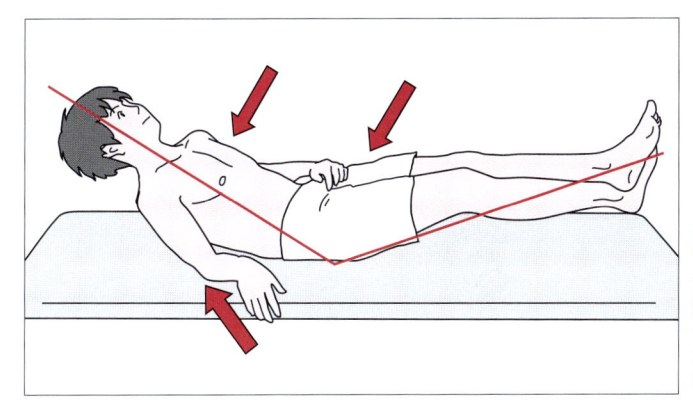

図6　片麻痺症例の中枢波及相
全身の過剰な筋活動により，からだを連結させ起き上がろうとする．主に非麻痺側のからだを使い，必要以上に同時収縮を高めている．全身を屈曲させながら，抗重力活動を行おうとしている．

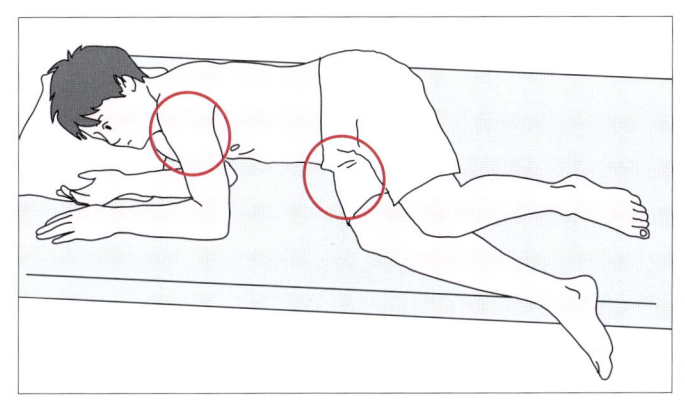

図7　努力的でない非麻痺側上下肢
非麻痺側の股関節，肩関節はからだを支持する必要があり，努力しないでもからだをその位置に維持できる．

側となる非麻痺側上下肢の使いかたが重要である．前述したように，麻痺側上下肢や体幹などは機能低下しているため，どうしても非麻痺側の代償活動が必要となる．しかし，代償にも程度があり，麻痺側上下肢や体幹機能を阻害してしまうくらいの過剰な代償活動は問題である．このような代償は，二次的に可動域制限を起こすこともあり，そうなると，ますます非対称が助長され，軽やかな動きとは程遠くなってしまう．このとき，麻痺側の活動を行おうと意図しても，脳のなかでは，運動開始のプランニングの段階から，非麻痺側のみでの活動となりやすい．

　軽やかな起き上がりを実現するためには，特に非麻痺側の股関節，肩関節はからだを支持する安定性とともに，支持面上に体幹や骨盤帯が維持できる運動性も重要となる（図7）．

　ベッドサイドでの起き上がりを考えてみると，図8aのように，ベッド手前の端に臥床している場合，側臥位になるスペースがないため，柵を引っ張りながら体幹を起こしていかなければならない（図8b）．球関節である肩関節，股関節が機能しうるためには，支持面となるマットの適度な硬さとともに，肩から柵までの距離によって制約を受けてしまう．

　そのため，座位から背臥位になる段階で，図9aのように，できるだけベッドの奥側へ寝ておくことも，起き上がりを考えていく上で重要となり，介助量を変化させる要因となりうる．図9bでは，体幹の回旋，分節運動もみられるように，軽やかな動きを実現しやすくなっている．

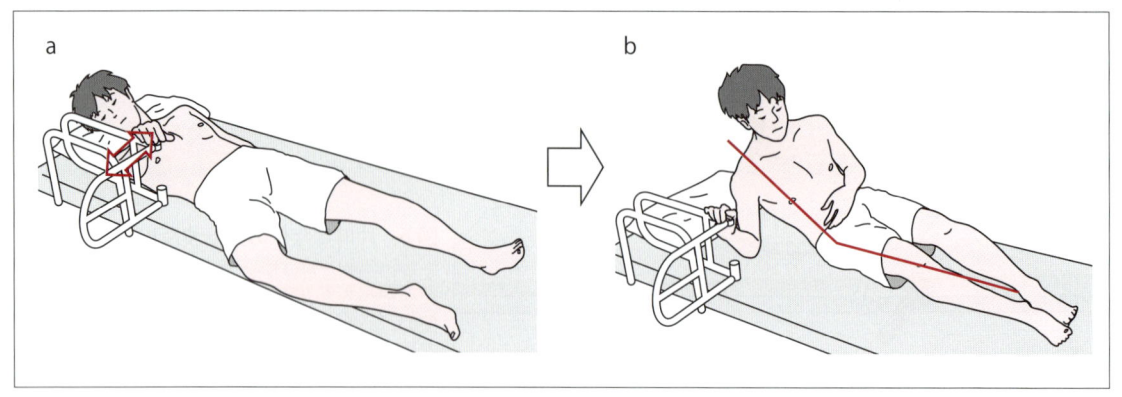

図8　柵付きベッドでの起き上がり（ベッド柵との距離が近い場合）
a：ベッド柵との距離が近いため，側臥位になれず，柵を引っ張るため，球関節である肩関節や股関節は機能しない．
b：柵の引っ張りと両股関節屈曲といった，主に屈筋を主体とした筋活動で起き上がっている．結果，努力的にならざるをえない．

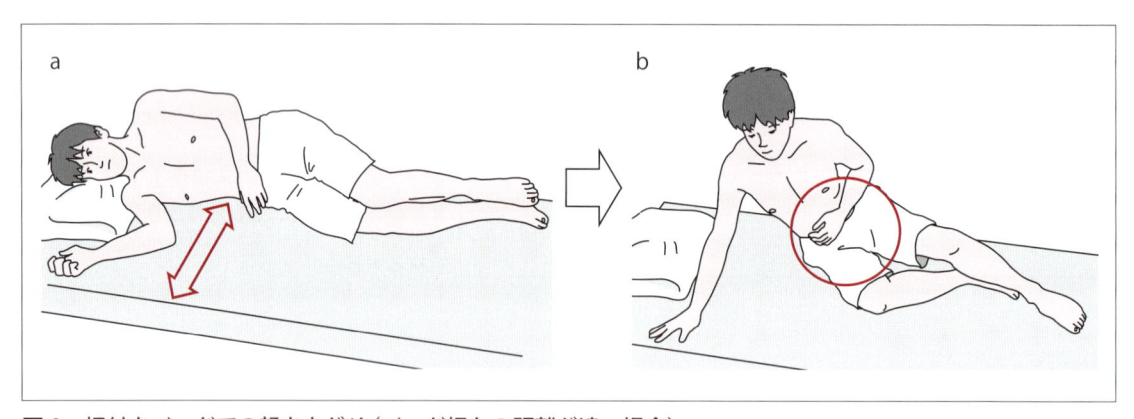

図9　柵付きベッドでの起き上がり（ベッド柵との距離が遠い場合）
a：図8よりもベッド柵との距離が遠いため，側臥位が可能である．球関節である肩関節や股関節は機能しうる．
b：球関節である肩関節や股関節は機能しており，体幹の分節運動も観察される．頭頸部や視線は努力的でない．

▶ 4. 球関節は機能しているか

　起き上がりは，寝返りの最終姿位である側臥位（→ p104「2. 寝返りの各相」参照）から始まるが，片麻痺患者だけでなく，股関節術後の症例などでも，側臥位を積極的にとることは比較的少ないように思われる．これは，圧迫による術創の痛みや荷重することへの恐怖心などの影響も考えられるが，同時に非術創下での側臥位を取りづらい症例も多い．側臥位はからだの側面で支持しながらもその姿位を維持，変換できる運動性を必要とする．姿勢制御の観点から考えると，姿勢定位と姿勢安定性を要求される姿位で，特にこの制御には球関節である，股関節や肩甲上腕関節の最適な働きが重要となる．側臥位から起き上がるためには，そこからさらに前方へ崩れないように，重心移動していく（図10）必要があり，安定性限界を広げていく活動によって，効率的な起き上がりが実現される．これは，脳卒中症例に限らず，整形外科疾患症例やさらには，廃用症候群といった症例においても困難な場合が多い．共通しているのは，整形外科疾患などの症例でも少なからず，姿勢調整の問題を抱えており，安定性限界を越

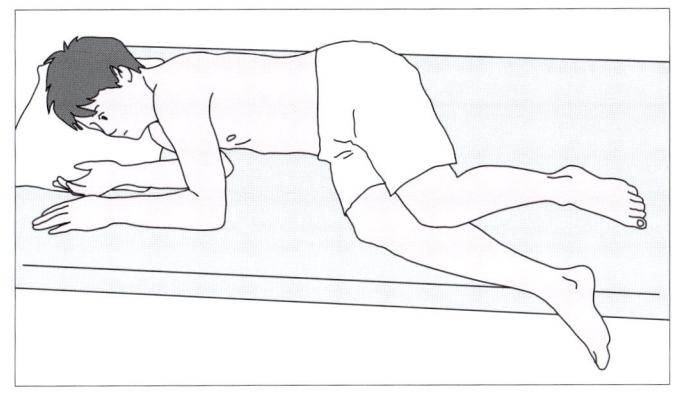

図10 側臥位から安定性限界を越える
安定性限界を越えながらも，重心移動を継続しながら円滑な起き上がりへ．

えていくのに必要な重心移動の方略を選択しないで動作を遂行しているのではないかと考えられることである．このように，手で柵を引っ張ったり，足を引っかけたりなど，外部環境をからだに近づける運動方略が，さらに球関節を機能させないようにしていると思われる．

神経学的にも，脳卒中に限らず，整形外科疾患，廃用症候群症例などでは臥床期間や疼痛の影響もあり，体幹の抗重力活動を司る網様体システムの働きが低下しており，代償メカニズムとしても，股関節や肩甲上腕関節周囲筋群を過剰に収縮させ，球関節としての機能を低下させていると考えられる．

▶5. 始まりと終わりを注意深く観察する

これまで述べてきたように，起き上がり全体を観ていく上で重要な要素は，まず開始姿位である側臥位が，抗重力位にあるかということである．各身体部位が支持面上にあり，抗重力位にあるということは，動き始める際，運動の自由度が高いと考えられる．次に，非麻痺側の上下肢がそれほど頑張らないで，抗重力活動を行えるかも評価していく．痛みが存在したり，代償的に手で引っ張ったりすると，網様体の活動が低下し，抗重力活動が乏しくなるため，努力的にからだをもち上げる必要が出てくる．片麻痺症例だけでなく，整形外科疾患患者の場合も，開始姿位である側臥位が楽にとれるかどうかをよく観察してみるとよい．運動は連続しているので，どこで運動が滞るのか，どの部位の活動が乏しいのかなど，じっくりと観ていく必要がある．

また，個々の筋活動も重要であるが，四肢の運動パターンで観ていくことも，全体の特徴をつかむ上で大切な情報となる．上下肢をどのように動かすのか，個人の特徴を把握していくことは，開始姿位～運動の開始～中枢波及相～終了姿位を予測する材料となる．例えば，麻痺側下肢を屈曲していくとき，股関節外旋や足部の内反を伴えば，骨盤帯が麻痺側後方へ回旋しやすいため，非麻痺側へ回旋しにくいといった具合である．

非麻痺側での代償活動の程度が強い症例の場合，最終姿位である座位にて，麻痺側だけでなく，非麻痺側の力をゆるめられるかどうかも観ていく必要がある．なぜなら，次の動作である，座位～立ち上がり～立位～歩行といった場面でも，非麻痺側での代償活動を引きずりやすいからである．

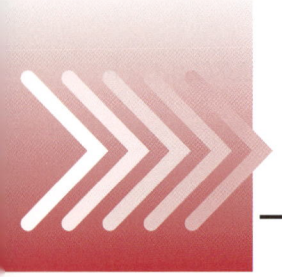

第2章　どのように観るのか
第4節　動作別の観かた：立ち上がり

藤井誉行

　本項では立ち上がり動作の観察ポイントを捉えることが目標となるが，そのためにはまずはじめに対象者の動作から受ける最初の印象を捉えることが非常に大事だと筆者は考えている．立ち上がり動作に何らかの問題を抱えている対象者は「簡単そうに・楽な感じで」は行っておらず，「難しそう・大変そう」に行っているのではないだろうか．「難しそう・大変そう」な印象が得られなくても，環境（例：座面の高さや柔らかさ）や課題（例：スピードの変更やスペースの制約）が変動したなかでの動作を要求すると途端に「難しそう・大変そう」な印象が顔を出す．それがいつどのように「難しそう・大変そう」なのか，その印象を捉えてみるとよい．例えば「怖そうに見える」「（からだのどこかが）重そうに見える」といった印象がどの相でのことなのか，大雑把でよいので対象者にとって不快な要素だと感じられるものを捉えてみることが重要である（図1）．なぜなら，その印象を変えていくための介入は対象者の動作を不快なものから相対的に快なものへ変えていくことでもあり，快・不快は情動系が関与するので，学習やモチベーションに大きく影響し，対象者と理学療法士が協同で問題解決へ歩むための助けとなりうるからである．だからこそ，最初の印象を大事にしてその中身を探ることは重要なのである．もう1つ押さえておきたいのは，「倒れないための働き」をしながら立位まで移動しているかということである．あたり前かもしれないが，下肢を伸展することができても倒れてしまったら立ち上がるという目的は達成されない．重力環境下で動作する限り「倒れないための働き」を背景にしているため，どのように「倒れないための働き」をしながらどのように移動しているかという視点をもつとよい．

1. ボーッと観て探る（固定部位・過剰運動部位）

　立ち上がり動作は上半身質量中心を前方へ移動させ，足底からの床反力情報に対して鉛直にからだを伸展させ立位に到達する動作といえる．立ち上がり動作の構成要素は後の章で述べるが，基本的にはどの身体分節も固めず協調的に動き，動作を遂行できることが望まれる．しかし，倒れないために身体分節間を固定しなくてはならなかったり，ある身体分節を動かすために別の身体分節間を固定したり，過剰に動かさなくてはならないような状態ではその協調的な関係が保たれなくなってしまう．これは効率的な動作を遂行するにあたり，動作を構成する要素に問題があることで動作が困難であったり，効率の悪いものになってしまっている状態を示している．また，ある身体分節間に可動制限が存在すれば，どこかの相対的柔軟性の高い身体分節間が過剰に動かなければならなくなってしまう．このような状態は，姿勢や動作が痛みの原因になりうるもので，姿勢や動作を分析することが痛みの治療に大きなウエイトを占めるといっても差し支えないだろう．まず，ここでは動作を観るなかで動きのない「固定部位」と動き過ぎる「過剰運動部位」を探してみたい．

①前方・後方から観てみる（図2）

　前方や後方から観てわかりやすいのは前額面上の問題である．非対称性はここでよく捉えることがで

第2部　観察のポイント

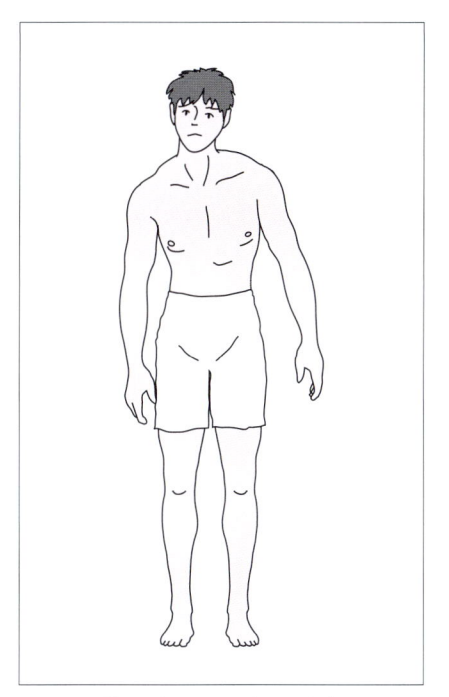

図1　姿勢・動作から受ける印象
この立位をみてどのような印象をもつだろうか？
重そうに下がった右上肢に対して，左の頸部や肩甲帯周辺がつらそうにみえる．

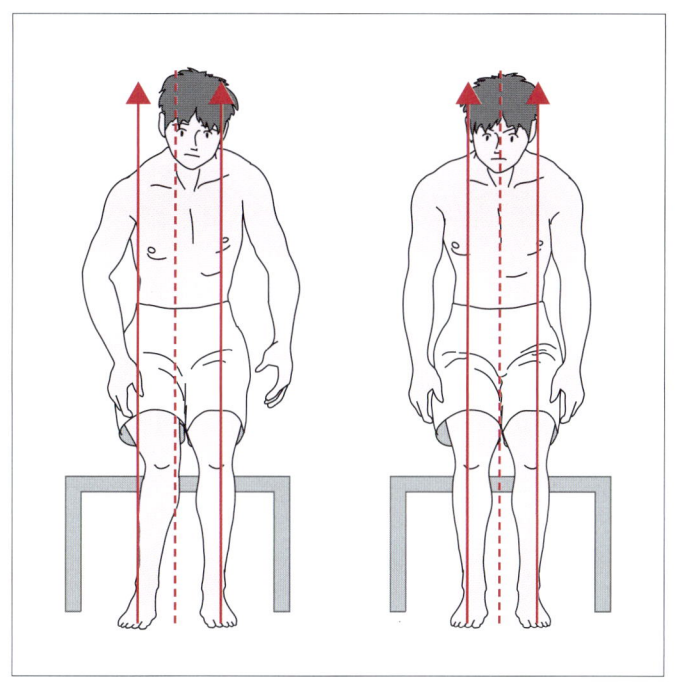

図2　重力ラインと身体分節
前方からの観察によって前額面上の問題を観察することができる．右の左右対称的な立ち上がりに対して，左では正中線から偏倚し，頸部や肩甲帯，骨盤は自由を失い，右足底から鉛直に引いたラインからの身体分節の逸脱が大きい．支持面である右足底からの床反力情報を失っているようにみえる．

きる．
- 正中線は保たれているか？
- 頭頸部と両側肩甲帯や骨盤帯は平衡を保てているか？
- 両側足底から鉛直方向に引いたライン上に身体分節が運動性を伴って配列されているか？
- それらの問題は座位から立位まで一貫してみられるか？　一部の相でみられたり強まることがあるか？

②側方からみてみる（図3〜6）
側方からみることにより身体分節間の前後の関係をみることができる．

1）前方移動から離殿
骨盤-胸郭-頭部が直線的に配列し，肩甲帯（肩峰）もそのライン上に配列されている状態を基準にする．離殿のときは足関節の背屈により重心が足底面内に移動されているかどうかも重要である．

2）離殿から立位
骨盤-胸郭-頭部が直線的に配列し，体幹の起き上がりと下肢の伸展の協調的な関係が保たれながら立位へ到達できることを基準とする．
- 支持面である足底面からの垂線に対して身体分節の前後のつり合いはとれているか？
- 頭頸部や肩甲帯・上肢は自由になっているか？

45

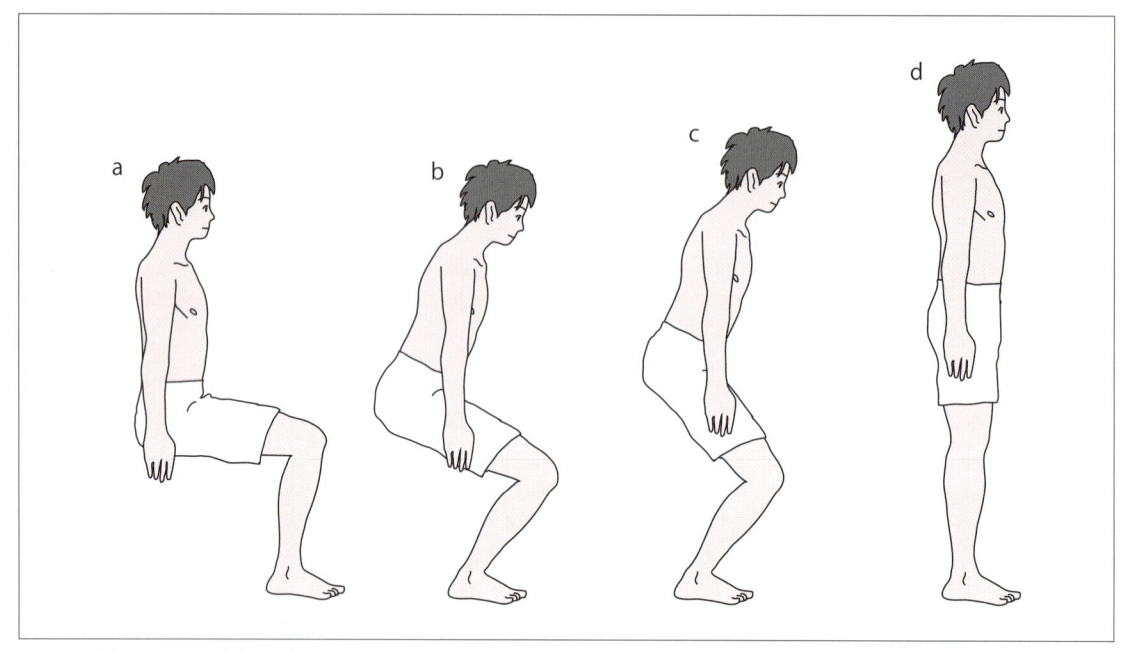

図3 側方からみた立ち上がり動作
a，b：ニュートラルな姿勢セットから股関節の選択的屈曲による前方移動．c：足関節の制御を伴ったスムーズな離殿．
c，d：下肢と体幹の協調的な伸展．一貫して頭頸部と上肢は自由になっている．

▶ 2. 動きのリズムはよいか

　スムーズな立ち上がりは動きのリズムがよいという印象を与える．リズムという視点は動きの時間的側面をよく表している．「スッと立ち上がる」「よっこらしょ！と立ち上がる」などさまざまなリズムが特徴として表現できる．表現は自分で感じることができたものでよいが，表現される要素は各相の時間的な側面が中心になり，各相にかかる時間やその変化などが表される．先ほどあげた「スッと立ち上がる」と表現される立ち上がりは短時間で前方移動と上方移動の切り替えすら感じさせない連続性で，直線的な軌跡の立ち上がりを想像させる（図3）．また，「よっこらしょと立ち上がる」には時間的に長くかかり，頭部が前後上下に大きく移動する体幹の屈曲を利用した立ち上がりを想像させるのではないかと考えられる（図4〜6）．これらのように動作の特徴はリズムにも現れることが理解できる．リズムの滞りはその相に何らかの問題があることを教えてくれているのかもしれない．
　また，動作は環境と課題の変動という文脈に適合したものであることが求められる．例えば，なみなみとビールを注がれたグラスをもちながら席を立つときの立ち上がりと，仕事がやっと終わり疲れきったからだで帰宅するときの立ち上がりのリズムは恐らく同じではない．対象者によってはすばやく立ち上がることは可能であるがゆっくりとした立ち上がり，特に立位からゆっくり座っていくことが難しい場合や，その逆も経験する．このようにリズムも文脈に即したものに変更することができる多様性が重要になる．

第2部　観察のポイント

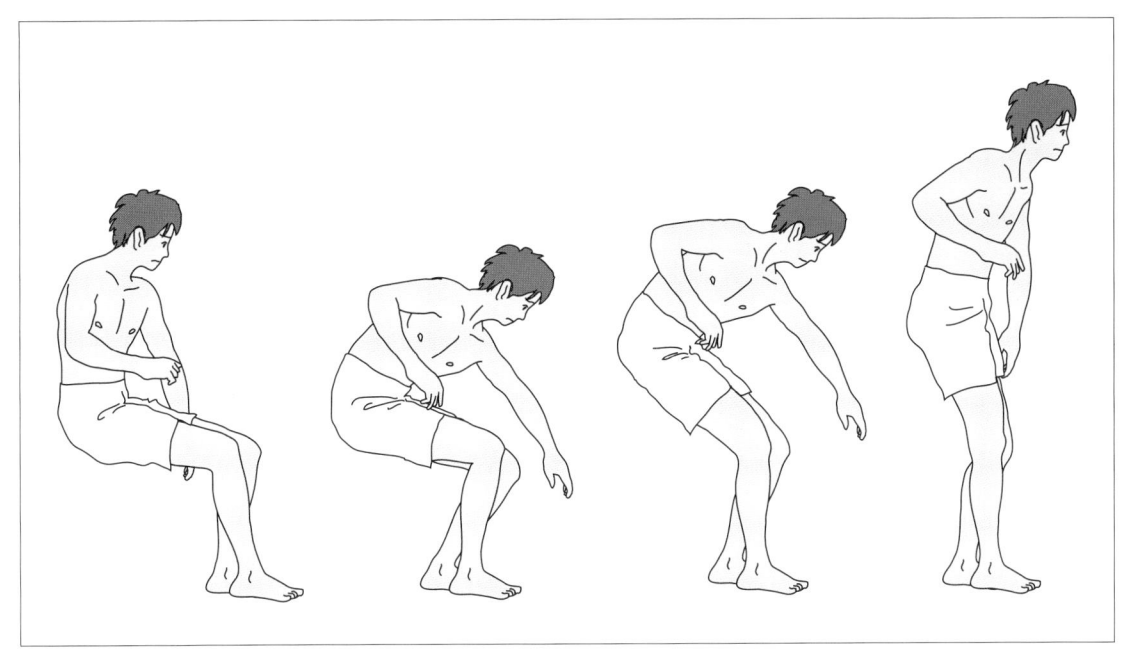

図4　右片麻痺者の立ち上がり例
股関節（特に右）と肩甲帯の固定が前方移動に対して阻害要素となっていて，体幹屈曲・回旋，左上肢の挙上が過剰に生じている．からだの各分節は右足底を捉えるようにふるまっておらず，むしろ右半身を引き上げて床反力情報とのアクセスを拒んでいるようにもみえる．頭頸部や上肢は姿勢維持や動きを補うことに束縛されて自由な状態ではない．

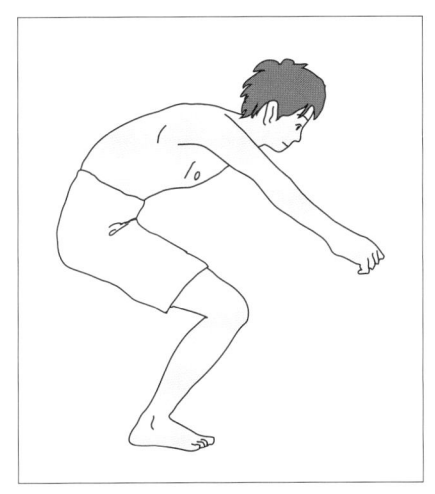

図5　股関節が固定部位となった立ち上がり
股関節が固定部位となり重心を足底面に移動するために，腰部の屈曲や足関節の背屈，上肢の挙上などが過剰とならざるを得ない．

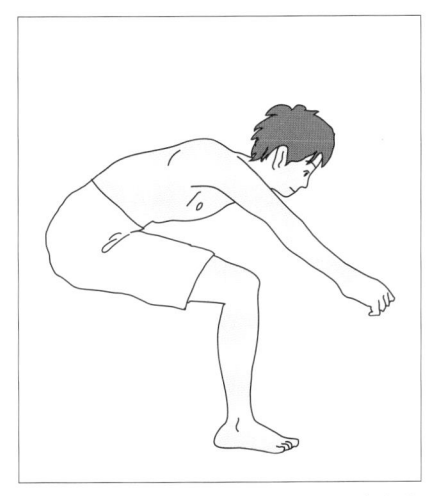

図6　足関節が固定部位となった立ち上がり
足関節が固定部位となり股関節と上肢が過剰に動いている．足関節を利用した重心移動が困難となり，強い慣性力を利用するか上肢の引きで離殿しなくてはならない．

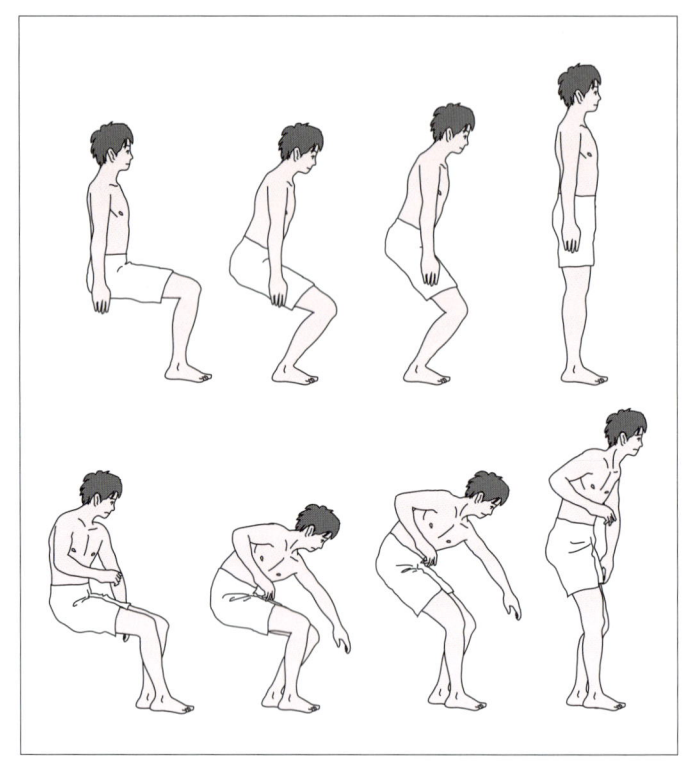

図7 軽やかな動作という視点
上段と下段の立ち上がりを比較してみたい．下段に比べ上段のほうが軽やかでリズムもよいようにみえる．下段の立ち上がりには努力的な印象がある．

▶ 3. 軽やかな動きか（図7）

「軽く立ち上がることができる」という表現は楽に心地よくできている印象を受ける．逆に対象者の立ち上がり動作を観察してみると，「お尻が重そうに立ち上がっているなぁ」「上肢が重そう」「麻痺側を一生懸命引き上げている」などといった努力感や不快さを伴っているような印象を受けることがある．対象者に動作に伴う感想を聞いてみても同様の感想を得ることを数多く経験する．また，治療を通して「お尻が軽くなって，楽に立てるようになった」と喜ぶ対象者も多い．やはり，「軽く○○できるようになる」というのは情動系から考えてみても，相対的に「快」な状態に近づくことを意味しているので，学習に影響する要素といえるかもしれない．

Reference

軽やかな立ち上がりを阻害する要素

軽くできている立ち上がり動作の特徴は，支持面から能動的に得る床反力情報に対して，適切な抗重力活動により立位に到達できているものといえる．重くなってしまう要素にはどのようなことが考えられるだろうか？ 1つ目は逸脱した低緊張によって身体分節の重さを制御することが難しい状態，2つ目は身体分節間の不安定要素に対して代償的につくられる固定点が抗重力活動に抵抗する要素になってしまう状態，3つ目は支持面からの情報を失っている状態である．これらは相互に関連していることが多い．

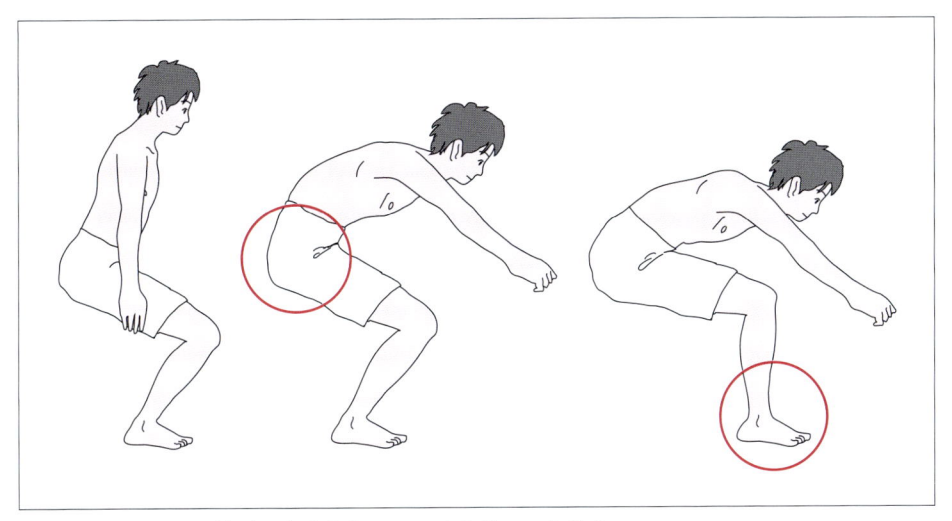

図8 股関節・足関節が固定点となっている条件でのふるまい
左はコアスタビリティを背景に股関節・足関節の運動性を伴う前方移動で，肩は自由になっている．
中央と右は股関節・足関節に制約がある条件でのそれぞれのふるまいを示している．

▶4. 球関節は機能しているか（図8）

　球関節である股関節は立ち上がり動作で非常に重要な役割を担う．上半身質量中心を効果的に前方に移動するためにも股関節の選択的屈曲は欠かせない．選択的股関節屈曲はコアスタビリティを背景とするので，体幹のニュートラルポジションからの選択的屈曲が生じているかが第一に重要な視点となると考えられる．

　また，もう1つの代表的な球関節に肩甲上腕関節がある．立ち上がり動作は頭頸部・体幹・下肢の制御が主役となるので積極的な上肢の参加は要求されない．上肢はむしろ「ものをもちながら」など別の課題を同時に遂行可能なように自由になっていることが望まれる．重心移動が困難な場合や，正中線の維持が困難なときに上肢を代償的に利用しなければならなくなるのである．だからこそ通常の立ち上がり動作では肩甲上腕関節は自由で下垂した状態にあることが基準となるべきなのである．

　足関節は球関節ではないが，立ち上がり動作を観るなかでは欠かせない観察ポイントになるので，あえてあげておきたい．立ち上がり動作の約半分は支持面が足底面のみとなり立位と連続性がある．立位のバランス方略に足関節方略があるが，立ち上がり動作でも同様に考えたほうがよいだろう．装具などで両足関節を0°に固定して立ち上がってみると体験的に理解できる．

▶5. 始まりと終わりを注意深く観察する（図9）

　立ち上がり動作は座位と立位を結ぶ動作である．座位も立位も日常生活活動の背景として重要な意味をもつ．座位と立位がとれればよいわけではなく，食事・整容・更衣や移動の際の縁の下の力もちとして機能しなくてはならない．そのために頭頸部や両肩甲帯・上肢は姿勢制御から解放されて自由になっている必要がある．立位からはどちらの脚もどの方向にもステップでき，さらにスムーズに座位にも移動できる立位である必要がある．座位は即座に立ち上がり，どの方向へもスムーズに機能的臥位

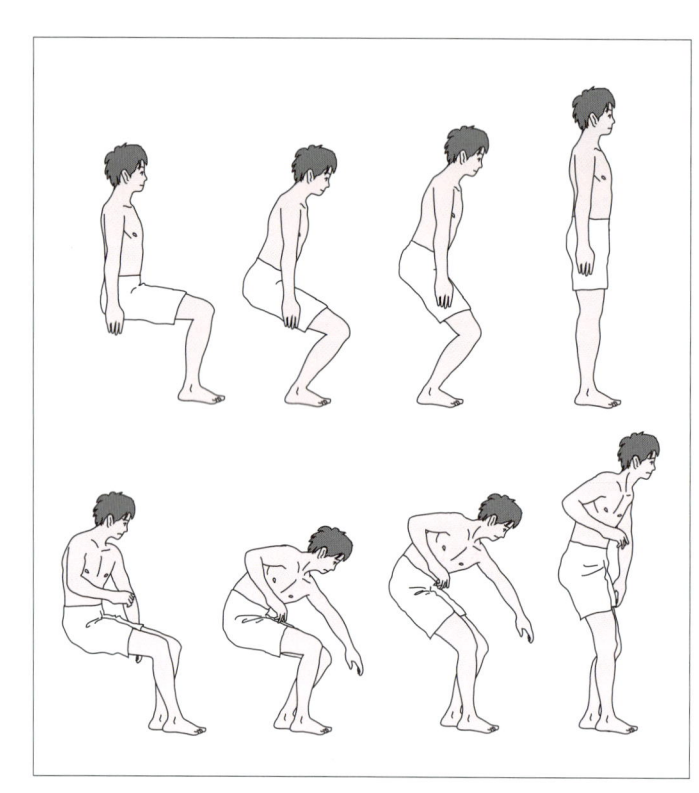

図9 機能的座位と機能的立位を結べているか？
動作は始まりの姿勢を強調したものになりやすいといえる．立ち上がった後の立位を比較してみたい．上段は頭頸部や上肢も自由になっていて，視覚情報の探索にも有利な状態である．また，下肢もあらゆる方向へのステップを可能とする基礎が整っている．下段では頭頸部や上肢に自由はなく，情報の獲得にも制約がある．各分節には強いブレーキのような働きが要求され続けているので，長く立っていられないようにみえる．

(active supine)へ移動できる骨盤の運動性を伴った座位であることが望まれる．つまり，あらゆる方向への潜在的運動性を内在しているニュートラルな姿勢制御とコアスタビリティを背景として解放された頭頸部と四肢を基準に考えるということである．このように機能的な座位（active sitting）と機能的な立位（bipedal standing）を結べているかという視点が重要になる．

また，座位と立位の特徴を捉えることによって，さらに2つのメリットがあると考えられる．①立ち上がり動作をある程度予想することができる．姿勢の特徴というのは「倒れないため」の身体分節間のつなげかたと表現できる．非対称性などの特徴が強い対象者はその方略しか選択の余地がない状態でいることがほとんどなので，動くことを要求されればその方略の傾向をさらに強めて行うしかないのである．観察は静的姿勢のほうが難易度も低いので，予想を立ててみてから動作を観察し，予想との違いをピックアップできると効率よく観ることができるのではないかと考えられる．②構成要素の異なる体位を比較することによって，姿勢を変えられる部分と変えられない部分を捉えることができる．これは，座位でみられた特徴が立位では変えられるのか，変えられるのはどの部位で変えられないのはどの部位かなどといったことである．逆に立位で捉えた特徴が座位ではどうなのかも比較することができる．変えられない部位にはハンドリングを利用して評価を進める必要があることもみえてくる．

🖐 なるほど

立位から座位へ座っていく動作を観てみる

立ち上がり動作の観察は座位から立位になるプロセスに目が行ってしまいがちだが，立位から座位に座っていく動作にも目を向けることが大事である．基本的な構成要素は立ち上がりと同様だが，遠心性コントロールが鍵となる．観察のポイントとしては機能的立位（bipedal standing）から抗重力コントロールをいかに持続して機能的座位（active sitting）へ連続的に到達できるかである．

対象者を観てみると遠心性コントロールが困難で座位へ「軟着陸」できず連続性を失うことがよくみられる．着座していくプロセスで連続性が保てない相では，立ち上がり動作において問題ないようにみえていても選択的な状態ではなく，問題が隠れている．

また後でも少し述べるが，この着座のプロセスの構成要素を考慮したハンドリングを利用して評価することにより，不足している構成要素がわかりやすくなる．

🖐 なるほど

文脈の考慮

後の章（→ p149「第4部　第3章　第3節　神経学的観点から」参照）でも述べるが，現実場面での立ち上がり動作は立ち上がるために立ち上がっているのではなく，何か別の目的を達成するために立ち上がり，その立ち上がりには文脈がある．文脈とは筋道を指すが，日常の行為にも筋道がある．一連の行為のなかで，どのような場で，どのような目的を達成するために（しながら），立ち上がる必要があるのかということである．

治療場面の立ち上がりは意図的に文脈を操作しない限り，対象者は立ち上がるために立ち上がっているということを忘れないことが大事である．対象者で少し環境が変わるとできなくなってしまうことを経験したことはないだろうか？　限定的な環境でもできることは大事だが，対象者には少しでも多様な環境に適応し，少しでも楽にできるようになることが非常に重要なことだといえる．なので，あらゆる場面（課題・環境）に対応できる多様なからだの使いかたが生活の幅を広げることにつながる．

着座を考えてみても健常者はソファーにからだを投げ出すようにも座っていけるし，眠った赤ちゃんを抱っこしたままキャスターつきのいすに座っていくこともできる．このようにさまざまな課題や環境の変動に対して，適応的な動作を自身がもつ多様な可能性のなかから選択することができる．ドスンとしか座れない対象者は座る対象を選ばなくてはならないし，床面の摩擦などに依存して立ち上がる対象者は，フローリングの床に靴下を履いた状態では滑ってしまうかもしれない．これらのように立ち上がり動作を観察するときにも文脈を考慮に入れることが大切だと考えられる．そして，どのような場面ならうまくできるのか，どのような場面では難しくなるのかを捉えることで，どの構成要素が問題なのか仮説を立てることにつながる．

例えば，立ち上がり動作を観察して，「腕を使ってすばやく立ち上がっている」ような印象をもったとしたら，対象者になみなみと水の入ったコップをもって動作してもらったらどうなるだろうか？　立ち上がり方を変えずに水をこぼしてしまうだろうか？　うまく立てなくなってしまうだろうか？　それとも何とか立ち上がり方を変えてこぼさずに立ち上がれるだろうか？　なぜそうなるのか？　文脈が変わることによって必要となる構成要素が変わるが，変えられない要素が問題となっている可能性は高くなる．

もう1つ例をあげてみる．対象者をみて「なんだか怖そうに立ち上がっているな……」と感じたとしたらどうするだろうか？　うまくとり込めていない情報を提供してみるのも手かもしれない．対象者の横にいすやテーブルなどを置いて視覚的な手がかりを増やしてみたり，そのテーブルなどに軽く触れて自身の外部空間との関係を体性感覚的にわかりやすくしてみたらどうなるだろうか？　また，不安定な身体分節や不利なアライメントにハンドリングで修正や安定を提供し，床反力情報を検知しやすいようにしてみたらどうなるだろうか？　対象者は新たな能力を発揮してみせてくれるかもしれない．

これらのように文脈を考慮にいれることで対象者のもつ問題点や潜在能力をよりクリアにでき，治療の手がかりや環境調整の助けになるものと考えられる．

> **なるほど**

ハンドリングする（図10）

文脈の考慮でも少し述べたが，対象者の特徴を視覚的に捉えることができたらハンドリングで評価を進めていくことも可能である．ハンドリングでの評価は対象者を感じ，対象者に情報を提供することが大事になる．理学療法士のからだはセンサーであり，情報源でもあるので，理学療法士自身には柔軟に対応できるからだと感性が大事になる．対象者に触れ一緒に動くことで対象者の支持面との関係や身体分節間の関係，どのような感覚で動作していてどのような大変さがあるのかを感じることができるだろう．また，一緒に動くときに理学療法士自身がからだの使い方を変え，対象者の姿勢や動きの特徴を修正するように導いてみることで対象者の潜在能力や問題点により迫ることができると考えられる．

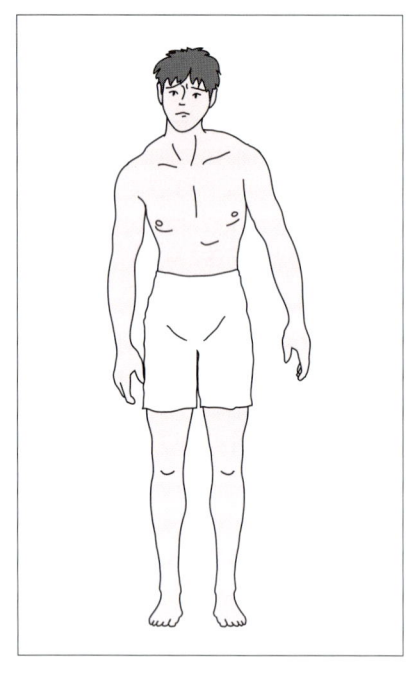

図10　ハンドリングでの評価

左頸部痛があるとする．右肩甲帯ならびに上肢の位置にハンドリングでの修正を試みて痛みの変化を評価する．ハンドリングの際には理学療法士による一方的な修正ではなく，対象者と一緒に動くように行うことが大切である．アライメントをどのくらい能動的に修正できるのか，抵抗感などはあるか，あるとすればどの要素から感じるかなどを感じながら行うことにより筋緊張の低下によるものか，下制する要素から引っ張られたものかを捉えることができる．

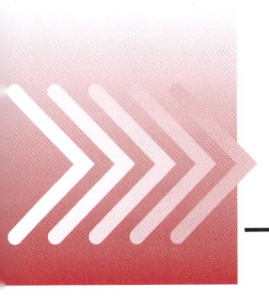

第2章 どのように観るのか
第5節　動作別の観かた：歩行

金　誠熙

歩行は，立位を保持しながら体幹を垂直に保ち，左右下肢の交互の振り出し運動によって新しい支持面をつくり，身体重心をその支持面方向に移動していくことである．そのため神経系，筋骨格系は複雑な働きをしていると考えられ，歩行は神経系，筋骨格系機能に大きく影響されると考えられる．

歩行を観察するときに，どのように観察するのが効率的であるかということを5つのポイントから考えてみる．

▶1. ボーっと観て探る（固定部位・過剰運動部位）

歩行は，立脚相，遊脚相とに相分けされており，各相もさらに細分化されている（図1）．各相ごとに特有の役割がある[1]．詳細については「第4部　第4章　第1節　歩行バイオメカニクス概説」（→p159）を参照してほしい．

Check → 1) Jacquelin Perry：歩行分析—正常歩行と異常歩行（武田　功他監訳），pp5-8，医歯薬出版，2007．

神経学的にも立脚相，遊脚相の各相でどのようなシステムが働くかが明らかになっている．詳細は「第4部　第4章　第3節　神経学的視点から」（→p180）を参照してほしい．

このように，各相に分けて局所的に捉え，逸脱している動きや神経システムを分析することは重要であるが，まずは局所に捉われず，全体的に捉えることが大切である．

疾患や異常部位があらかじめわかっていたとしても局所的に捉えるのではなく全体を観て，全身の動きの特徴を捉える．このときには視野を広くとり「ボーッ」と観察するのが適している．何を観察すればよいかいくつかポイントをあげてみる[2]．

①歩行は円滑に行えているか？　リズムは一定か？
②左右下肢への体重移動は均等か？
③下肢の振り出し，歩幅，歩隔は均等か？
④上肢と下肢の運動は対称的であるか？
⑤身体重心は上部体幹に遅れることなく前方に移動しているか？
⑥歩行速度は変化させられるか？　速度の変化で歩容が変化するか？

Check → 2) 櫻井好美他：歩行障害に対する運動療法．運動療法学—障害別アプローチの理論と実際（市橋則明編），302-316，文光堂，2008．

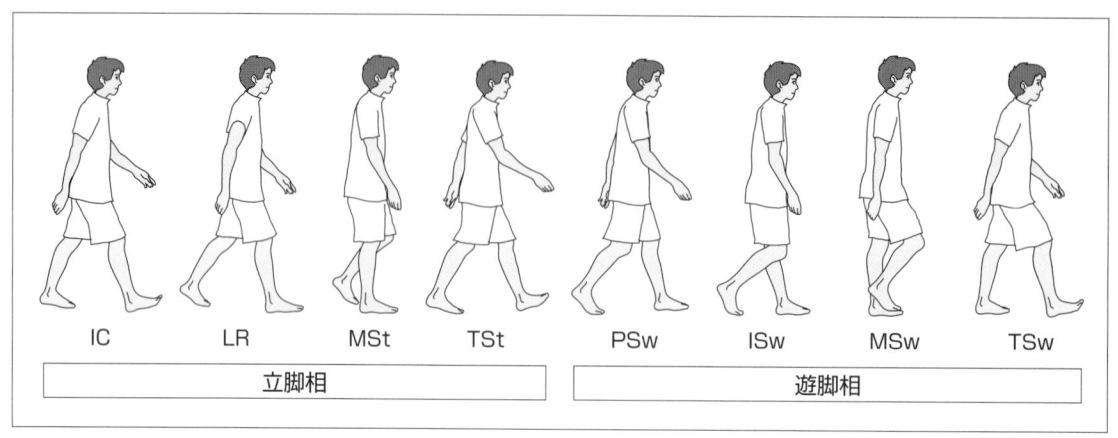

図1 歩行周期
IC：初期接地（イニシャルコンタクト），LR：荷重応答期（ローディングレスポンス），MSt：立脚中期（ミッドスタンス），TSt：立脚終期（ターミナルスタンス），PSw：前遊脚期（プレスウィング），ISw：遊脚初期（イニシャルスウィング），MSw：遊脚中期（ミッドスウィング），TSw：遊脚終期（ターミナルスウィング）

　全体的な特徴を捉える過程では，どこがよく動いてどこが動かないか（過剰運動部位，固定部位），その動きが歩行のなかで効率がよいものかどうかを捉える．特に歩行は移動方向への重心移動である．前方へ歩行している場合，前方への重心移動に対し前方への移動を阻害する動き（後方，側方）は歩行の効率を悪くする（図2〜5）．

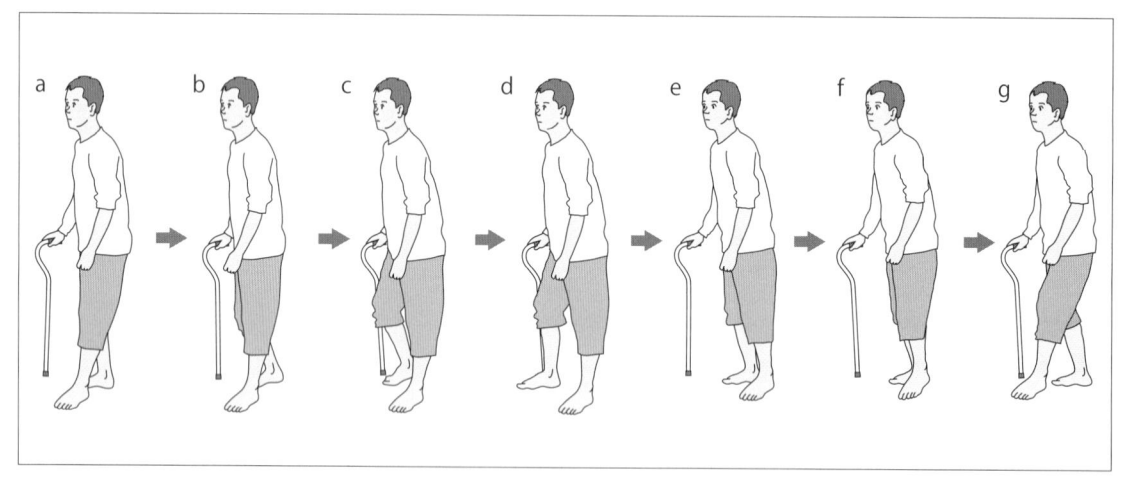

図2　ケースA（右前大脳動脈，中大脳動脈梗塞左片麻痺）の歩行（矢状面からの観察）
a〜d：麻痺側（左）立脚相では，股関節屈曲位で支持する傾向が強く，殿部が後方に引けるように動いている．頸部・背部では常に伸展を強めている．上半身は前方に移動しているが，身体重心は後方にある．
e〜g：麻痺側遊脚相では振り出し時に左の骨盤を後方に引いて行う．体幹は前傾して背部，頸部の伸展を強めている．全体的に前方への移動に対し，骨盤，股関節は常に後方へ動きながら歩行している．前方への移動に対し効率が悪い動きとなっている．

第2部 観察のポイント

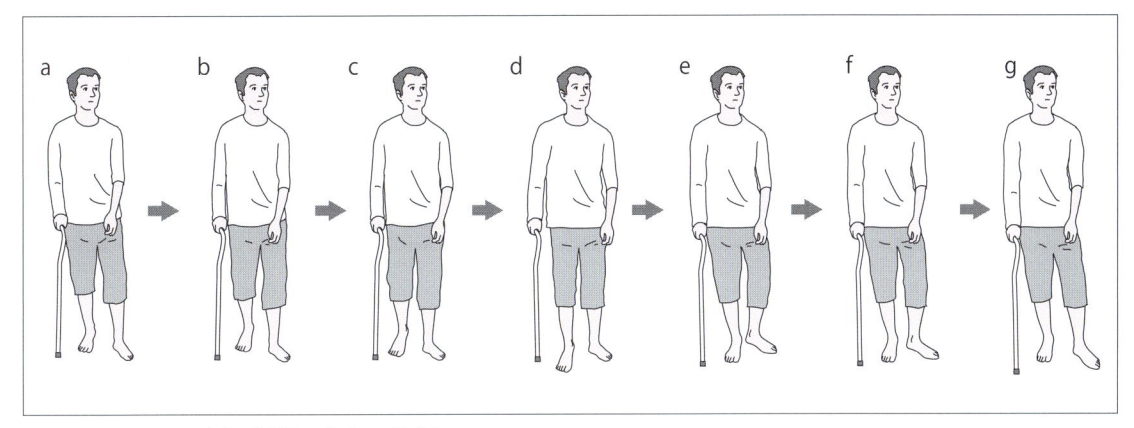

図3 ケースAの歩行（前額面からの観察）
a～d：麻痺側（左）立脚相では，常に右側に体幹を傾け右上肢で杖を固定するようにしている．非麻痺側（右）半身を優位に動作している．左下肢は常に外転位で各関節の動きが乏しく，機能的な支持ではない．左下肢のほうへ重心が十分に移動しない．右の歩幅が狭い．
e～g：麻痺側遊脚相では，体幹の右側への傾斜を強め，右（非麻痺側）上肢は杖への固定を強めている．左の骨盤を引き上げることで振り出している（上着の左側にしわが見える）．股関節は外転位で足関節は内反尖足になっている．
全体的には常に右へ体幹を傾斜させ，特にgでは側方だけでなく，さらに後方へ体幹を倒すことで，左下肢を前方に振り出している．

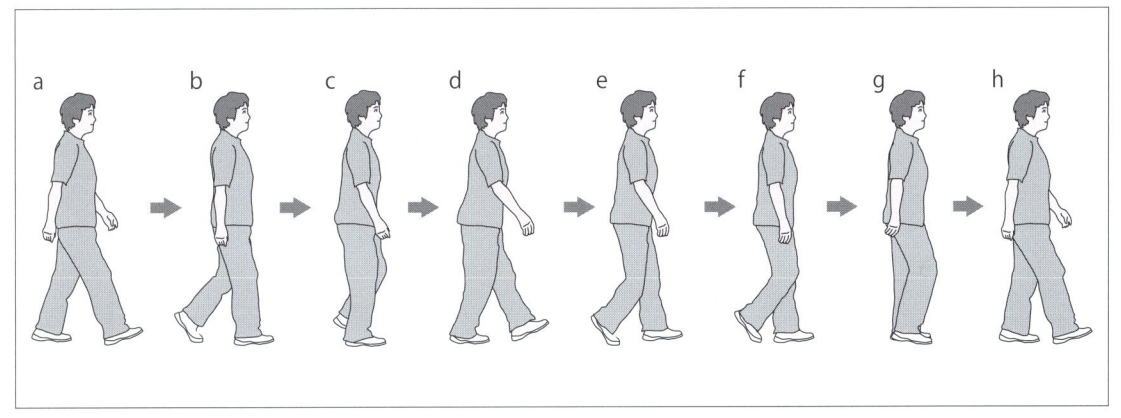

図4 ケースB（右末期変形性股関節症ケース，脚長差2cm，右下肢が短い）の歩行（矢状面からの観察）
a～d：右立脚相では股関節屈曲位での支持になり腰椎は前彎している．立脚終期（d）で股関節が伸展せず，膝関節屈曲が見られる．
e～h：右遊脚相では常に股関節屈曲位であり膝関節の動きを優位に用いて下肢の振り出しを行う．
全体的には，常に股関節屈曲で，腰椎は前彎している．右上肢の振りが大きく，左上肢はバランスをとっている．

> **なるほど**
>
> **観察時の工夫**
>
> 観察による歩行分析では，正常歩行のメカニズムの理解が重要である．「何か変？」と思うには，自分の歩き方と比較しなぜ違いが出るかを考えるのもよい．
> また観察では，改めて歩いてもらうばかりではなく，普段さりげなく歩いている場面を観察することもよい．前後，左右方向から行い，速度を変化させたときの観察や，表情や訴えを聞いたりするのもよい．歩行時に生じる衣服のシワも注意して見ておくとよい．

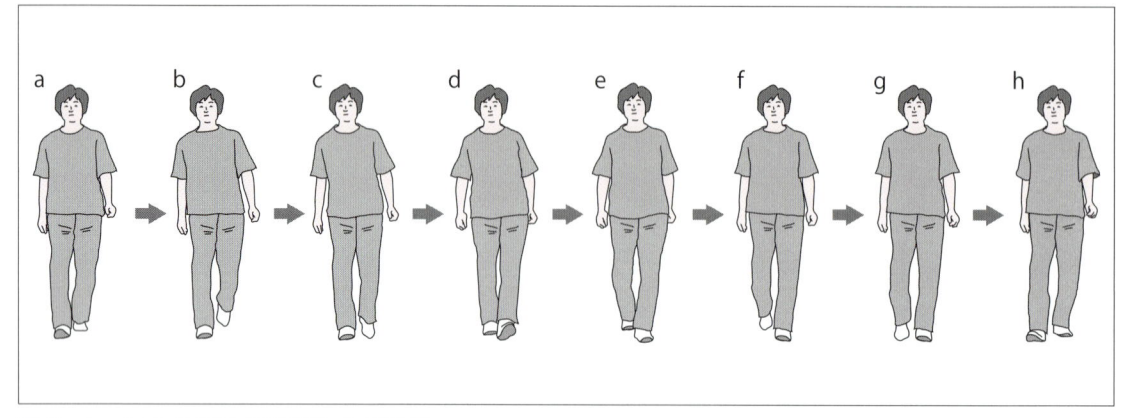

図5 ケースBの歩行(前額面からの観察)

a〜d：右立脚相では常に右側に体幹を傾斜しており股関節は外転位である．左頸部，肩を緊張させ左上肢でバランスをとるように動きをつくっている．左下肢は内転位での振り出しとなる(c, d)．

e〜h：右遊脚相でも体幹は右傾斜し，右股関節は外転位である．右肩甲帯を後方に引きながら右下肢を振り出している．全体的には体幹は右傾斜，股関節外転位で左頸部，肩，上肢で釣り合わせるように左へバランスを保っているように見える．

👉 なるほど

基準線を立てる

歩行を観察するときには，支持基底面内の床反力作用点(COP)と思われる部位を通る鉛直線を立て，これを基準線と考え観察するとわかりやすくなることがある(図6)．

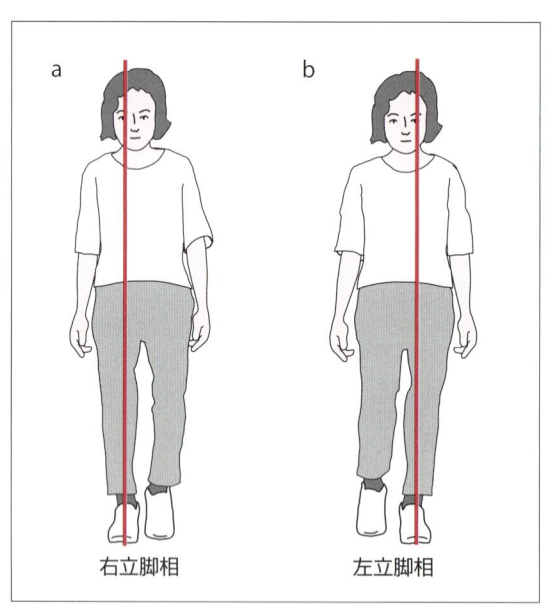

右立脚相　　左立脚相

図6 ケースC(両変形性股関節症，脚長差なし)の歩行(前額面からの観察)

両側の支持性低下が見られるが，基準線を立てることで左右差がわかりやすくなる．左立脚相(b)と比べ，右立脚相(a)では骨盤が右側へ移動せず，上半身が右後方へ移動する(頭部，上半身の位置を比較するとわかりやすい)．

2. 動きのリズムはよいか

　歩行は立脚相と遊脚相を交互に繰り返すことから，周期的なリズム運動であると考えることができる．歩行の基本的な神経機構は，歩行誘発野からの信号が橋，延髄にある網様体脊髄路を経由して，脊髄内にある歩行パターン生成機構（CPG）を駆動する．その結果，一定のリズム運動が生じ，筋骨格系のリズム運動によって生じる末梢からの体性感覚入力と上位中枢（大脳皮質，基底核，小脳）からの下行性入力により歩行が生じる．CPGについての詳細は，「第4部　第4章　第3節　神経学的視点から」（→p180）を参照してほしい（図7）．

　神経学的に障害があると，歩行の発現（運動制御）やリズム形成が困難になることが考えられる．末梢からの体性感覚入力も歩行に関与するということからは，バイオメカニカルな面からの障害でもリズムは変わると考えられる．可動域の異常や筋力低下によって，姿勢の変化や関節に力学的ストレスが生じる．特に下肢関節では，支持性の低下と推進力の低下を招き歩行障害の原因となる．

　神経系，筋骨格系に障害があると姿勢や関節は非対称になりやすく，その結果歩行のリズムは徐々に崩れていく．歩行のリズムを捉えて，滞っている部分があるならば，なぜ滞ってしまうかを観察する．

　リズムが流れるように連続していることを考えると，まずは焦点を局所に絞るのではく，一連の流れのなかで観察することがよい．観察の場面では，左右下肢の足音の差にも現れるので注意してみるとよい．

　その他に歩行リズムが滞ってしまう要因として，疼痛が考えられる．有痛部への体重負荷を避けた歩行である疼痛性跛行，逃避歩行もその1つと考えられる（図8）．

3. 軽やかな動きか

　歩行は，一側の足部でつくられる支持基底面から反対側の足の支持基底面へと，連続的に支持面を変える移動動作である．このため歩行の安定性は，移動する支持基底面内で床反力作用点（COP）と重心を円滑に制御する能力が求められる[2]．床反力を変化させることで重心の動きを制御している．歩行中の床反力については，「第4部　第4章　第1節　歩行バイオメカニクス概説」（→p159）を参照してほしい．

　床反力を基に重心を円滑に制御できないと，歩行の安定性は欠如し，歩行は努力性になる．姿勢アライメントや下肢の支持性はこのような重心の制御に必要な要素である．

　神経学的に歩行は，頭部，体幹の姿勢と上下肢あるいは下肢の律動的な運動が統合された全身運動である．脊髄下行路の機能を考慮すると，歩行制御には，腹内側系と背外側系の協調的な機能発現が必要であることが理解できる．詳細については「第4部　第4章　第3節　神経学的視点から」（→p180）を参照してほしい．

　軽やかな動きであるかを考えるには，接地した一側の足部に連続的に支持面を変えられるか，そのときに円滑に行えているか，努力的ではないかということになる．歩行の支持面の変化は，「図2　歩行における足圧中心と重心の移動軌跡」（→p20）を参照してほしい．新しい支持面方向に，COPと重心を制御できないと努力的になる（図9，10）．

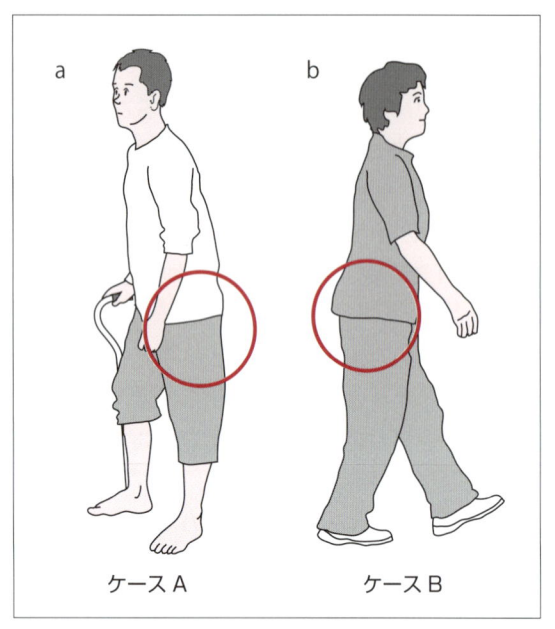

図7　ケースA，ケースBの立脚終期

歩行パターン生成機構（CPG）が機能する条件を考える．CPGでの立脚相の伸展維持を誘発するのは，伸筋のIaとIbの求心性線維からのフィードバックが重要であること，股関節屈筋が伸張される筋感覚が下肢の遊脚を誘発することも知られており，一側下肢を後方に維持したステップ姿位をとれるかどうかが重要になる．また体幹・下肢が抗重力伸展（垂直伸展）を保持できるかどうかということも大切である．神経学的には網様体脊髄路系の働きが関係し，さらに支持した側の体幹や下肢の伸展には前庭脊髄路系が関与する．
a：非麻痺側（右）下肢の遊脚が不十分でステップ姿位がつくれず，麻痺側（左）股関節の伸展が不十分で機能的な支持ができていない．股関節屈筋群や下腿の後面筋が伸張される相が乏しく，CPGが活性化されにくい．遊脚初期が準備できない．
b：ケースB右股関節伸展制限があり，立脚終期で股関節は屈曲であるため，腰椎前彎，膝関節屈曲で代償している．右下肢を後方に維持したステップ姿位がとれていない．遊脚初期につながりにくい．

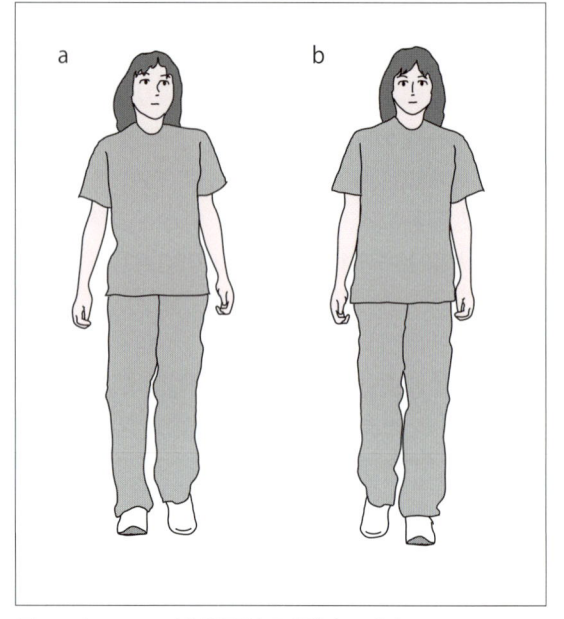

図8　ケースD（右股関節唇損傷）の歩行

右立脚相（a）で疼痛性跛行が見られる．左立脚相（b）と比べ非対称性となる．右立脚相が短く，左右の歩幅は不均等になる．

4. 球関節は機能しているか

　球関節である股関節は歩行時に重要な関節であることは間違いない．歩行中の股関節の動きは複雑で，歩行周期のなかで，屈曲・伸展，外転・内転，外旋・内旋が複合し三次元的に動いている．このため歩行中の筋活動も歩行周期の相に合わせて，移り変わるように活動している．

　このため股関節に何らかの障害があると正常歩行より逸脱していく．しかし股関節の機能が十分に発揮されない条件は股関節の問題だけではない．**股関節以外の問題でも，股関節機能が発揮しない状態に陥ることもある．特に歩行は足部から鉛直方向への下肢荷重連鎖になるので，足関節，膝関節の影響を受ける．**重力を効率よく利用して歩くため足部にはロッカー機能があり[1]，歩行の重要なバイオメカニクスと位置づけられている．詳細については「第4部　第4章　第1節　歩行バイオメカニクス概説」

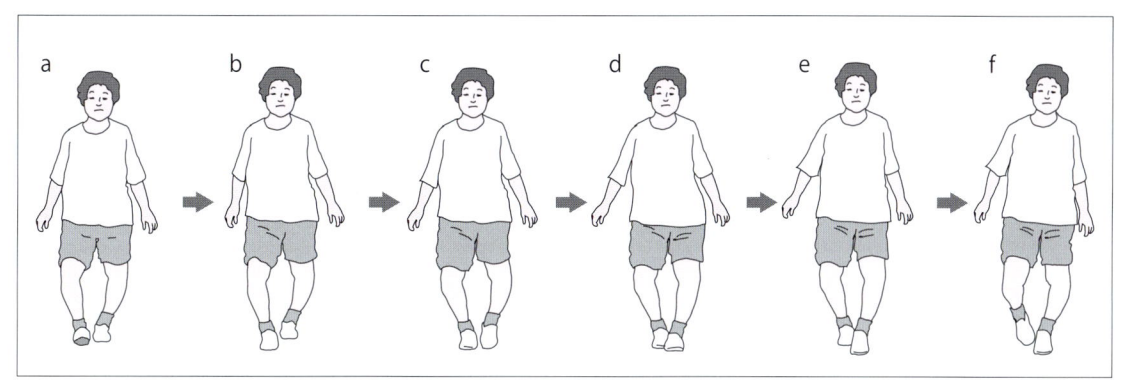

図9　ケースE（両変形性膝関節症）の歩行

右初期接地から立脚中期で重心は右側方に押し出され（a〜c），次の支持面になる左足底のほうへ重心移動が円滑に行えていない（c, d）．そのため上部体幹，上肢は努力的になっている．同様に左立脚相でも側方に重心が押し出されることから（d〜f），左立脚相から右立脚相への重心移動も円滑に行えていない．歩隔を狭くとることで左右の移動幅が狭くなり，円滑に行えるよう代償しているとも考えられる．

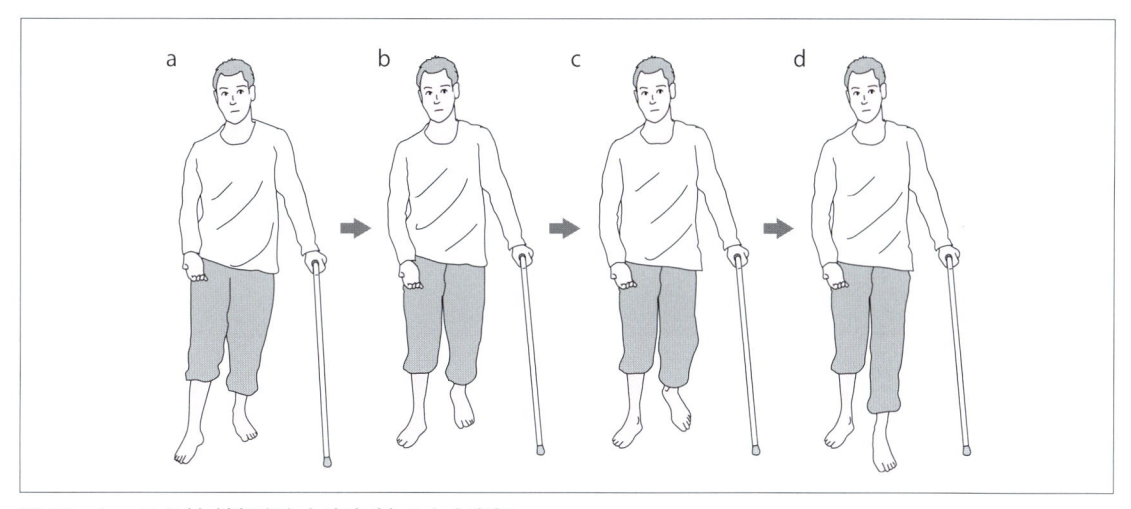

図10　ケースF（左被殻出血右片麻痺）の右立脚相

a：麻痺側（右）初期接地に内反尖足により麻痺側足部の踵接地が不十分で，麻痺側下肢，体幹の伸展活動が乏しい．腹内側系である前庭脊髄路系からの歩行制御（立脚支持）が困難である．
b，c：麻痺側立脚相に下肢・骨盤・体幹の支持性が不十分で，非麻痺側（左）下肢を振り出すために，その運動に先行して，麻痺側下肢に体重を移動し，下肢の支持と体幹を安定させる姿勢セット（腹内側系である網様体脊髄路系の働き）が乏しい．麻痺側下肢に重心移動を円滑に十分行えず，姿勢を維持するために，非麻痺側半身に頼らざるをえない．麻痺側立脚で支持性が乏しく，そのため非麻痺側上肢の支持を優位に用いる代償が見られ，麻痺側上肢に連合反応が出現している．上部体幹や頸部は過剰に固定されたままの歩行になっている．

（→p159）を参照してほしい．

　図11, 12, 13では立脚終期を観察し，股関節が機能的な伸展が維持できているかを観察してみる．立脚終期がとれることで，振り出しが円滑に行える可能性につながる．

▶5. 始まりと終わりを注意深く観察する

　実際の歩行分析では，歩行開始の場面から観察することが大切である．立位から1歩目の下肢を振

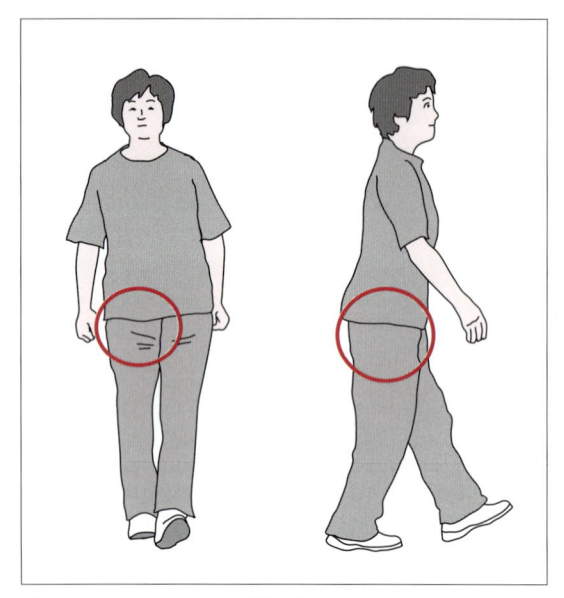

図11 ケースBの右立脚後期
股関節伸展の可動域制限があり立脚終期で股関節屈曲,腰椎前彎になる.

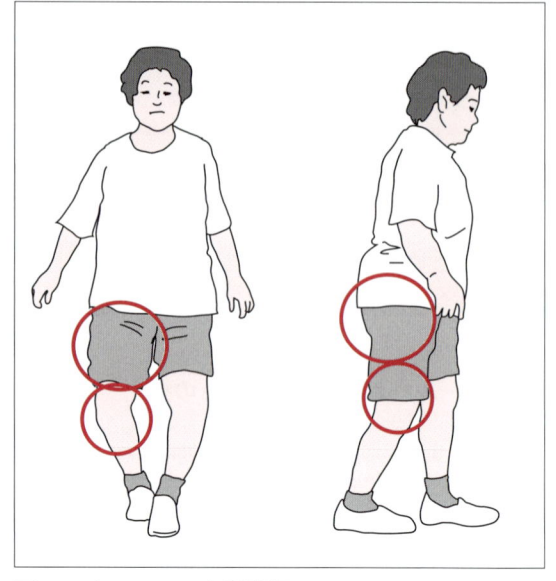

図12 ケースEの立脚終期
内反膝変形のため歩行周期を通じて股関節外転位となっている.足部も内反足傾向で体幹を外向きへ倒す方向に働いており,立脚終期でも股関節は伸展方向に入りにくい.両上肢を緊張させ外転位で振っている.

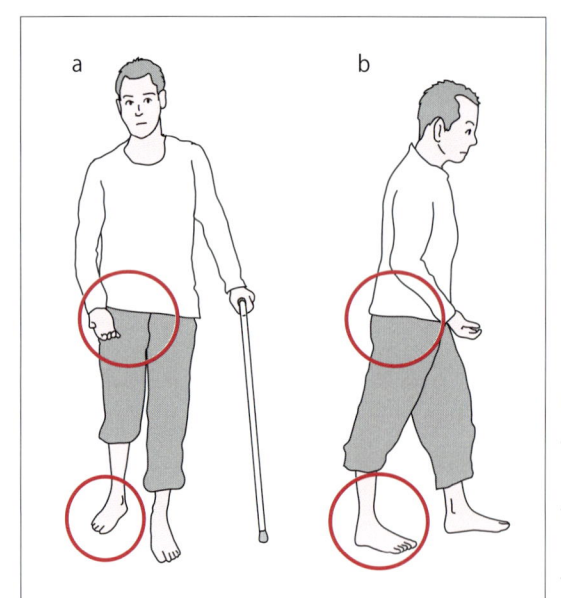

図13 ケースFの右立脚終期
a:麻痺側(右)立脚相に下肢・骨盤・体幹の支持性が不十分で,麻痺側に体重を移動し,麻痺側下肢の支持と体幹を安定させる姿勢セット〔先行随伴性姿勢調節(APA)〕が乏しい.
b:下腿三頭筋は短縮しており足関節背屈方向に可動せず,立脚終期では骨盤は右後方回旋している.股関節は屈曲位,腰椎前彎している.麻痺側股関節の伸展が不十分で機能的な支持ができていない.

り出すための活動を観察する.そのため,開始姿勢となる立位を分析することが重要になる.なぜなら歩行の開始は随意的な側面があり,左右どちらかの下肢を振り出すために姿勢セット〔先行随伴性姿勢調節(APA)〕をつくり出すからである.この姿勢セットを観ていくことで歩行パターンの予測にもつながる(図14,15).詳しくは「第4部 第4章 第3節 神経学的視点から」(→p180)を参照してほしい.

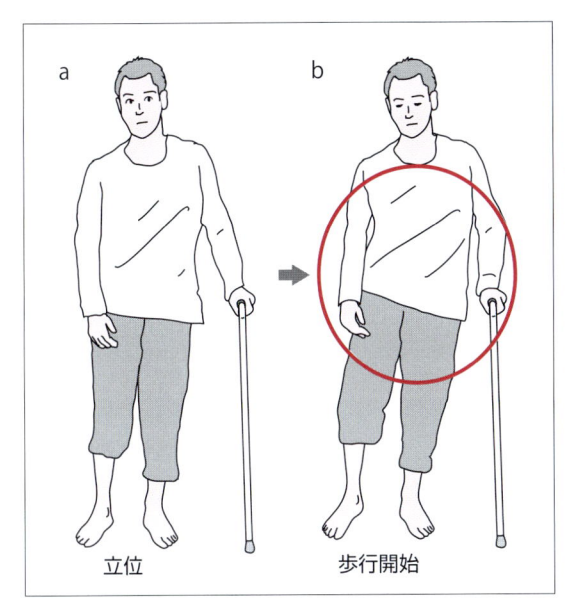

図14　ケースFの立位姿勢と歩行開始

a：非麻痺側（左）は過剰連結することで体幹内部を固定し，立位姿勢の非対称性姿勢を強める．非麻痺側下肢は地面を必要以上に押しつけている．結果として麻痺側，非麻痺側へも体重移動が困難となる．非麻痺側は固定として働くため支持基底面となる足底で受ける床反力が，立位や歩行を制御するために十分な情報とならない．麻痺側（右）足底は床反力を十分に捉えられず，麻痺側は股関節，体幹，肩甲帯の姿勢緊張が高まりにくい．
b：立位の非対称性を強めて1歩目を振り出す．右（麻痺側）下肢を振り出すが，股関節の動きは乏しく，足部の緊張を高めて内反尖足になり，さらに振り出しが困難になるため，体幹を非麻痺側後方へ倒すような動作となる．麻痺側骨盤の引き上げを強めて，さらに後方回旋し，麻痺側体幹，骨盤は前進とは反対の動きになる．左（非麻痺側）を用いた振り出しになる．

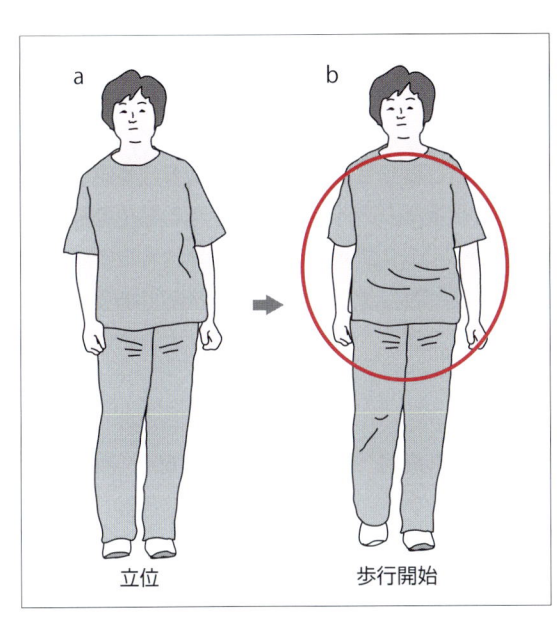

図15　ケースBの立位姿勢と歩行開始

a：左下肢への荷重が優位で体幹は右へ傾斜している．右股関節は屈曲し右骨盤は後方回旋している．右肩は下がっており上肢は内転している．両足底からの床反力は，股関節の方向に向かわず，右股関節を外転方向，左股関節を内転方向に働かせる．非対称な立位姿勢である．
b：立位の非対称性を強めて1歩目を振り出す．右股関節屈曲と同時に右骨盤を後方回旋させ，また右肩甲骨を下制・内転するように右下肢を振り出す．

　日常生活のなかでも，歩行の随意的な側面から自動的な側面までを観察していくことが大切である．**歩行する環境のなかで，どのように適応し移動していくかを観ていく．目的（課題）があり，そのために立位で移動するのが歩行である．目的に適した歩行を選択し実行できているかどうかを観察する．**

なるほど

定性的評価と定量的評価

臨床では観察を中心とした分析が行われるが，定性的な評価に留まることや，観察者の主観や技量に左右されてしまい，個人差が大きく客観性に欠けるという問題点がある．特に治療の効果判定では，変化の度合いを定量的に評価することが重要になる．

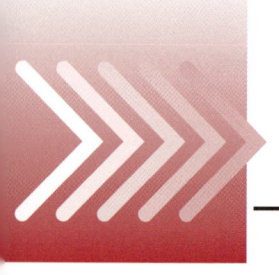

第3章　ビデオカメラ撮影の注意点

関塚修久

▶1. ビデオカメラ撮影による視覚的フィードバックの効果

　臨床上，治療の効果判定を評価する際に画像による視覚的評価としてビデオカメラやデジタルカメラは頻繁に用いられる．理学療法士としても問題点を確認しやすく，対象者としても治療成果を理学療法士から視覚的にフィードバックされることにより運動イメージや成果を理解しやすい．視覚的フィードバックを利用した運動学習の報告では，運動学習後でも視覚情報提示後に，より容易に頭頂葉と前運動野のネットワークが強く賦活されたとしている．

Check→ 丸石正治他：視覚フィードバックによる運動学習の効果― Functional MRI による検討．リハ医，41（8）：564，2004．

　観察による動作分析の記述は観察者の熟練度によって異なると報告されている．熟練者は積み上げられた経験から患者の異常動作を観察し，次に起こりうる部位を予測し，着目すべき時間と部位を決めている．
　経験の浅い理学療法士が画像情報を用いて繰り返し評価することが重要なのはもちろんであるが，経験年数にかかわらず，先入観の排除や患者へのフィードバックの観点から考えるとビデオ撮影による動作・姿勢分析は重要と考えられる．

Check→ 佐藤春彦：動作分析における動画の活用と課題．理学療法，24（8）：1045-1054，2007．

▶2. 撮影時の実際

①カメラのレンズ

　カメラのレンズは歪曲収差がありレンズの中心位置から離れると歪みが大きくなる特徴がある．
　斎藤は論文「デジタルカメラによる姿勢・動作分析への活用」において，画像処理ソフトを用いて実測値との誤差を検討している．画面の中央では約1°左右上下端では2～4°程度の範囲で誤差があると報告している．

Check→ 斎藤清次：デジタルカメラによる姿勢・動作分析への活用（第2報）．理学療法学，37：291，2010．

　したがって，対象物は常にレンズ中央に位置させるような設定が必要であるといえる．

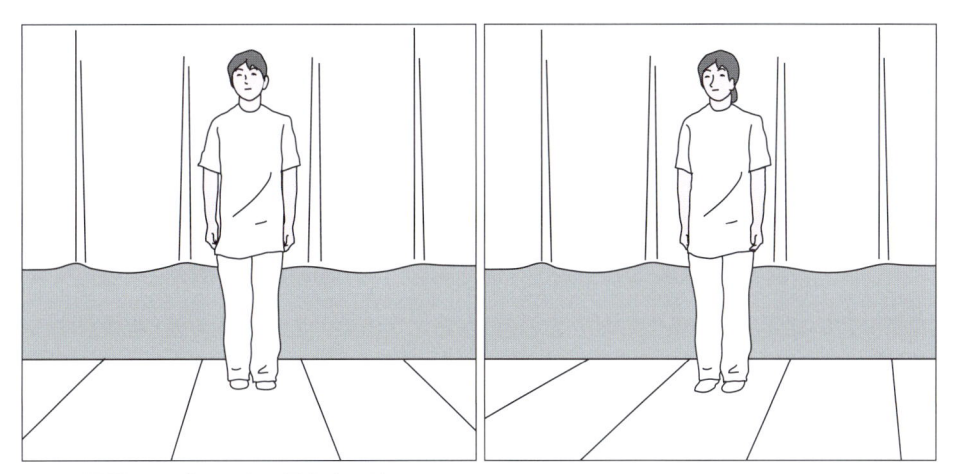

図1　撮影アングルによる見え方の違い

②準備設定

カメラを三脚に固定し，対象者が中央に写るようにセッティングする．治療効果を判定するために撮影日時を変える場合は，カメラ位置と対象者の位置関係など撮影条件を記録しておくとよい．

図1のように撮影アングルが少しでも違う場合，測定結果に差が出てしまうことがある（頸部の回旋角度に差があるように見える）．

以下のセッティングの注意点を考慮して行う．
①三脚の高さ
②被写体のレンズ位置

なるほど

マーカーの工夫

三次元動作解析装置では使用するマーカーの接着には両面テープを使用して固定する．臨床的に安価で実用的な方法として図2，3のようにマーカーとして市販のカラーシールを利用する方法もある．
静止画による姿勢評価などに使用するとマーカーとしてわかりやすい．

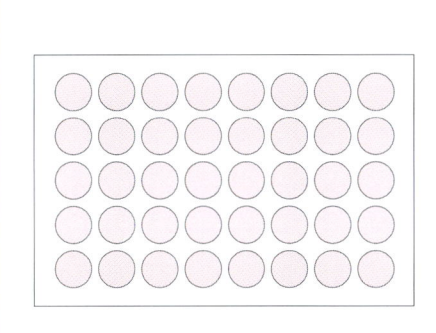

図2　市販のカラーシール　　　図3　マーカー貼布の1例

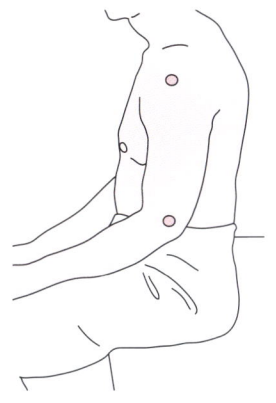

③被写体までの距離
④被写体の服装：皮膚上，スパッツ上にマーカーを接着する．動作時は皮膚や筋膜の動きの影響も関与しているので，動画では誤差を生じることに注意する．

▶ 3. 画像上で数値測定することの注意点

　画像上での角度や距離といった数字は画像上の数字であって，実測値とは異なる．画像上で数字を出す臨床的な意味合いは同一設定条件においての差（左右・上下差，治療前後の差）を検討することが目的となることに注意する．

　研究発表などでは，角度や距離などの画面上の測定値を実測値との関係を明らかにせずに絶対値として用いることは避けたほうがよい．

第3部

動きを診る
─動作分析の流れと解釈─

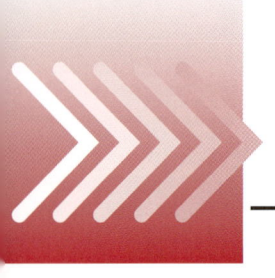

第1章　動作障害編

舟波真一

　目の前の対象者に対し，治療を実施するには，まずその動作を観ることが重要である．観察し，問題点を通り過ぎず，問題であると立ち止まれる観察力を磨かなければならない．次に，観察した動作を分析していく段階となる．分析を進めることで，主要な問題点が抽出され，それに対して治療をしていくことになる．

　ここでは，動作の障害となる中枢神経疾患，特に脳損傷後の動作障害に対して分析を進めていく．急性期から回復期の動作障害を対象とし，超急性期にみられるような重篤な意識障害はないものとする．

▶ 1. 動作分析にいたる経緯

　対象者の動作分析に入る前に，事前情報として X 線・CT・MRI 画像所見を確認することが重要である．中枢神経疾患に限らず，整形外科疾患の術後にしても，どのような骨折であったのか，手術だったのかを確認することで，その部位に関係する軟部組織の状態を予測することができる．ある筋の起始部，停止部付近の骨折であれば，骨が安定せず筋張力が発揮できない状態となるし，アライメントも変化する．術式によっても進入部位は異なり，軟部組織の侵襲は大きく変化する．また，骨癒合も筋張力に大きく関与している．このような器質的変化に対しては，その部分に直接アプローチしなければならない場合が多く，軟部組織の走行，接触のしかたやもち方，動かし方も考えて行う必要がある．

　特に中枢神経疾患においては，画像所見は重要である．脳損傷の部位や大きさは，高次脳機能や運動機能などヒトのすべての動きに影響を与える．解剖学的にその部位を確認し，その部位が司っている機能が低下した場合，どのような症状となって身体に現れるかを考えることが大切である．損傷部位と身体症状が合致した場合は，問題点が抽出しやすいし，問題点がわかれば自ずと治療が選択されるであろう．

　もう1つ，分析の前に行わなければならないのが，発症前の動作状態を確認することである．対象者本人に問診したり，家族からの情報を収集する必要がある．「日常生活はどうだったか」「杖を使用して歩行していたか」などである．関節症などの既往歴も発症前の状態を確認する手段となる．

　脳損傷後の動作障害は，片麻痺と呼ばれる決定的な左右差によって現れる．麻痺側は，最終共通路とよばれる α 運動ニューロンの発火に何らかの問題が生じてしまうため，筋線維の収縮が低下した状態にある．最終的な筋出力が得られないか，減衰してしまうため，肉眼的にも「筋の張り」は認められない．重力や外力に対して抗することが困難となり，運動が過剰に起きてしまっている部位であるといえる．対して，非麻痺側は脳内の神経ネットワークに問題はあるものの，その経路は比較的保たれている場合が多いので，上下肢の随意運動は可能である．しかし，神経生理・解剖学で明らかとなっている同側性・両側性の下行性経路の影響があるため，近年では「健側」とはいわないことが多くなってきた．動きもまったく正常とはいいがたく，その非麻痺側の動きが姿勢や動作を遂行するために問題となっていることがある．

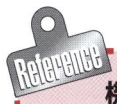

> **Reference**
>
> **機能解離（diaschisis）**
> 中枢神経系のネットワークはそれほど単純明快ではない．神経ネットワークに障害を来すことで，直接には関係のない機能が使えないことも多々ある．これを，1941年にスイスの神経科医 von Monakow が機能解離（diaschisis）と名づけた．例えば，視床失語といわれる病態があるように，視床が損傷されることによって直接関係がないと思われている言語障害を認めることがある．

> **Reference**
>
> **運動単位（motor unit）**
> 1つのα運動ニューロンの軸索は，末端で枝分かれし数本の筋線維を支配している．個々のニューロンは「全か無かの法則」に従うので，α運動ニューロンに支配される筋線維は，神経軸索によって伝わる活動電位に反応して同期した筋収縮を引き起こす．したがって，このニューロンの支配下のすべての筋線維もまた「全か無かの法則」に従う．運動ニューロンとそれが支配する複数の筋線維を運動単位（motor unit）とよぶ．

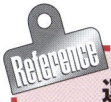

▶2. 治療ターゲットとなる方略（動作様式）の特定

　対象者がとっている静的姿勢は，われわれ理学療法士に大きなヒントを与えてくれる．ベッド上の背臥位，車いす座位が多いと思われるが，姿勢をとることも当然運動の一部であり，動作がうまくいかないときはそれ以前の姿勢調節がうまくいっていない場合が多い．姿勢を観察し，重心はどのあたりに落ちているか，左右差はどうかなど，前額面，矢状面，水平面で観ていく．

　次に，背臥位でも車いす座位でもいいので，「バンザイ」など平易な言葉で両側上肢活動を促してみる．「左手をあげて」などの口頭指示は高次脳機能障害がある場合は非麻痺側上肢が動いてしまう場合が多く，本当の意味での麻痺側の随意運動を観ていくことにならない．また，体幹の安定性がベッドや車いすで保障されている場面で行う必要がある．中枢側の安定がないと末梢の本来の動きが発揮されない．麻痺側上肢の挙上が困難な場合，最小の介助で一緒に運動を行うよう促してみる．このときの上肢の重さや筋緊張，口頭指示への反応を感じることが重要である．体幹，特にコアスタビリティを高めるために腹部を覆うように理学療法士の手掌で圧迫しながら上肢挙上を行う（図1）ことも，方略の抽出につながる（→p80「Reference 『「足してみる評価」でチェックする』」参照）．下肢については質量が大きく，同時に両側挙上することは困難なため，一側ずつ行うが，膝蓋骨上をタッピングしながら「この足をもち上げて」といったような，感覚に依存した口頭指示をいれるとよい．感覚が脱失していなければ，膝蓋骨上への刺激は判別されることのほうが経験上多い．このときも，挙上が難しければ最小の介助や，腹部への圧迫など「足してみる評価」を行う．四肢の随意運動を調べることは外側皮質脊髄系がどれくらい機能しているかを観ていることになる．いわゆる背外側系の問題を抽出していく．

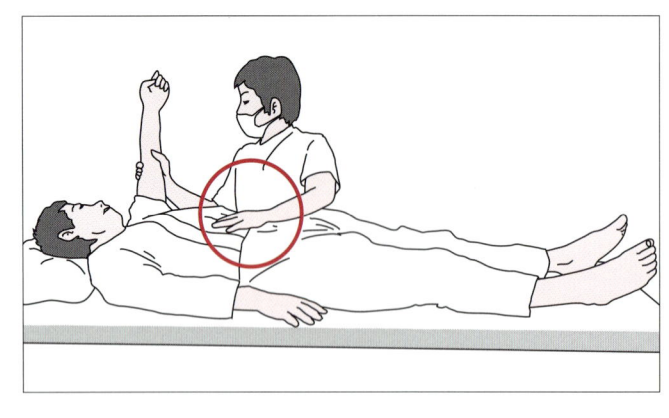

図1 コアスタビリティを活性化した後,上肢挙上
手掌で腹部を圧迫し,腹圧を上げた状態から上肢の挙上を促す.操作は必要最小限として対象者の反応を観ていく.

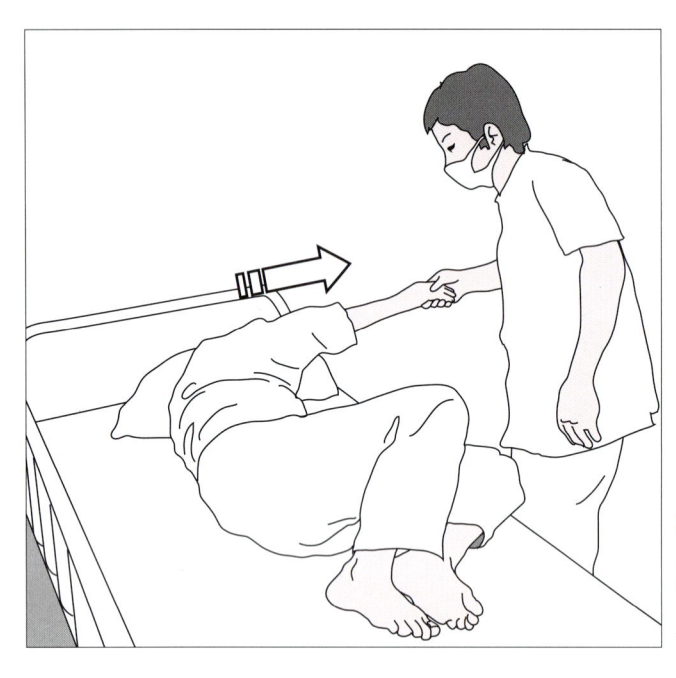

図2 寝返りでの評価
上肢からの誘導に対し,対象者がどのような反応を示すかを観ていく.重さや抵抗感,身体部位のどの部分に動きが起こっていないか,あるいは動き過ぎているかを評価する.

　次に腹内側系である橋・延髄網様体系の機能を観ていく.主に体幹や四肢近位筋群を司るシステムであり,姿勢調節の根幹部分である.このシステムが機能しているのであれば,基本的に端座位保持が可能である.寝返り,起き上がりのなかでも働くため,症例の頭頸部や上肢からの操作で,どのような反応を見せるか,重さや抵抗があるかを評価する(図2).このとき,非麻痺側で手すりや柵につかまるような,強く外部環境に依存したり,身体内部で固定部位をつくる場合がある.この非麻痺側の努力性過緊張は,麻痺側という過剰運動部位からの情報量の低下が招いている過緊張なのか,発症前からもち合わせている身体内の硬さなのかを見きわめる必要がある.筋・骨格系の問題があれば,それによってさらに麻痺側の筋出力が抑制されて過剰運動部位がつくられる場合がある.

　いずれにしても,背外側系,腹内側系(→p203「第5部　第3章　姿勢調節の話」参照)がそれぞれ別々に働くわけではない.体幹などの中枢側と四肢末梢の,運動性と安定性の関係が重要であり,末梢が動くその0.1秒以上前から先行随伴性姿勢調節(APA)(→p203「第5部　第3章　姿勢調節の話」

参照)によって体幹やほかの四肢関節の拮抗筋を調整しているのが腹内側系である(表1).基本的にはこの腹内側系は同側性で両側性であり,脳損傷が起きても多くの場合で障害されないと考えられている.発症直後の脳ショック状態が過ぎれば,体幹は機能してもよいはずだが,筋緊張の低下が続く場合がある.これは,非麻痺側やどこかに存在する固定部位によって相反的に抑制がかかっているためと考えられ,その問題を解決しなければ低緊張は改善しない.

表1　片麻痺における背外側系と腹内側系の関係性

	麻痺側	非麻痺側
背外側系(末梢部)	口頭指示により随意運動がある程度可能であればシステムは残存. 不可能であれば,コアスタビリティを高めて再評価する.これにより可能となれば腹内側系の問題を疑う.	基本的にシステムは残存. スムーズに可動域全般にわたり動かせるのであればAPAは駆動. 運動の拙劣さ,可動域制限があれば固定部位が存在する.
腹内側系(中枢部)	過剰運動部位として表出.	固定部位として表出.

　立位の評価は,麻痺側の随意運動が比較的保たれている場合は,立ち上がりの評価から始めるとよいが,随意運動が低下している場合は,あらかじめベッドを高めに設定しておき,高座位から行うと立位になりやすい(図3).立位では安定性限界が狭小化し,足底を囲む部分が支持基底面となるため,非麻痺側の活動の変化が観察できる.努力性過緊張により麻痺側方向へ押し込むのか,ステッピング反応が出てしまうのか,それとも安定して立位を保持することができるのか,対象者の反応を観ていく.理学

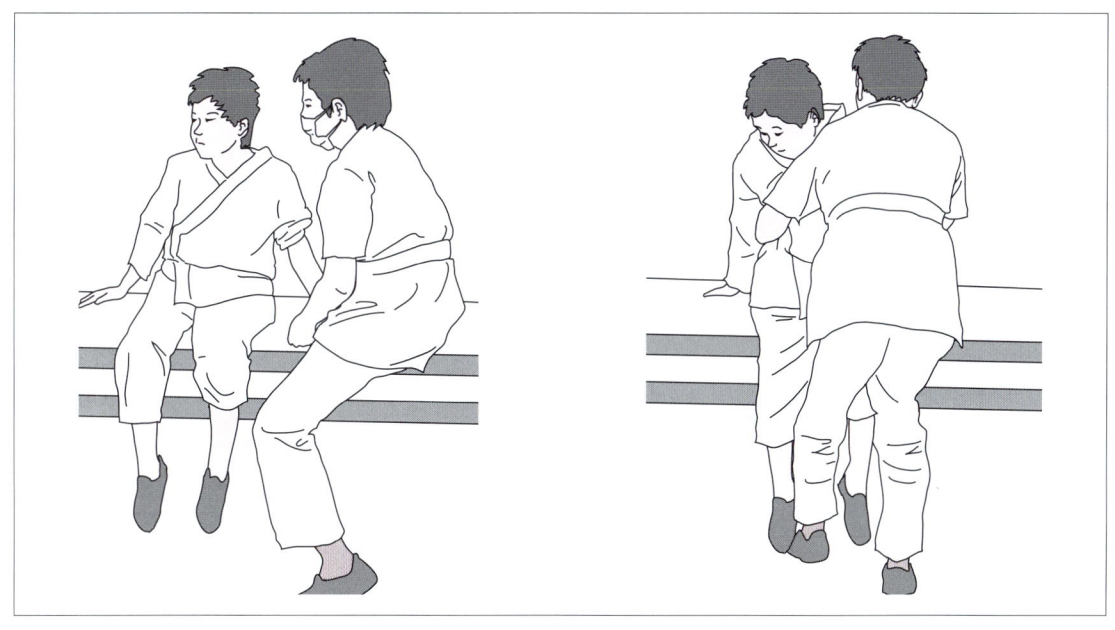

図3　高座位から立位へ
座面を高くしておくと立位へ移行しやすい.視覚的に高さを感じて過緊張になる症例であれば理学療法士が前方に立ってブラインドとなる.立位へ移行するときも,能動的な活動となるように最小の操作とする.麻痺側を理学療法士が保障しながら動作したときの,対象者の非麻痺側や頸部・体幹の反応を観ていく.

療法士は麻痺側下肢を伸展位に保持するよう操作するが，どの程度の操作量で下肢の伸展が可能なのか感じることが重要である．麻痺側下肢の筋収縮の反応がまったくないか，弱過ぎる場合は膝関節をロッキングしてもよいので安定をはかるのが第一選択である．下肢を安定させたなかで，体幹が空間に保持できるようであれば，腹内側系が駆動していると判断できる（図4）．

歩行動作も麻痺側の随意運動と立位の評価を鑑みて，可能であれば行う．このときも転倒しないほどの，最小の操作量で行うと動作様式がわかりやすい．特に，麻痺側立脚では十分な股・膝関節の伸展が得られにくく，そのため床反力情報に乏しくなる．支持基底面からの情報が中枢神経系に入力されなければ，その姿勢の乱れを補正しようと非麻痺側の努力性過緊張を助長することにつながる．それはさらに麻痺側を相反的に抑制することにもなり，悪循環が成立し，歩けば歩くほど体幹や股・膝関節が前方へ屈曲して麻痺側下肢の遊脚が困難となる．

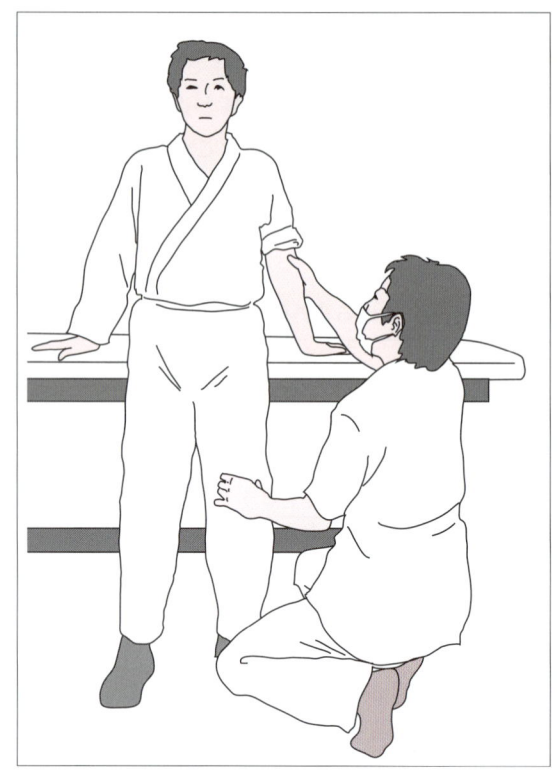

図4 立位の評価
どの程度の操作量で立位が可能か感じる．麻痺側上肢は反力情報が安定して入力されるように，随意性がない場合は肘関節をロッキングしてもかまわない．麻痺側下肢についても同様である．昇降式治療台を使用すると股関節が伸展位に保たれるためまったく随意性がない症例でも立位をとることが可能である．末梢部の安定が得られると腹内側系が機能する機会が生まれ，本来の体幹安定性を確認することができる．

なるほど

高次脳機能障害にも注意していく

中枢神経系の損傷の場合，すべての活動において障害を来すことが考えられる．運動に限らず，認知や精神，心理の活動も含まれる．対象者と相対したとき，あいさつや名前の呼びかけによって，その大半の部分を探ることができる．真正面から呼びかけた場合，非麻痺側・麻痺側どちらか一方から呼びかけた場合によって反応はさまざまである．空間やからだに対する認知機能が低下していた場合，動作の方向が非麻痺側に偏ってしまうため，まずは認識している空間を広げていく作業が必要となる．

▶ 3. 仮説構築

　脳損傷後の片麻痺における方略（動作様式）を確認した後は，そのパターンの構成要素を分析し，仮説を構築していく作業が次の段階である．主要問題点を抽出し，治療へと結びつけていく．

　片麻痺症例の場合，動き出す瞬間にすでに問題が起きている場合が多く，麻痺側上肢を挙上するにも，体幹や肩甲帯周囲が先行して安定しないばかりか，むしろその体幹や麻痺側肩甲帯が側屈などを伴って挙上方向へ働いてしまうことが多い（図5）．麻痺している側の関係性でみた場合，上肢挙上の際，本来は安定している肩甲帯が過剰運動部位となって現れているようにも考えられるし，肩甲帯を引き上げて固定部位をまずつくり，麻痺側体幹が引きずられ伸張されているようにもみえる．また，非麻痺側体幹の側屈によって麻痺側肩甲帯を引き上げ，何とか上肢をもち上げようとしているのかもしれない．このように，仮説は身体重心（COG）に対して上下，左右，X軸（Xリンケージ，COGを通る斜めの結合）の関係性を観ていくと立てやすい．COGを通る正中線と平行する同側のライン（例えば肩関節と股関節を結ぶライン）も重要である（図6）．例えば，非麻痺側の同側ラインが短縮していたら，非麻痺側肩甲帯や体幹に固定部位があると仮説を立てることができる．麻痺側ラインが短縮していたら腹内側系の低下による体幹や麻痺側肩甲帯周囲の過剰運動部位の存在か，麻痺側肩甲帯を下制し背外側系にて

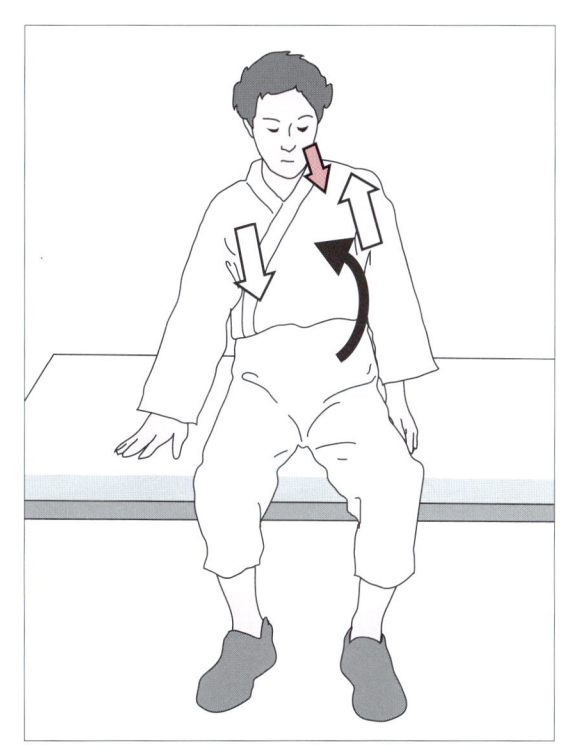

図5　麻痺側上肢の挙上
片麻痺症例の場合，動き出す瞬間に失敗している．APAは減衰しているため，非麻痺側肩甲帯は下制，頭頸部・体幹側屈，麻痺側肩甲帯は挙上してしまい，固定部位となる．相反的に，麻痺側体幹は引きずられるように伸張され過剰運動部位となる．四肢近位部は腹内側系の支配下にあり，同側性の下行路をもつため，麻痺側末梢の随意性がなくとも肩甲帯周囲は随意的に動かせる場合が多い．

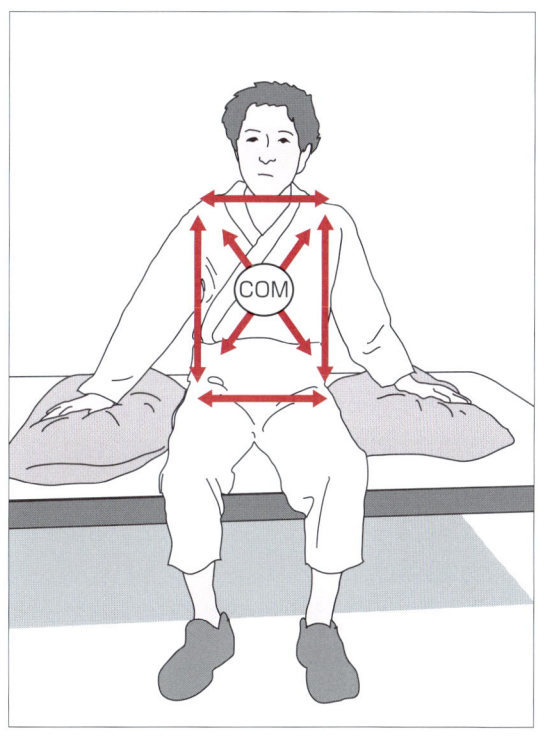

図6　仮説構築のための観かた
上部COGに対して上下，左右，X軸の関係性を観ていく．COGを通る正中線と平行する同側のラインも重要．固定部位と過剰運動部位を導きやすい．

積極的に固定部位を形成しているかなど，さまざまな仮説が考えられる．X軸でも同様の関係性が成り立ち，固定部位と過剰運動部位との関係により仮説を構築していくとシンプルに考えられる．

また，その動作に理学療法士が介入したときの対象者の反応も観察する必要がある．**片麻痺の動作障害は，最終的な筋出力部分に大きな問題があるため，その出力を理学療法士が補って一緒に動いた場合にどのような反応・結果となるかが仮説を導き出すカギとなる．**決定的な左右差があるため，非対称性はよく観察できると思われるが，その先の細かな相互関係を分析する必要がある．

> **なるほど**
>
> **固定部位の評価は細かく**
> 非麻痺側肩甲帯周囲・胸郭・体幹などの固定部位は筋レベル，単関節レベルで細かく観ていくことも必要である．胸鎖関節の動きだけでも固定部位となりうる．胸郭などは胸肋関節，肋椎関節の動きも重要である．肩甲骨は上腕骨と胸郭に対して，上下左右回旋の複合運動を細かく評価し，動きに制限がある場合は固定部位となっている可能性があるので，治療介入することで過剰運動部位が改善する．

非麻痺側優位な動作様式の場合，非麻痺側肩関節の挙上範囲や，股関節の可動域が努力性過緊張により低下していることが多い．また，頭頸部で固定部位をつくる場合や下顎を引き込んでいる場合もある．体幹も本来であれば自由度が大きいはずだが，硬く固定されている場合があるため，脊柱，肋骨，肩甲帯（鎖骨・肩甲骨・上腕骨），骨盤帯（仙骨・腸骨・大腿骨）を含めて一つひとつ動きを確認し，姿勢や動作の構成要素を分解していく．

動作様式の問題は，感覚障害によっても引き起こされる．随意運動は保たれているが，感覚障害によって運動が困難になっている場合がある．APAというフィードフォワードシステムもあるが，動いた結果として返ってくる固有感覚情報が安定して入ってこなければ，正常運動は成立しない．そのため，感覚検査は重要である（図7）．

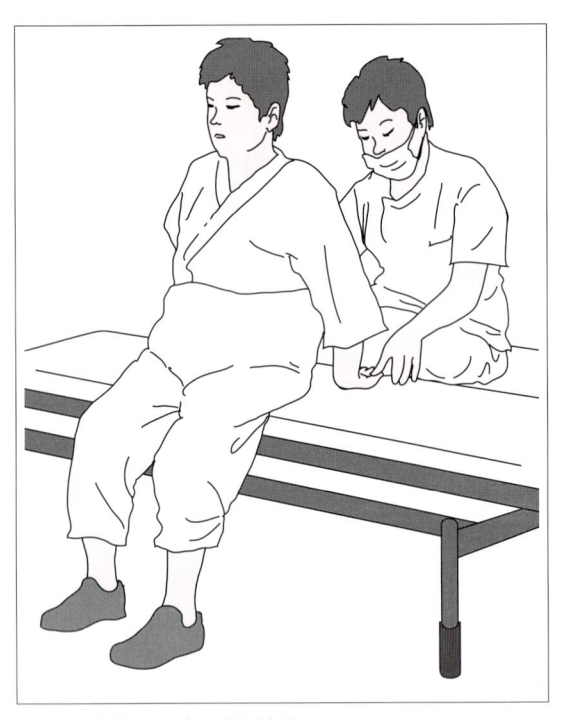

図7　意識にのぼる感覚検査
感覚検査で確認できるのは，意識にのぼる表在・深部感覚である．脊髄小脳路など意識にのぼらない固有感覚もあることを理解しておく．手指で行う場合，視野から外すように後方で行う．手掌を上に向けて検査することで，前面で手背を観ているときとは反転するため，身体図式がどのように保たれているか，同時に確認することができる．

> **意識にのぼらない固有感覚路**
> 対象者への問診で行われる感覚検査は意識にのぼる感覚を抽出しているに過ぎない．感覚上行路はほかにも存在し，意識にのぼらない固有感覚は脊髄小脳路などで視床以外に上行している．この感覚は脳幹レベルの腹内側系の核となるシステムにも入力されている．感覚検査の結果が悪いのは，あくまでも意識にのぼる感覚が障害されているのであってそれが必ずしも動作障害と関連をもつわけではない．

4. 仮説検証循環

　仮説を構築した後は，検証し，証明していかなければならない．いわゆる治療介入が必要である．治療してみて結果がどうであったかを観ていく．良好な結果が得られなければ，仮説を立て直して再び治療してみる．評価と治療は一体であり，これが循環することによって動作分析や治療が成立する．はじめから主要問題点にたどりつかなくても，一つひとつ問題を潰していけばよい．

　片麻痺症例の治療を考えたとき，発症直前まで問題なく生活していたとすれば，急性期に近いほどまずは，麻痺側出力系の促通から始めるのが妥当であろう．動作の企画は前頭前野などの連合野で行われ，次いで補足運動野・運動前野や大脳基底核・小脳などでプログラミングされる．その後，一次運動野から指令が出力されて脊髄の前角にいたることを考えれば，その途中の経路が損傷されても企画やプログラムはすぐに失われるわけではない．対象者は，発症前に蓄えられた運動学習によって動こうとするはずである．しかし，麻痺側の出力は障害されているためフィードバックシステムも機能せず，動作は失敗してしまう．これを繰り返し誤学習していくために，片麻痺特有の動き方，つまり片麻痺になっていくのである．そのような誤学習をさせないために，治療のなかでは麻痺側の動きをしっかり担保しなければならない．

　例えば，麻痺側は重力という刺激に対しても脊髄前角のα運動ニューロンが発火できていない，いわゆる過剰運動部位を形成している．それは，非麻痺側上下肢（背外側系）の努力性過緊張や非麻痺側体幹・肩甲帯に固定部位を誘発する．相反的に麻痺側体幹（腹内側系）の筋出力低下は助長され，より一層過剰運動が増強されることになる．ゆえに治療では，過剰運動部位を他動的でもいいので安定保障する必要がある．端座位であれば，麻痺側上肢を座面や前方の机に保持させ，肘関節をロッキングさせた状態で床反力情報を取り込めるようにする，いわゆる「足してみる評価」にて姿勢反応を観ていく．麻痺側が左なら，まず理学療法士が肩周囲と手関節を操作して左肘関節のロッキングの状態をつくり，座面にその手をついて体重を支持させる（図8a）．次に，対側の非麻痺側上肢を座面の右側につかせて体重を支持させる（図8b）．これを交互に繰り返すことによって，右と左から床反力情報が入力されるため，非麻痺側の固定部位が改善し，左右の関係性と正中軸を認識することが可能となる．過剰運動部位に対する「足してみる評価」として有用だが，同時に「変えてみる評価」としてみることもできる．片麻痺症例の場合，肘・膝関節といった中間関節が過剰運動部位となって安定していないため，骨の長軸方向に伝わるはずの感覚情報がそこで途絶えてしまっている．また，麻痺側には程度の違いはあれ意識にのぼる感覚障害が認められる場合が多い．この感覚障害によっても，腹内側系の活動は減衰し，意識的

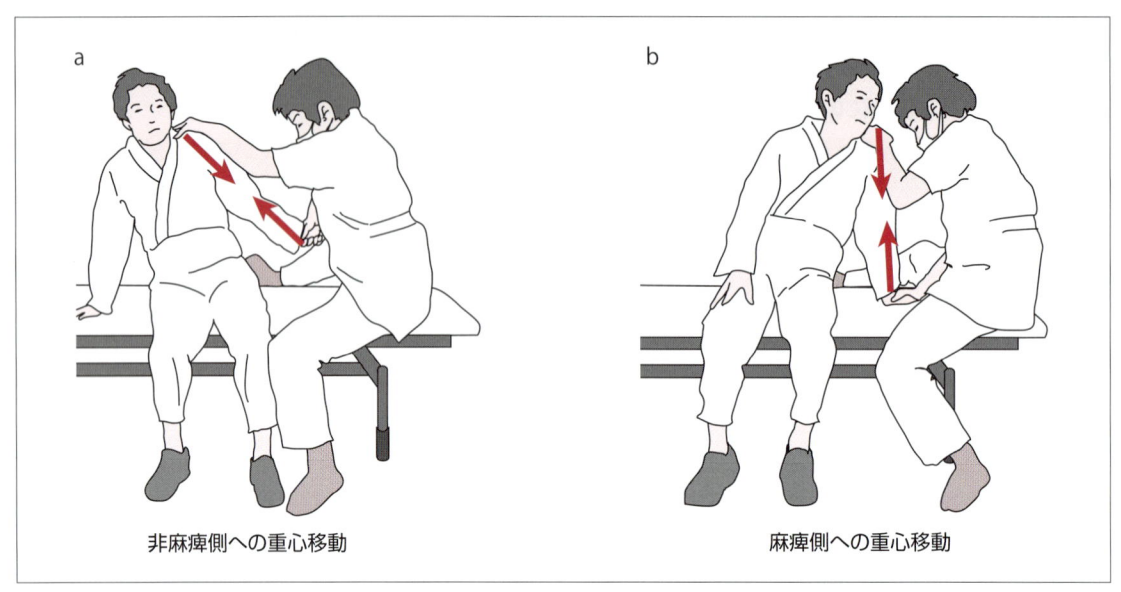

図8 左右の相互関係と正中軸
麻痺側に重心移動したとき，安定した床反力情報がフィードバックされないために誤学習が始まる．麻痺側へ重心移動したとき，筋群の出力が不十分の場合は中間関節である肘関節をロッキングしてもよいので安定した床反力情報を入力する．感覚入力を「変えてみる」ことで非麻痺側の固定部位は改善する．右と左が認識されれば，自ずと正中軸が認識されると考えられる．

な背外側系の活動により非麻痺側体幹・上下肢による固定部位が形成されてしまう．上記のように理学療法士が「足してみる」ことで，床反力や触・圧覚という感覚情報を「変えてみる」ことにつながっている．

さらに，固定部位には強い筋収縮が持続的に加わっているため，体性感覚への刺激に対する閾値が上昇している場合がある．このとき，自分では力が入っていることに気がつかない．この場合も「変えてみる評価」が必要である．過緊張のある部位を手掌全体でやさしく包み込み，理学療法士の体温を伝えるような感覚で少し待ってみる．そうすると，手掌で感じていた皮膚の張りや筋の硬さなどが次第にとけていくような変化を感じるであろう．

「変えてみる評価」で介入したことによって感覚障害が変化し，麻痺側の過剰運動部位が改善すれば，意識にのぼる感覚障害によって腹内側系が減衰していたと考えられる．しかし，視床などに問題がある場合は感覚障害になかなか変化が認められないことが多い．そのような場合でも，麻痺側への感覚入力を行い麻痺側過剰運動部位の改善をはかることによって，感覚検査では変化はないものの麻痺側過剰運動が減少して腹内側系が賦活すれば，麻痺側促通により意識にのぼらない固有感覚が入力されて，脊髄小脳路由来に腹内側系が賦活しやすくなったと推察できる．

また，非麻痺側上下肢の努力性過緊張により，非麻痺側肩甲帯・体幹・股関節などに固定部位が形成され，非麻痺側への体重移動が困難となって麻痺側に重心が偏ってしまう現象を呈する場合がある（図9）．麻痺側への治療操作（感覚入力）によって姿勢の安定をつくることで非麻痺側の固定部位が軽減するのであれば，麻痺側の問題が大きく，麻痺側の出力系を促通していく治療をそのまま継続していく．それほど変化がない場合は，感覚入力系の障害か，筋・骨格系など別の問題が大きく，相反抑制がかかっていると考えなければならない．非麻痺側上下肢近位部や骨盤・体幹・頭頸部に固定部位が存在し

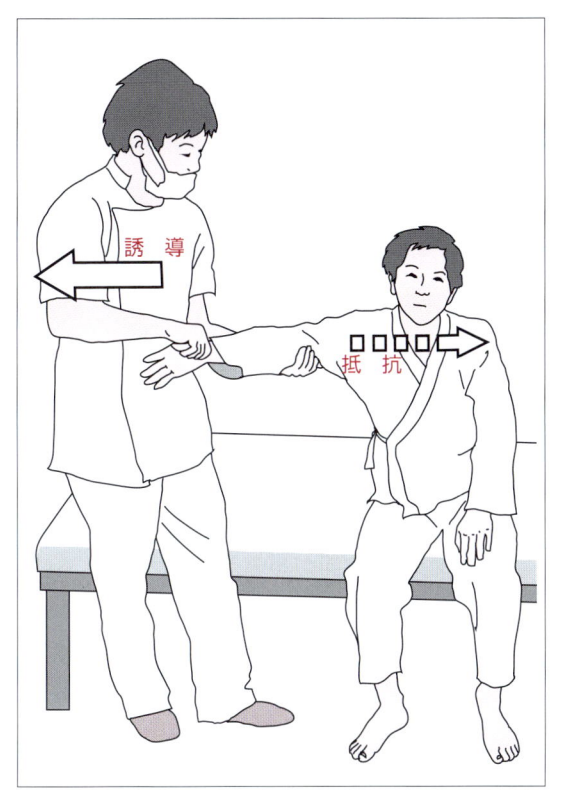

第3部 動きを診る―動作分析の流れと解釈―

図9 非麻痺側への重心移動
固定部位が存在する場合，非麻痺側への誘導には抵抗感が伴い困難である．右肩甲帯周囲，胸郭，右仙腸関節，右股関節の可動性低下が考えられる．手・足部も床面に押しつけられていることがある．背外側系による末梢部の固定部位形成が認められる．

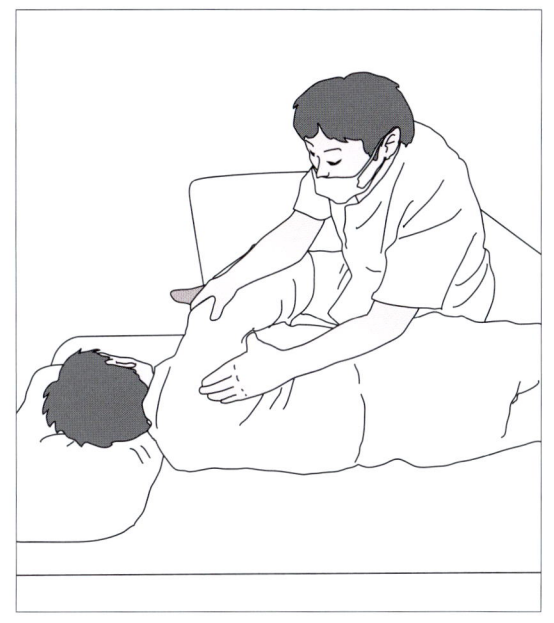

図10 固定部位の改善
固定部位である非麻痺側肩甲帯周囲の運動制限を改善．上腕骨に対して肩甲骨の動きを出している．特に上方回旋が制限される場合が多い．麻痺側下の側臥位は麻痺側へ直接床反力が得られるため，相反的に非麻痺側の過緊張が減弱しやすい．固定部位の改善は整形外科疾患でも同様の考え方である（→p77「第2章 関節障害編」参照）．

ている場合が多く，これは，中枢疾患でも整形疾患でも治療に差はないので，固定部位の運動制限を改善していく（図10）．

　立位の場合，麻痺側股・膝関節の純粋な伸展反応を観るには，生体力学的にもアライメントを整える必要がある．麻痺側肩甲帯の筋出力低下は，体幹・四肢近位を司る腹内側系の機能不全であり，抗重力位では上肢帯の重さがそのまま股関節に対する屈曲外的トルクとなってしまう．その重さは，背外側系（末梢）での固定部位の形成となって現れ，相反的に抑制されて麻痺側肩甲帯周囲の筋出力はさらに低下するという悪循環となる．麻痺側肩甲帯から体幹の前方へかかる重さを治療的操作によって排除し，麻痺側の背外側系（末梢）を安定することで腹内側系（中枢）が促通される機会が生まれる（図11）．麻痺側肩甲帯を含めた上肢の重さが問題となる症例は多い．肩甲骨の関節窩に対して上腕骨頭を求心性に圧迫して感覚を加重していき，筋収縮を促していく．

　近年，機能解離による腹内側系の機能不全が永続してしまう場合が増えてきている．発展した医学・薬物治療により中枢神経系に対する抑制が効き過ぎてしまっているのではないかと筆者は考えている．それに対しいかにして腹内側系の核である脳幹網様体システムに干渉できるかが，われわれ理学療法士の治療の本質となる．同時に，網様体は覚醒も制御しているため，運動と意識の両側面において非常に

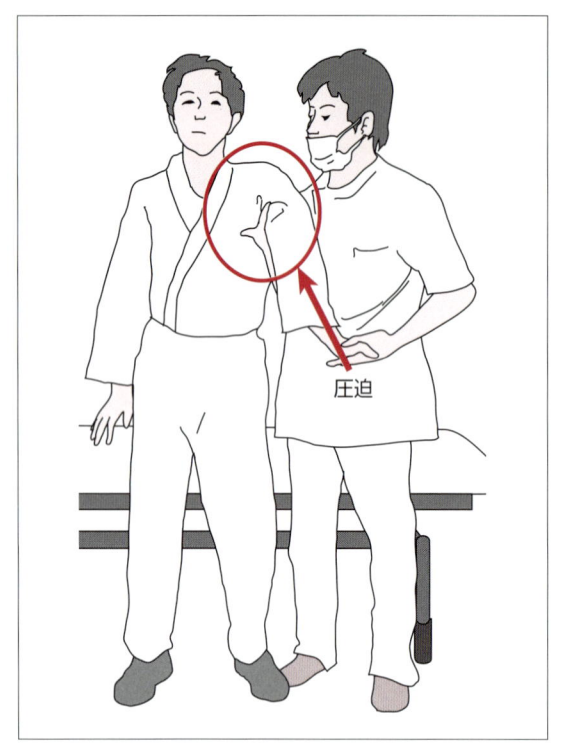

図11 立位の促通
抗重力姿勢の場合，麻痺側上肢帯の重さが体幹や股・膝関節に外的トルクを生む．これでは本来もっている能力は発揮されないことが多く，誤学習につながりかねない．上肢を含めた肩甲帯の重さを除去することにより腹内側系は促通される．

重要な部位である．脊髄小脳路由来の感覚入力はもちろんのこと，運動の想起や脊髄システムとの連携など，治療アイデアを捻出していくことが課題となる．

▶ 5. 動作分析ステップのまとめ（動作障害編）

本項では，中枢神経疾患の片麻痺に対する動作分析を中心に進めてきた．片麻痺の多くは，大脳に病変をもつため，脊髄前角に存在するモーターニューロンプールへの信号に問題が起きて筋群の収縮，いわゆる出力系が障害されて各関節の運動が困難となる．同時に，皮膚や筋などの機械的受容器から入力された感覚刺激は上行するが，その処理過程においても問題があるため，感覚障害を引き起こす．また，皮膚の張りも変化しているので，機械的受容器自体も正常に機能しているとはいいがたくなっている．このように，筋を動かすメカニズム自体に障害を来しているため，中枢神経疾患の治療は難しいと考えられる．しかし，現在は脳の可塑性も証明されているため，理論的には不治の病ではなくなりつつある．

前述してきたとおり，決定的な左右差があり，固定部位と過剰運動部位もはっきり分かれて極端に存在してしまうため，どうやって治療に結びつけていくか困惑してしまうことが多いと思われる．そのため，昔ながらの，ルーチンの運動療法や訓練になってしまうことが多いのではないだろうか．

しかし，もっとシンプルに考えてみてはどうだろう．筋出力は，結局は脊髄レベルでのα運動ニューロンが動員されるか，されないかによる筋線維の収縮の違いであり，その部分のしくみは整形外科疾患であろうが中枢神経疾患であろうが同様である．急性期であれば，麻痺の存在により筋出力が低下し，動いた結果の感覚が情報として入ってこないため，非麻痺側の努力的行為が始まることが多いので，まずは足りない筋収縮を理学療法士がしっかり把持して補い，一緒に動いていくことが重要である．発症から2週間程度経過すると，片麻痺としての悪しき誤学習が始まっている可能性が高いので，麻痺に対して足していく治療だけでなく，非麻痺側の二次的な固定部位を改善する治療から始めると問題点が抽出しやすい．

表1にあるように，背外側系（末梢）と腹内側系（中枢）の関係性と，麻痺側・非麻痺側の左右の相互関係，固定部位と過剰運動部位の相反関係を考慮しながら，治療手段である感覚入力を駆使して治療方略を実行していく思考と試行を循環させることが重要である．

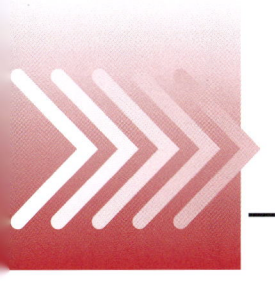

第2章　関節障害編

山岸茂則

　今まで動作の観かたが述べられてきたが，ここでは関節障害，特に動作時痛を有する場合の動作分析について考えてみたい．安静時痛も同時に生じている場合に関しては，ここでは割愛する．

　また本項で図示する動作方略は，理解を促進するために姿位を強調していることをご承知いただきたい．

▶1. 動作分析にいたる経緯

　動作時痛があると訴えてきた対象者を担当したとき，動作との関連を見出し，問題点および治療の標的を決定・修正する一連のプロセスが，動作分析であると考える．しかし，動作時痛を抱える対象者の動作分析を効率的に進めるためには，これまで述べられてきたような動作観察を行う前に問診のプロセスを踏むとよい．

　動作時痛を抱える対象者に対する問診で特に大切となるのが疼痛を生じるタイミングである．一般的に動作開始時の疼痛が強く動作継続とともに軽快する場合は，筋硬結による伸張痛や収縮痛，あるいは筋の遊びの低下であることが多い．動作継続とともに症状が強まり，休息で軽快する場合は関節不安定性であることが多い[1]（表1）．前者の場合は疼痛部位が固定部位となっていることが多い．後者の場合は，疼痛部位が過剰運動部位になっていることが多い（図1）．

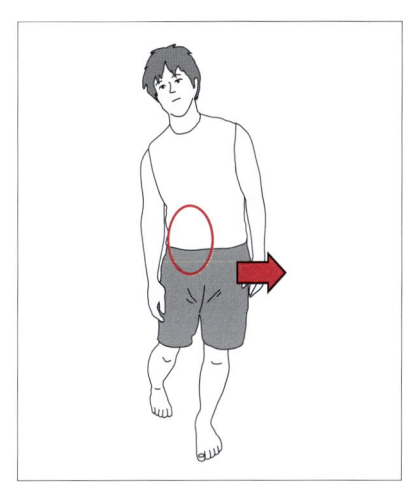

図1　左立脚で骨盤側方動揺の強い例
体幹は右側屈位で固定部位となっており，動作開始時の疼痛が強い場合はこのような部位の筋硬化などを疑う．左股関節は左立脚で過剰運動をしており動作継続により症状が強い場合はこのような過剰運動部位の不安定性を疑う．

表1　動作時痛が生じるタイミングと主な原因

動作時痛の生じるタイミング	主な原因
動作開始時により強い疼痛	筋性疼痛（筋スパズム・筋硬結・筋の遊び低下）
動作継続とともに疼痛増強	関節不安定性

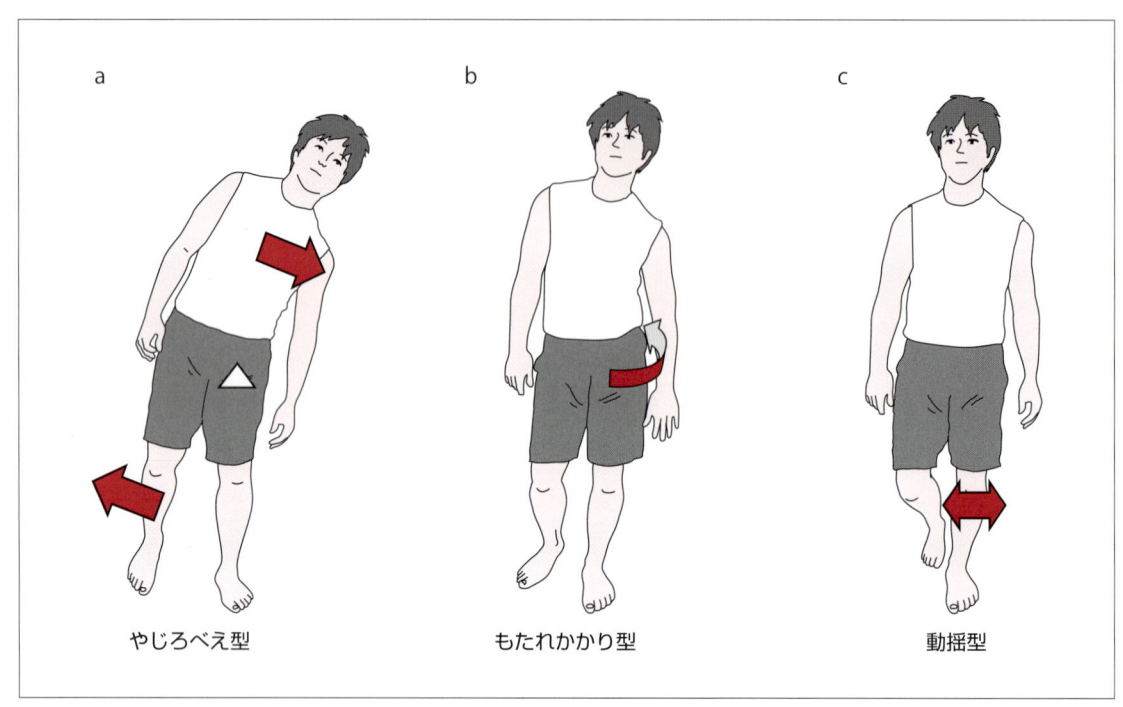

図2 過剰運動部位のタイプ
a：左股関節を支点として，まるで「やじろべえ」のように体幹と右下肢の質量をつり合わせて載せている．
b：左股関節外側の非収縮要素にもたれかかるようにして股関節外転モーメントを形成している．
c：左股関節が内・外転に動揺するために左膝も左右に動揺している．

　疼痛が存在する過剰運動部位は，そこに筋力低下や神経・筋協調性低下が存在することを意味し，観察される過剰運動のタイプは大きく分けて，やじろべえ型・もたれかかり型・動揺型の3つである．やじろべえ型は筋力・筋協調性低下が存在する筋活動を必要とする関節モーメントを減少させるために生じるのに対して，もたれかかり型は筋力・筋協調性低下が存在する筋活動を必要とする関節モーメントが増大しているがこの関節モーメント増大を保障しているのは靱帯などの他動的制動システムである．動揺型は振幅や周波数はさまざまであるがいったりきたりと動揺するタイプで関節可動域の中間域で生じる過剰運動である（図2）．

Check→ 1）山岸茂則：問診の進め方は？．実践MooK理学療法プラクティス 膝・足関節障害—全身から評価・治療することの意義と実際（嶋田智明他編），pp39-42，文光堂，2010．

トリガーポイントと関連痛

固定部位の関節周囲筋に存在する筋硬結がトリガーポイントである場合，トリガーポイント特有の関連痛が固定部位より別の場所に出現することがあるので，固定部位と疼痛が一致しないことがあることを念頭に置く必要がある（図3）．

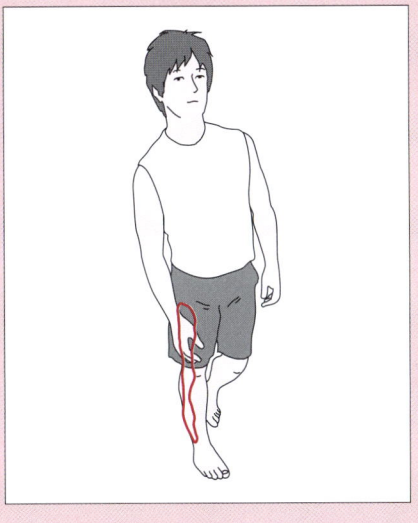

図3 右立脚で下肢外側に疼痛が生じている例

右立脚中期以降に右股関節の伸展・内転が不十分でスムーズな骨盤の前方並進が阻害されている．この例ではこの時期本来遠心性収縮すべき小殿筋が伸張せずに股関節が固定部位となっている．小殿筋トリガーポイントは下肢外側や殿部に関連痛を引き起こす．

Check→ Dimitrios Kostopoulos 他：トリガーポイントと筋筋膜療法マニュアル（川喜田健司訳），医道の日本社，2002．

▶2. 治療ターゲットとなる方略の特定

今まで述べられてきた観察の手法を用いて，動作時痛が発生している動作の観察を行う．動作のどの相でどのような固定部位と過剰運動部位が存在するかを整理する作業が重要である．しかし，次に考えなければならない重要なことがある．1つ目は，「この異常な方略は，疼痛をつくり出す方略なのか．それとも疼痛から回避するために行っている方略なのか」ということである．例えば，図1のように体幹を右側屈して骨盤を左に偏倚させて歩行している対象者がいたとする．この対象者は左の腰椎椎間板ヘルニアの神経根症状増強を回避するためにこの方略をとっているかもしれないが，もしかしたら左の股関節外転モーメント増強により筋連結を介して左殿部・腰部の疼痛を生じさせる方略になっているかもしれない．このように同じ異常方略であっても，疼痛を回避するためにとっている場合もあれば，疼痛を増強させる方略になっている場合もある．どちらの場合であるのか確認するために，他動的に動作を矯正し，反応をみてみるとよい．矯正したことにより疼痛が減少するのであれば疼痛をつくり出す方略ということであり，反対に矯正により疼痛が増強するのであれば疼痛を回避するための方略であったといえる（表2）．疼痛を回避するためにとっている方略であれば，必要がありとっている方略であるのですぐにこの正常化をはかるのは危険である．

表2 異常方略矯正時の反応とその解釈

異常方略矯正時の反応	解　釈
疼痛減少	疼痛をつくり出す方略（方略の修正が必要）
疼痛増強	疼痛回避のための方略（方略の修正は危険）

　2つ目は必ずしもすべての異常方略が，主訴となる疼痛と関係しているとは限らない点である．これを確認するためにも異常な方略を矯正して疼痛に変化がないのか確認することが有用である（図4）．治療をするにあたっては，厳密に疼痛と関連した方略を特定する作業が大切であり，この過程も動作分析に含まれる．

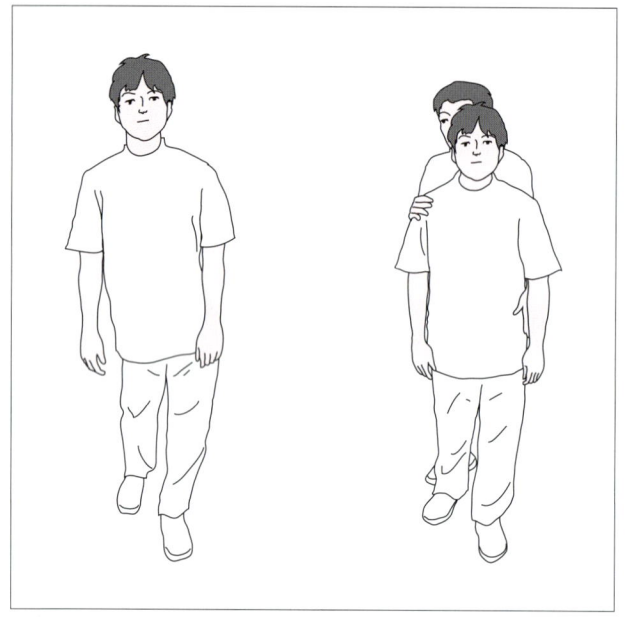

図4　動作の矯正による変化の観察
左立脚期に過度の骨盤側方の動揺がみられる．これを矯正することで，疼痛との関連性を確認する．

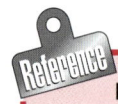

Reference

「足してみる評価」でチェックする

「足してみる評価」を用いて，動作時痛と異常な方略の関係を明らかにしておくと自信をもって治療に望める．例えば，過剰運動部位に疼痛が生じている場合，痛みを誘発する動揺を徒手・セラバンドなどで制動と疼痛は軽減する（図5）．トリガーポイント性の疼痛の場合は硬結部の短縮痛・収縮痛・伸張痛のいずれも起こりうるが，どの疼痛も硬結部をごく軽く圧迫しながら動作をしてもらうと疼痛が軽減または消失する（図6）ので動作との関連を診るときに有用である．

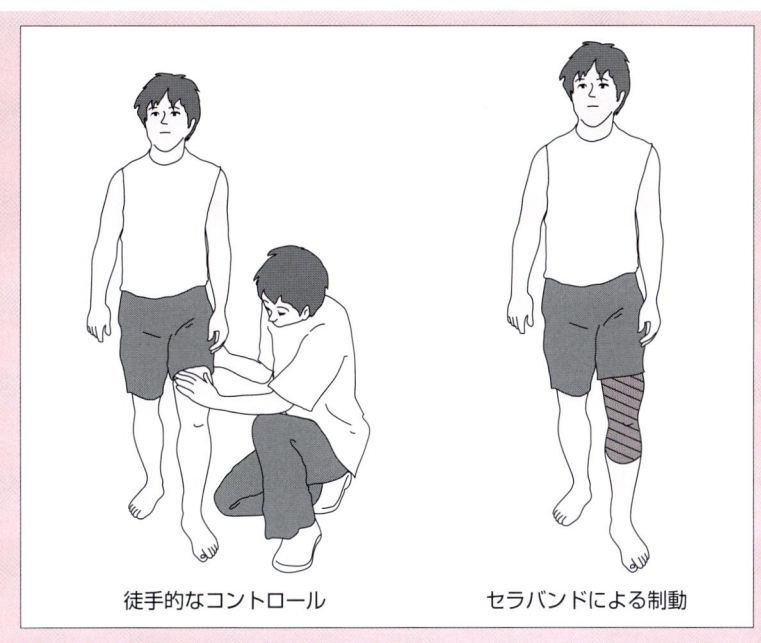

第3部 動きを診る―動作分析の流れと解釈―

徒手的なコントロール　　　　セラバンドによる制動

図5　膝の動揺に対する「足してみる評価」

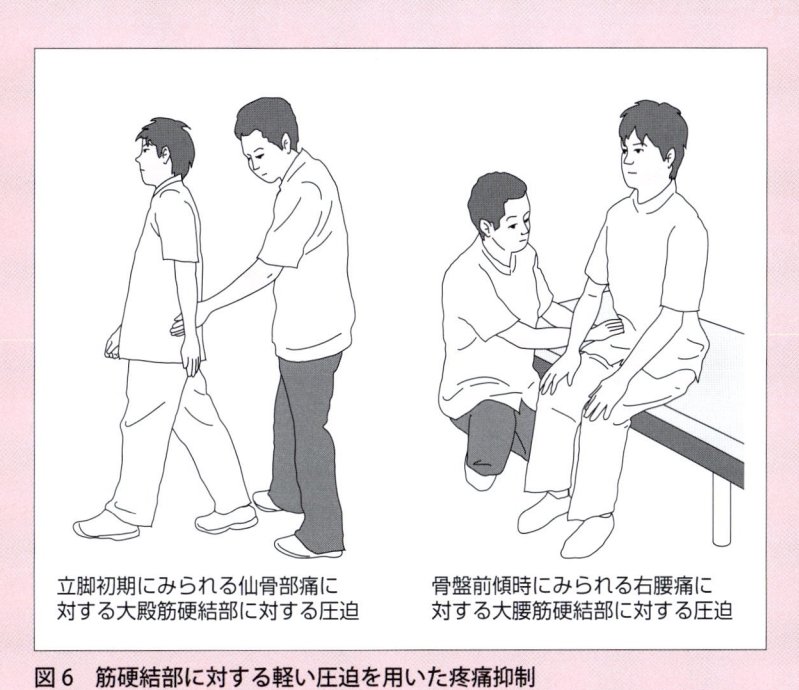

立脚初期にみられる仙骨部痛に　　骨盤前傾時にみられる右腰痛に
対する大殿筋硬結部に対する圧迫　対する大腰筋硬結部に対する圧迫

図6　筋硬結部に対する軽い圧迫を用いた疼痛抑制

▶ 3. 仮説構築

疼痛をつくり出す方略が抽出できたら，それがどのような機能・構造障害によって引き起こされているのかを探索していく必要がある．これにより理学療法の標的となる問題点が抽出されることになる．ここで注意しなければならないのは，1つの異常な方略の原因として考えられる機能・構造障害は必ず複数あるということである．したがって，例えば「中殿筋歩行を呈しているから，中殿筋筋力低下が問題である」などと短絡的に考察してはならない．ほかにもコアスタビリティの低下の要素が強いかもしれないし，足部過回内の連鎖の結果かもしれない．関節障害を起こしやすい連鎖パターンの1つにメディアル・コラプス[2]（図7）があるが，これは足部過回内も原因になりうるものであり，中殿筋歩行を連想させるパターンでもある．

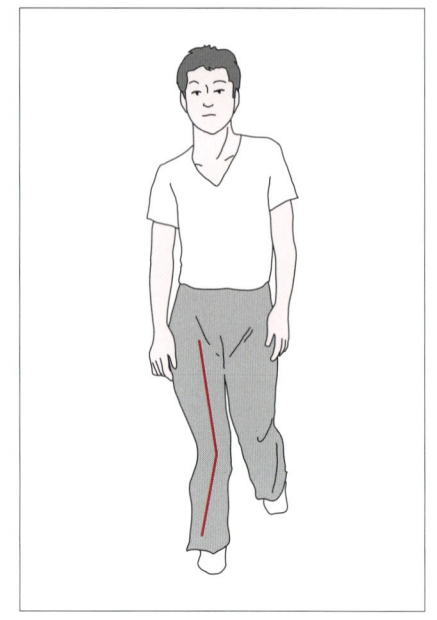

図7 メディアル・コラプス

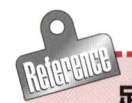

📎Check→ 2) 畠中泰彦：歩行を診る，そこからどういう理学療法を実践するか？．歩行を診る—観察から始める理学療法実践（奈良　勲監），pp19-33，文光堂，2011．

足部の不思議

足部は唯一直接的に床反力を受け続ける部位であり，あの小さな塊にみえる部分に多くの骨を配置して，実に精巧にバイオメカニカルな働きをする（→p188「第5部　第1章　足の基礎的バイオメカニクス」参照）．そればかりではなくヒトでは3番目に深部感覚が鋭敏である足部は，神経学的にも運動制御と大きなかかわりがある．そのため本書のなかで，詳細な足部機能と運動制御の関係から動作分析を語ることは困難であり割愛させていただく．興味があるかたは，足部機能をバイオメカニカルかつ神経科学的に捉えて運動制御に結びつけるコースがあるので，ご確認いただきたい．

📎Check→アメリカ足病医学バイオメカニクスに基づく足部評価と運動制御アプローチ．長野リハビリテーション研究会ACTホームページ（http://www.naganoact.jp/）

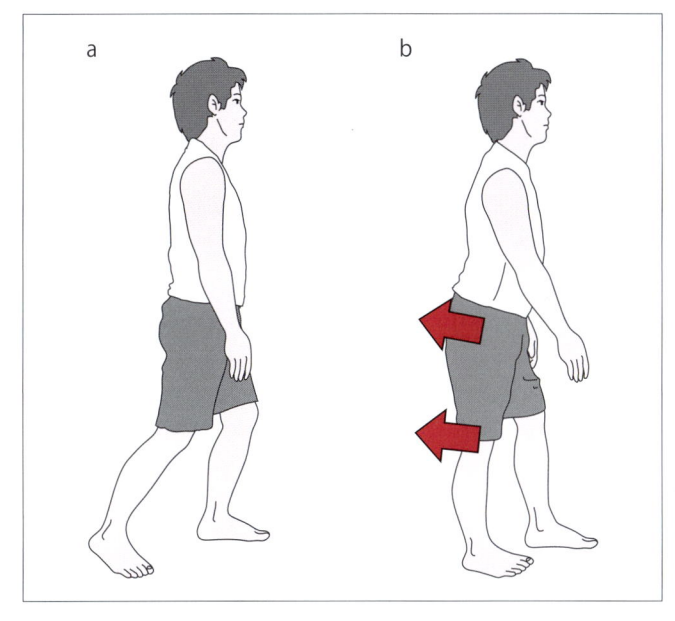

第3部 動きを診る―動作分析の流れと解釈―

図8 右足第一MP関節背屈不全（固定部位）の例
a：やや toe-out して近隣の距骨下関節回内（過剰運動）を強めている．
b：連動して足関節・膝関節・股関節に固定部位を形成し，骨盤前傾に対して腰椎前彎（過剰運動）を強めて代償している．

　動作時の固定部位の探索は動作分析において重要である．動作開始時を主とした痛みの場合（固定部位に生じることが多い）は固定部位が治療の対象になる．それは，動作継続とともに増強する疼痛の場合は過剰運動部位が治療の対象となるものの，その過剰運動部位は固定部位に影響を受けているためである．したがって，動作で確認できた固定部位をまず評価していくのが効率的であるが，そのうち可動域制限がある固定部位はどこにあるのか他動運動により評価をすることが大切である．肢節は関節で連結されているため，1カ所のみの可動域制限でも動作のなかでは他関節まで固定部位となって現れることがあるからである．固定部位の存在は他部位に過剰運動部位を形成することが多いが，その過剰運動部位は必ずしもすぐ近隣の関節に形成されるわけではなく，固定部位と過剰運動部位の形成パターンにはバリエーションが存在する（図8）．

　また，筋活動が不十分である結果，固定部位が形成される場合もあるので，関節モーメントの観点から考察を加えて筋機能の評価を合わせて行う．すなわち，もたれかかり型（図2）を除くと，正常と比較して関節モーメントが減少している側の筋機能弱化（股関節屈曲モーメント減少であれば股関節屈筋機能弱化）が疑われるのでその筋活動を評価する．

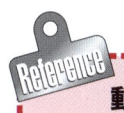

> **Reference**
> **動作分析に必要な固定部位と過剰運動部位の理解**
> 動作継続とともに疼痛が増大するときは，動作時の過剰運動部位（不安定性を有しているといえる）が疼痛を引き起こしていることが非常に多い．しかしこの過剰運動部位は別に存在する固定部位の代償である場合がよくみられる．したがって，どのような動作時痛であろうとも固定部位の探索と治療は優先的に行われるべきであると考える．実際に固定部位（可動域制限を有することが多い）の治療を行うだけで問題となっていた過剰運動部位が消失または軽減することは驚くほど多い．

> **なるほど**

固定部位は過剰運動部位をつくる

固定部位が過剰運動部位に影響を与えることを体験する簡単なテストをしてみよう．並進バランステスト[3]で高い抵抗に抗することができる側の胸郭に上肢を連結したまま普通に数十メートル歩行した後，再度同じテストをしてみる．すると，先ほどとは比べものにならないほど抵抗に抗することができなくなっているはずである（図9）．並進バランステストに必要な機能は胸郭の可動性や股関節機能があるが，絶対必要条件として同側の腹圧（これはコアスタビリティに関連した機能である）の高まりがある．胸郭に固定部位を作為的につくって動作をするだけで下部体幹には過剰運動部位ができあがり，これにより不安定性を生じさせるリスクが増大したことになる．

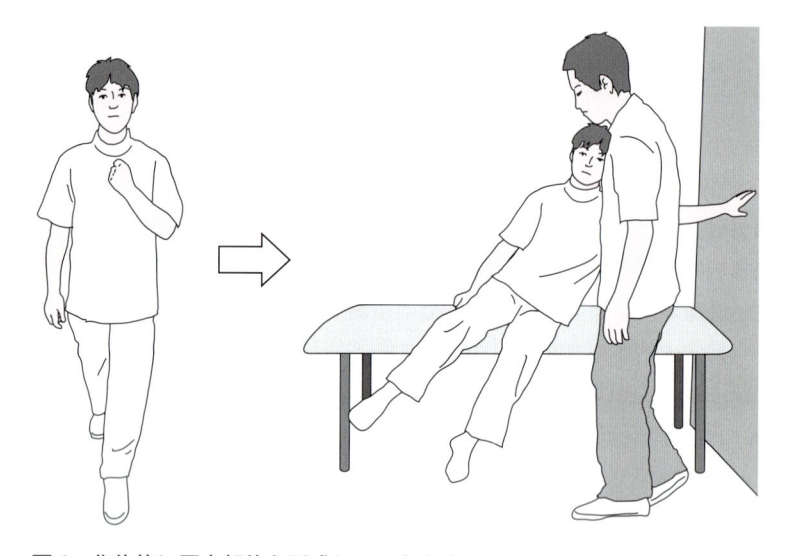

図9 作為的に固定部位を形成してみたときの反応

次に並進バランステストで，より抵抗に抗することができない側の胸郭に運動感覚刺激を入力してみる．胸骨外縁を前後から挟み，ごく軽く小さな振幅で左右に数秒シェイクしてみる．その後同じテストをすると先ほどより明らかに抵抗に抗することができるようになっているのが感じとれるはずである（図10）．より抵抗に抗することができない側の下部体幹は比較的過剰運動部位に近い状態であると思われるが，そのとき隣接する同側胸郭は固定部位に近い状態になっていることが多い．これに運動感覚入力をするだけで下部体幹の安定性が向上するようである．感覚入力だけでなく可動域制限のある固定部位の可動域を改善したらこの効果およびその持続性はさらに大きなものになる．可動域制限のある固定部位の治療は，その部位の可動域改善のみならず，他部位に存在する過剰運動部位の治療にもなり動作自体を大きく変化させうる．

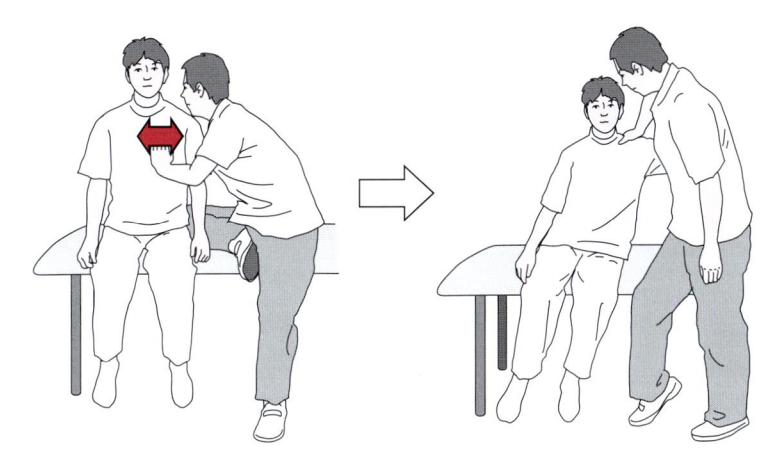

図10　固定部位に対して運動感覚入力をしたときの反応

📖Check→　3）村上成道：スポーツ障害の評価と治療の基本的考え方．運動連鎖〜リンクする身体（嶋田智明他編），pp24-32，文光堂，2011．

　可動域制限や筋活動不全のある固定部位を確認したら，それが動作にどのような影響を与えているのか身体運動学的に考察する．固定部位は過剰運動部位に影響を与えるということを念頭にこの連関を考察してほしい．筋活動不全は関節モーメント減少と関連している筋にみられることが多いが，他動的制動システムに依存している場合（もたれかかり型）は関節モーメント増大と関連しているので注意が必要である（図11）．

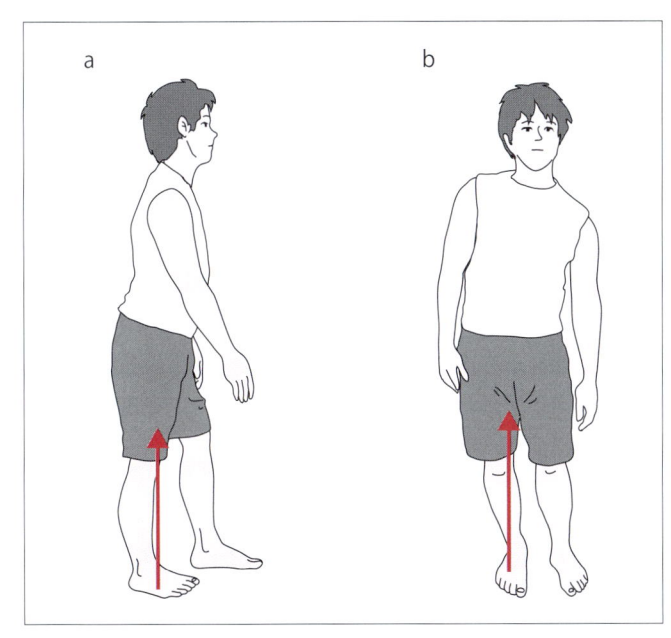

図11　筋活動不全による固定部位形成の例

正常より関節運動が少ない場合は固定部位として扱うため筋活動不全が固定部位形成に関与することがある．aでは右膝にある固定部位は膝伸展モーメントを減少させるため，筋活動不全としては膝伸展筋が疑われる．しかしbのように右股関節を内転位で固定して全体的にC型をした歩行形態をとっていると右股関節外転モーメントは増大するが，このモーメントは股関節外側の他動的制動システムによりなされているもので筋活動は要求されない．このような場合，関節モーメント増大側の筋活動不全が固定部位を形成しうる．

固定部位と問題となる動作方略との連関が，身体運動学的に合理的説明が可能であった場合，固定部位の治療を行い変化を観る，いわゆる「変えてみる評価」を行う．「変えてみる評価」は可動域制限のある固定部位を優先するが，これは可動域制限に対する治療自体が感覚入力となって同部もしくは他部位の筋活動を高めることがよく観察されるためである．したがって，方略との関連がある固定部位のうち，まず可動域制限のある固定部位の可動域制限因子を特定する．可動域制限の原因には筋硬結や筋の遊びの低下（→p228「第5部　第6章　筋の遊び（muscle play）」参照）も含まれる．

> **なるほど**
>
> **身体運動学とは**
>
> 身体運動学は，解剖学・生理学・生体力学・神経科学などを基盤とした人の動きに関する総合的学問である．人が動作するということは，課題達成に必要な力学的要求を満たす必要があり，そのためにからだからの感覚入力を受けながら神経系が身体運動を制御している．また動作を可能にするにはエネルギー供給系が必須であり，そのための呼吸循環が大きな役割を果たす．その呼吸運動には神経系制御に基づき呼吸の運動器が適切に運動を起こす必要があるが，これもまた身体運動なのである．
> すべてはリンクしているため，われわれ理学療法士は1つの分野に偏ることなく統合的に身体運動学を追及する必要がある．

▶ 4. 仮説検証循環

　動作方略と関係する固定部位の可動域制限を特定したら，その治療をまず行う．可動域制限に対する治療はその原因に対して運動感覚が入力されるように穏やかに行う．疼痛や防御収縮を誘発するとかえって固定部位形成を助長することがあるので注意が必要である．

　その後，動作時の固定部位の原因としての筋活動不全が存在しており，これが改善してなければ，その筋活動を即時的に高める．「変えてみる評価」として筋活動を賦活するには加重刺激（図12）が，即時的効果が現れるため有用であると考える．しかし，筋活動を高める最低限の準備として重要なのは，すべての四肢運動の「エンジン」「発電所」などと称されるコアスタビリティ（→p198「第5部　第2章　コアスタビリティ」参照）が得られている条件であるということである．コアスタビリティが不十分である状態で四肢の筋活動を十分に向上させるのは不可能であるので，四肢の運動に先立つ自動的な腹部の活動が観察されない場合はコアスタビリティの治療を行うことを優先する．先にも述べたように，コアスタビリティは固定部位に存在する可動域制限

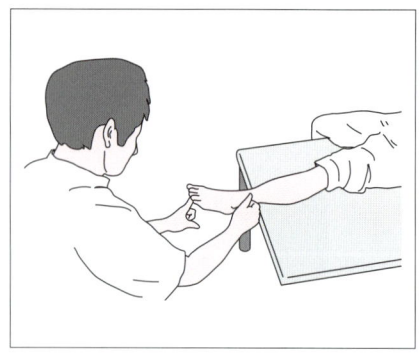

図12　加重刺激例（長腓骨筋に対する加重）

ごくごく軽い抵抗を数十秒から数分かけ続ける．目的筋上の皮膚を軽く刺激して皮膚反射を誘発してもよい．

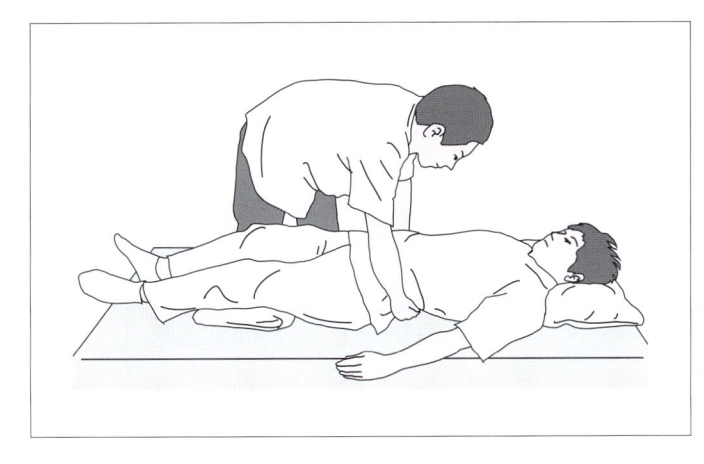

第3部　動きを診る―動作分析の流れと解釈―

図13　腰部への触圧覚入力
コアスタビリティが低下していると腰部が浮いて観えることが多い．腰部にそっと手をいれて待っていると腰部が術者の手の上に落ちてくるように感じる．

を治療するだけでも改善していることが多いが，これでも改善が不十分なときは腰部への触圧覚入力をすることも有用である（図13）．踵部の感覚入力を利用してもよい（p227「図10　踵外側への刺激による体幹への影響」参照）．

固定部位の治療（変えてみる評価）が終わった後，動作方略と症状の変化を観察する．

> **Reference**
> **評価と治療は一体ということ**
> この機能障害があやしい！　と思ったら，そこに対して治療をして変化をみてみる．その結果，期待する良好な変化が得られれば仮説は正しかったことになる．このような，治療介入をした結果で仮説を検証する手法は，いわゆる「変えてみる評価」ということができる．1回の理学療法介入のなかでこのような仮説を検証する作業を繰り返していくことになるので，評価と治療は一体であるとよくいわれる．

　疼痛が動作の継続とともに増大する場合は，疼痛部位とは別に存在する固定部位の治療によって，疼痛部位にある過剰運動が改善したかどうかを評価する必要がある．固定部位の治療をした後に，過剰運動部位が残存する場合は，過剰運動部位の安定化トレーニングを行い，その後の動作で過剰運動部位が改善したことを確認する．過剰運動部位が改善した後，動作時の疼痛が減少・または消失していれば動作分析は終了となる．また安定化トレーニングでは即時的効果が十分に現れなかった場合，いわゆる「足してみる評価」（図5）で再確認してもよい．

なるほど

「引いてみる評価」も有用！

「引いてみる評価」が有用になることもある．例えば長く歩くと腰痛が出現している人がいたとする．歩行時腰椎の右回旋・右側屈方向に過剰運動を認め，この過剰運動が腰痛の直接的な原因だと疑ったとする．右足が toe-out で固定部位となっていたためこれとの関連を考えたとき，膝立ち位での歩行をしてみて腰椎の過剰運動が明らかに減少すれば，下腿や足部の機能不全の影響が大きく疑われることになる（図14）．特に荷重連鎖でみられる下腿回旋に伴う脛腓骨の相対的ねじれ運動（図15）の可動性低下などは，動作のなかで固定部位として観察できるようになるにはある程度の熟練が必要であるので，動作方略に影響を与えている固定部位が観察だけで得られなかった場合には試してみる価値がある．

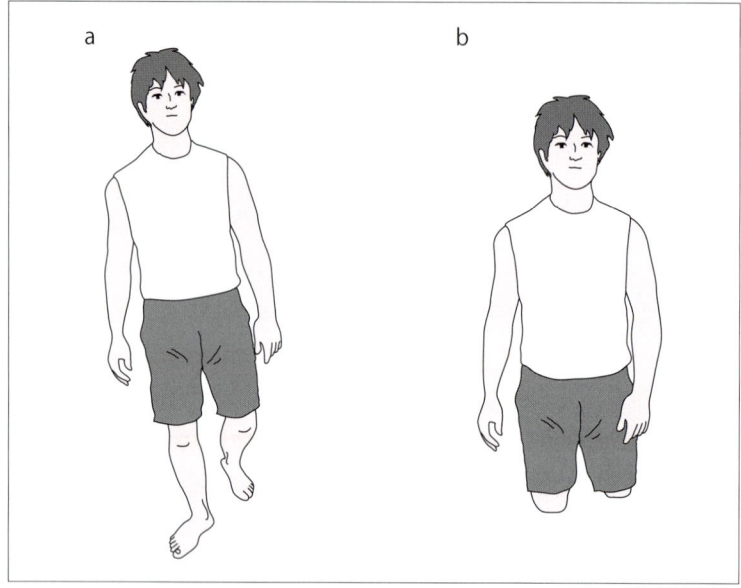

図14 引いてみる評価（下腿以下の機能障害が疑われる例）
右立脚で体幹右傾斜認めるが（a），膝立ち歩行では減弱または消失している（b）．

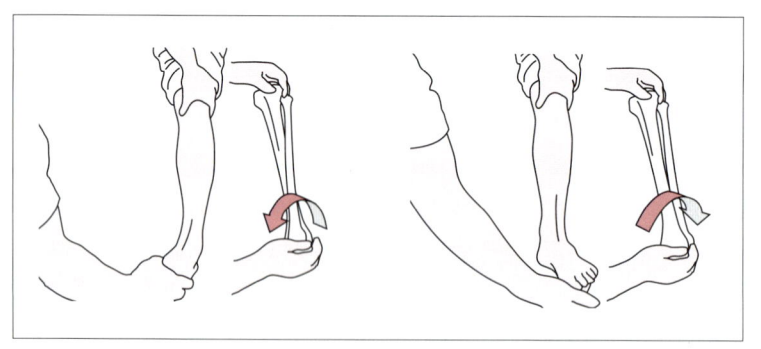

図15 足部の運動にともなう脛腓骨の相対的ねじれ運動
矢印は腓骨の運動を示す．

解剖学的脚長差がないにもかかわらず，図14a のような歩行を呈している場合にも，墜落側の足部に固定部位があることが多いため，足部を「引いてみる評価」をお試しいただきたい．

▶5. 動作分析ステップのまとめ（関節障害編）

ここでは2つの具体例を説明する．

図16は立ち上がり時に股関節に固定部位があり腰痛が生じている例である．開始姿位ですでに右股関節屈曲が少なく体幹後傾がみられる．動作はスムーズさに欠け，努力的である．立ち上がり時には，球関節である右股関節が機能できていない．疼痛は朝起きて最初に立ち上がるときに強いので固定部位が直接的に疼痛と関連していると予想した．立ち上がり時の股関節屈曲を強要すると疼痛が増大するため，疼痛から回避して右股関節に固定部位をつくっていると思われた．股関節の検査の結果，右股関節屈曲時痛と右股関節伸展制限を認めた．右腸腰筋の短縮痛を疑って，同筋の硬結を探索したところ，右腰部の関連痛を招来する筋硬結（トリガーポイント：図17）を確認できた．筋硬結部を軽く圧迫しながら立ち上がってもらうと動作が比較的円滑になり腰痛も減少した．よって筋硬結に対して徒手的治療（変えてみる評価）を加え，股関節屈曲制限と立ち上がり時の疼痛は著減したため腰痛の直接的原因は右腸腰筋のトリガーポイントであると考えられた．

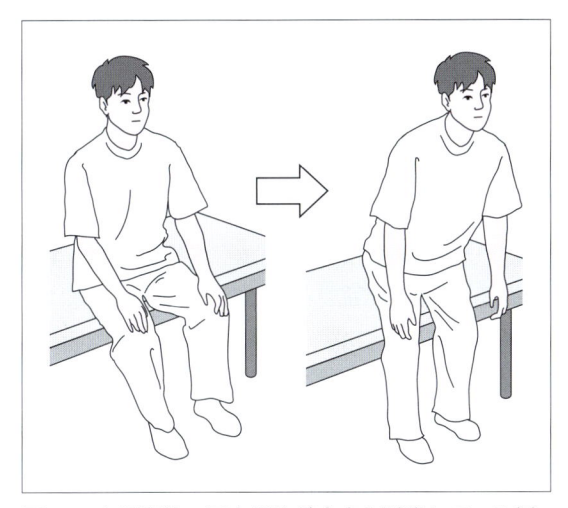

図16　右股関節の固定部位が疼痛を誘発している例

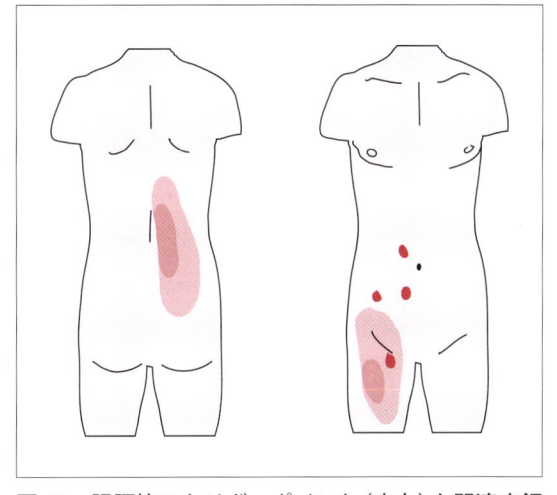

図17　腸腰筋のトリガーポイント（赤丸）と関連痛領域（斜線）

Reference

筋硬結のできるわけ

固定部位の原因が筋硬結であった場合，徒手的治療により動作時痛は即時的に改善することが多いものの，その筋硬結の原因に対する根本的治療がなされないと疼痛はすぐに再発してしまう．筋硬結の背景には筋スパズムがあり，この原因は多岐にわたる．筋硬結は長期化すると筋連結や反射などを介して他分節に伝播する性質をもつため，この場合の根本的原因を探しあてるには，ていねいな問診と全身の固定部位の確認が必要になる．

Check→　山岸茂則：理学療法関連用語〜正しい用語の意味わかりますか？―筋スパズム，理療ジャーナル，44(6)：495，2010．

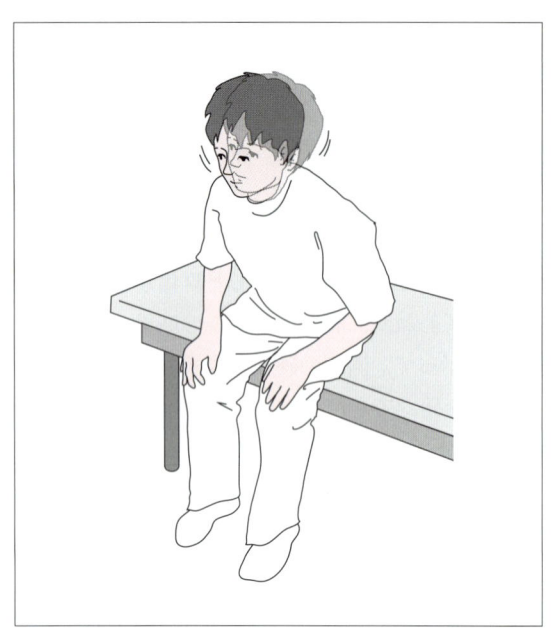

図18 右仙腸関節の固定部位が左股関節・左腰部の過剰運動を誘発している例

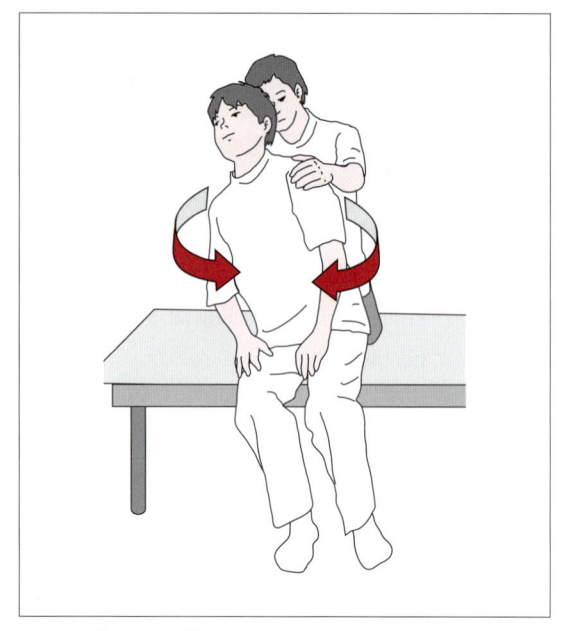

図19 右仙腸関節の可動性改善運動
右腸骨上に仙骨をのせて体幹を梃子のレバーアームのようにして仙骨を左右に回旋させる．

　また図18は同じく立ち上がり時の腰痛であるが，左側で症状が強く，長時間歩行後や夕方に，より強い症状が出現する症例である．立ち上がりの方略は，開始姿位から重心左変位して体幹前傾速度は速く，より慣性に頼った立ち上がりをしている．固定部位は右股関節に目立ち，反対に立ち上がり時に左股関節屈曲は増大し過剰運動部位となっていた．固定部位である右股関節屈曲可動域は低下していたが，股関節と仙腸関節は共同で動きを形成するため仙腸関節の機能テストを行ったところ，右側で仙骨のうなずき運動が低下していた．仙腸関節の可動性を即時的に引き出し（変えてみる評価）たところ（図19），股関節屈曲可動域の左右差はなくなった．その後立ち上がりの開始姿位である端座位をとらせたところ，重心左変位は改善していた．また立ち上がり時の右股関節固定部位・左股関節過剰運動はともに減少し，疼痛は軽快した．したがって，右仙腸関節に可動域制限による固定部位があり，右側で低下した仙骨のうなずき運動を左側で代償して左側仙腸関節・股関節に過剰運動部位が形成され，そこに疼痛が生じたのだと断定した．最後に並進バランステストを行うと右側に比較して左側で抵抗に抗することができていないため，左コアスタビリティを即時的に高めるような治療を行った後，症状はさらに軽減した．

第4部

動きを観る前に
―動きの相と機能的意味―

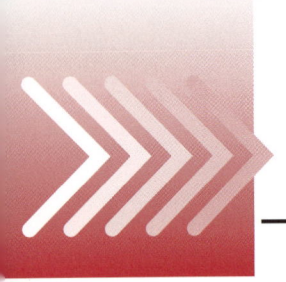

第1章　寝返り
第1節　バイオメカニカルな視点から

水野智明

▶ 1. 概　要

①動きを観るとは？

　理学療法士は臨床において動きを観ることに多くの時間を費やし評価している．理学療法士に求められるのは「ヒト」の生活動作を観て（視て，診て）適切に対応できる技術であり，その技術を支える知識と理解力が自らの治療の効果判定となりうる．しかし，一言で動きを観るといっても容易ではない．なぜなら動作はさまざまなパターンが存在し，例え同一対象者であってもその動きは環境などの場面によって異なり，いわゆる正常と異常の違いが不明確であるからである．一体，どのような視点をもって動きと向き合えばよいのであろうか？

②バイオメカニカルな視点の意義

　からだの運動・動作はバイオメカニカルな視点をもつと解釈がしやすい．身体運動は力学的効果・結果として生じるといった視点である．なぜなら，重力環境下で行われるわれわれの身体運動は厳密に力学の法則に従っているからである．重力はわれわれの身体運動を支配する普遍的な存在であり，動作の本質である「質量中心（重心）の移動」は必ず力学的原理に基づく．からだを「物体」として捉えれば，ヒトの身体状況が必ず物理学の法則に従うのは当然のことといえる．

　身体重心，床反力，床反力作用点の間には力学的に密接な相互関係が成立するため，身体運動を捉える上で重要なカギといえる．これら力学的法則に従って運動を遂行するためには神経系の制御が背景にあり，それによって合理的な動作（正常動作）が可能となっているといえる．これらの相互関係を理解することでほかの評価との関連性を吟味し，臨床上重要なクリニカルリーズニング（臨床推論）という手順を踏むことが可能となる．

　姿勢や動作すべてをバイオメカニカルに解釈することは不可能であるが，バイオメカニカルな視点で捉えることは，より基本的であるとともに本質的であり，動作を捉える上では重要な情報を提供してくれると考える．

▶ 2. バイオメカニカルな視点に必要な解釈

①運動と力学的課題

　静止姿勢とは重力環境下で保持し続けるための姿勢制御（コントロール）方略の結果であり，連続して支持基底面（BOS）上に重心を保持させることが重要である．一方，動作とは重力環境下で体位を変化させていくための姿勢制御方略の結果であり，目的となる肢節の運動と同時に力学的平衡を制御する運動が起こる．力学的平衡を保ちながら次に待ち構える体位に向かって次々にBOSや重心の位置を変化させているといえる．

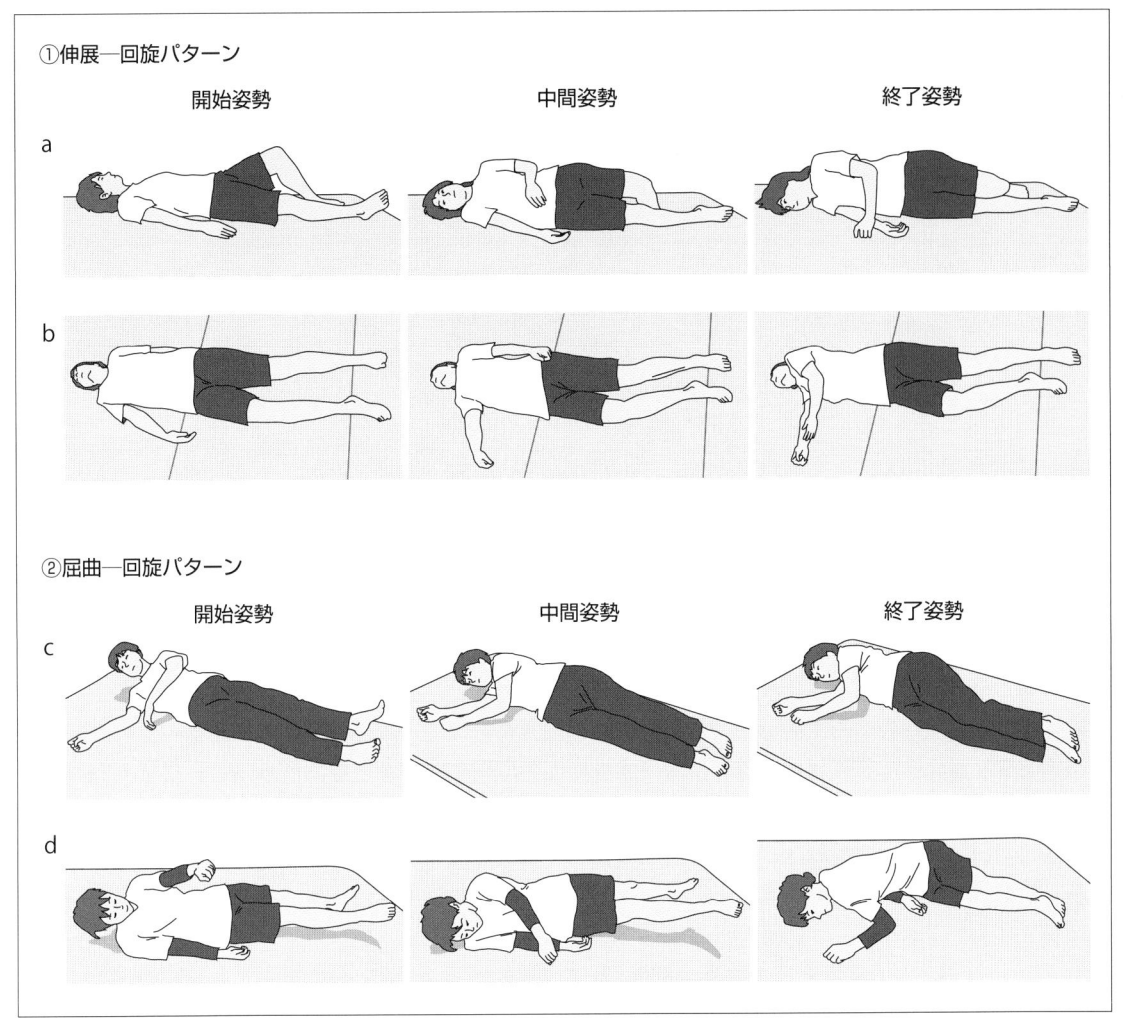

図1 寝返り動作のさまざまなパターン
a：伸展—回旋パターン1（動作開始時に観られる片膝立ちが特徴的である）．
b：伸展—回旋パターン2（動作開始時に観られる頸部伸展が特徴的である）．
c：屈曲—回旋パターン1（動作開始時に観られる上肢の振りが特徴的である）．
d：屈曲—回旋パターン2（動作開始時に観られる頸部屈曲が特徴的である）．

　どのような身体運動であっても力学的平衡を制御する運動（力学的課題）が達成されなければ動作は遂行できない．したがって，動作を観る際には，これらの側面を分析しながら，からだが重力に対応するにあたっての問題を見きわめなくてはならない．

　寝返り動作を観察してみよう．年齢も性別もまったく同じ対象者が動作を行っても，動作はいくつかのパターン（方略）が観察される．

　寝返り動作とは背臥位から側方へとからだを回転させて，側臥位（もしくは腹臥位）で運動を静止させる動作である．この動作では，重力に抗しながら身体重心を新たなBOS側へ勢いをつけ，からだの向きを変えながら最後に止まるといった力学対応（方略）をとることで，ひとまず動作は遂行されることになる．

　図1のように，同じ動作においても動作の多様性（バリエーション）が観察される．これは力学課題

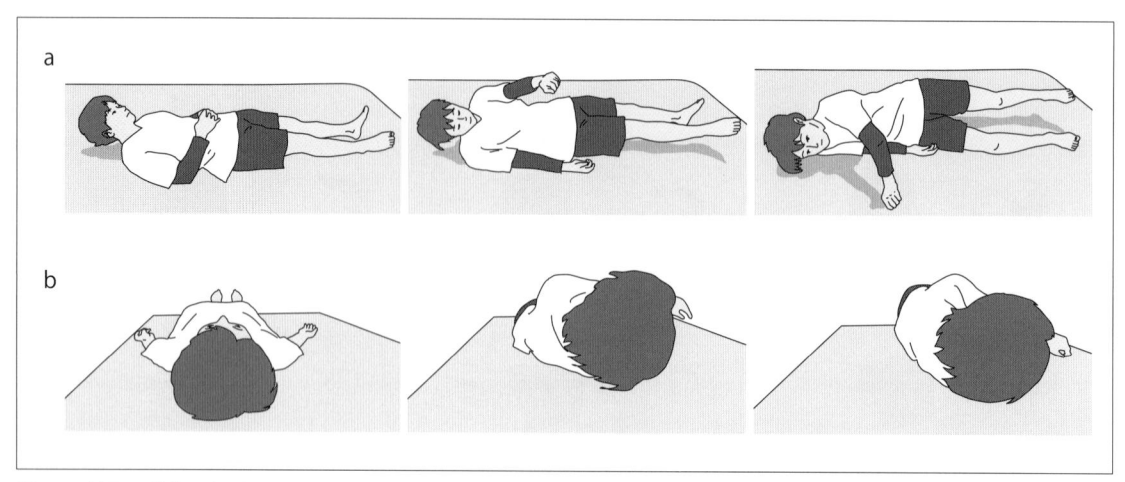

図2 寝返り動作の観察
a：全身の観察
b：頭部からの観察

を満たすためのからだの対応には無数に自由度が存在しうるからである．どの方法を用いても寝返り動作は可能となる．

動作中にからだが力学的平衡を保つための姿勢制御方略とは，主に，①重心の加速度・位置，②床反力の大きさと方向，③床反力作用点の位置，④支持面の位置と広さなどであろう．これらは重力に抗しながら姿勢の変化を可能にしていると同時に，動作中の動きを決定づける要因となりうる．これらはどの動作においても共通であり，これらを目的に従って制御することで自らの意思に見合った動作となりうる（図2）．

表1 動作中の動きを決定づけるからだの対応

①重心の加速度・位置
②床反力の大きさと方向
③床反力作用点の位置
④支持面の位置と広さ

表1の4つの要素に変化をつけて，寝返り動作を行ってみてほしい．

例えば，身体重心を勢いよく移動させるために床を強く押した場合の動きと，なるべく身体重心に勢いをつけないようにしたゆっくりとした動きとでは，同じ寝返る動作でも身体アライメントが大きく異なることがわかるだろう．さらに床を押す方向や体重をかける位置，BOSの大きさを変えることで，動作に変化が起こることが理解できる．

1）重心の加速度・位置について

身体重心は身体各体節における質量中心の合成されたもの（合成重心）である．からだに作用する重力のバランスは身体重心を中心として保たれており，身体重心はからだの位置を1点で代表させうる指標である．いいかえれば，姿勢の変化を力学的に特徴づけることのできる1点ということでもある．重心は質量の中心であるから，各体節の位置関係が変化することにより位置は変化する．

身体重心位置が変化するには，物体の外側からの力（外力）が作用しなくてはならない．

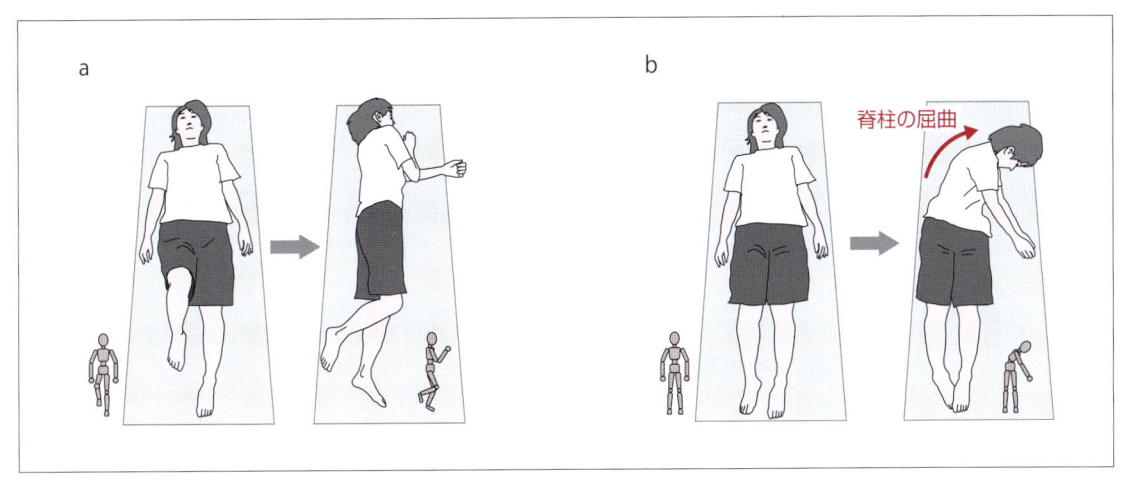

第4部　動きを観る前に—動きの相と機能的意味—

図3　寝返り動作のアライメントの観察
a：重心に勢い（加速度）が生じている寝返り動作．床を蹴ることで身体重心に外力が作用すると加速が生じ，体幹アライメントはあまり変化なく重心移動が行われる．
b：重心に勢い（加速度）が生じない寝返り動作．身体重心に加速が生じないと体幹アライメントを変化させて質量分布を変化させることで重心移動が行われる．

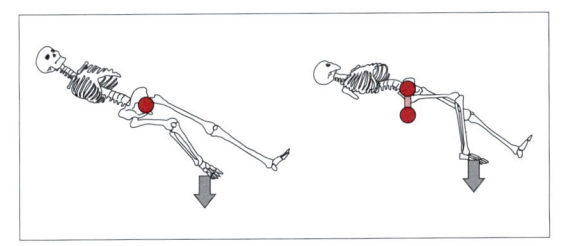

図4　足底面を直下方向へ押した場合の反力とからだの運動

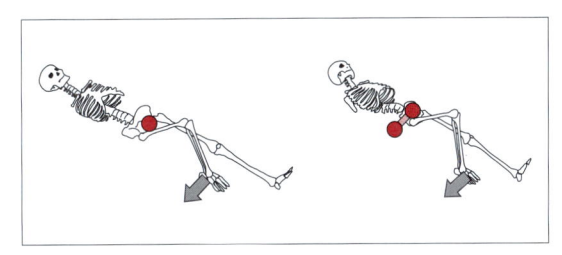

図5　足底面を外側方向へ押した場合の反力とからだの運動

　身体重心を移動させる外力とは，主に重力や床反力であるが，このうち重力はからだが直接制御できるものではない．したがって，身体重心に加速をつける際には，床反力による制御方略などが観察される（図3a）．一方，身体重心に加速がつけられない場合などでは，質量の大きな体幹アライメントを変化させて質量分布を変化させることで重心移動が行われることになる（図3b）．これは下肢先端から十分な筋出力が発揮されないような高齢者などでよく観察される．

2) 床反力の大きさと方向について

　身体重心の制御は床反力を変化させて行われている．床反力は身体中の筋活動の総和として，下肢先端から外界に出力された力の反力である．からだに外力として作用するもので，重力以外にからだに加わる外力である．

　床反力は身体重心の加速度を反映したものであり，床反力ベクトルの大きさ・方向は，身体重心の加速度を表す．身体全体の動き，すなわち身体重心の位置変化は床反力によって決まる．

　床面を真下に向かって押した場合（図4），その反作用として床反力ベクトルは傾きをもたずに真上を向く．その結果，身体重心は上方に加速する．この場合，観察される身体運動は殿部をもち上げるブリッジ動作となる．

一方，床面を外側方向へ押した場合（図5），反作用として生じる床反力ベクトルは力の加わった方向へ傾きをもつことになる．
　床反力ベクトルが右に傾けば身体重心は右方向に加速され，床反力ベクトルが左に傾けば身体重心は左方向に加速される．前後についても同様である．
　寝返り動作のように，新たにBOSが移動する動作においてよく観察される方略である．

> **Reference**
> **床反力の臨床的意義**
> 床反力の意味合いはそれだけではない．
> われわれはからだを運動させるため，外部環境に向かって力を発揮する．その一方で，その力の反力（すなわち床反力）を感じとりながら外部環境とからだとの力学状態を探索していると考えることができる．つまり，外部環境に向かう力の発揮は，それ自体が力学状態の認識のための探索行為なのである．
> 力学環境の認識は，単純に固有受容器からの情報を受動的に処理して行われているのではなく，床反力を手がかりの1つとしているともいえる．

3）床反力作用点の位置

　床反力の作用点が床面と交わる点を床反力作用点といい，支持面における反力分布の中心点（COP）である．静止した姿勢では身体重心の動きがないため，重力の大きさと床反力の大きさは一致し，身体重心の真下に床反力作用点が位置する．したがって，静止時には身体重心位置を評価することにより，BOSの前後左右のどのあたりに床反力作用点があるかも判断できる．一方，動作の開始時には重心より離れた位置に床反力作用点を置くことで回転する力（回転モーメント）が生じる（図6）．静的姿勢と動的姿勢の変換である動作開始時の床反力作用点の位置変化は重要な力源となりうる．

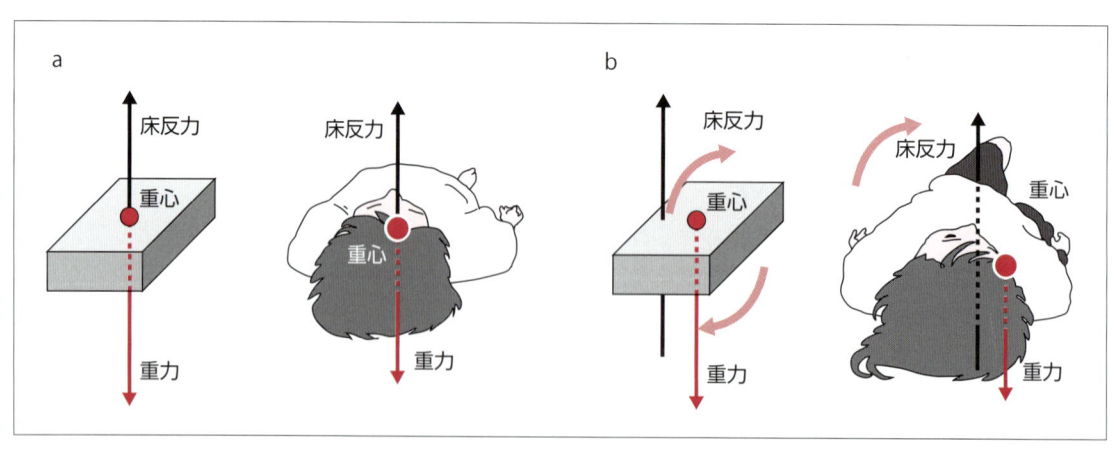

図6　からだ（物体）の回転と床反力作用点の関係
a：重心と床反力作用点が鉛直上で一致していると物体は静止する．
b：重心と床反力作用点の位置にズレが生じると重心のある方向に回転する．

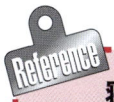

> **寝返り動作の力源**
> 回転モーメントが大きくなるには2通りの条件しかない．
> ①外力が大きいとき，②外力の作用線が回転中心から離れているときである．
> 対象者の寝返り動作において，どのような方略を選択しているのかを観察してみよう．

4）支持面の位置と広さ

　支持基底面（BOS）とは，からだや支持物（杖など）が床面に接している外周を結ぶ線によって囲まれた面のことであり，BOSのうち実際にCOPが移動可能な面上にある空間を安定性限界と呼ぶ．姿勢を保持するには，その姿勢での重心（重心線）が安定して重心移動制御可能な位置に存在することが条件である．逆にBOSを移動させるような動作では，新たにつくる安定性限界へ重心を加速させることとなり，支持面を操作することによって重心移動が成り立っている（図7）．

　背臥位は，数ある姿勢のなかで最も多くの体節が支持面で支えられているために姿勢を保持する筋活動をほとんど必要としない．寝返り動作は，この安定している広い支持面から側方の狭い支持面へとからだを移動させる動作である．この動作を実現するためにからだは支持面に対して操作を行っていることが観察される（図8）．

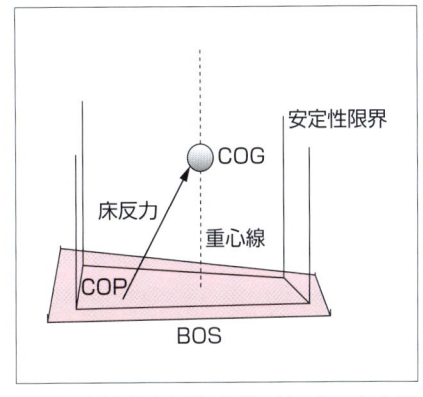

図7　支持基底面と力学パラメータの関係性

> **荷重に対する「構え」とは**
> 「構え」とは，運動に対する身体的準備の状態である．この身体的準備である「構え」によって筋緊張分布などが決定され，これから生じるBOSの移動・体軸内回旋などの難易度に変化が生じる．
> 寝返る動作は背臥位から，重力に抗して側臥位になるため，重力に抗して質量中心を移動し，BOSを移動させ，最終的に姿勢を静止させて保持させるといった力学的課題を達成させなくてはならない．支点が安定し，円滑な姿勢の変化が行えるような構えが必要である．

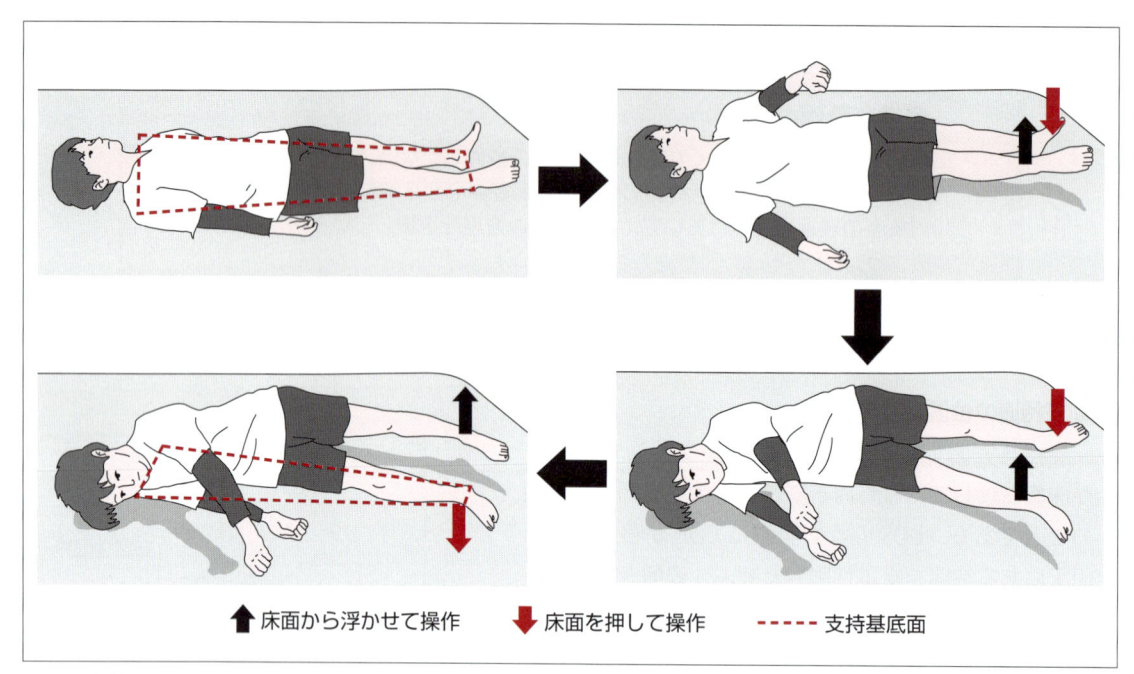

図8　支持面の操作と寝返り動作
支持基底面の変化に伴って支持面への操作が逆転していることが観察される．
寝返る側の下肢が床面から浮く**ことで下肢の重み**によって対側の肩甲骨前方突出がしやすくなる．

> **なるほど**
>
> **異常運動とは**
> 動作に要求される力学的課題を満たせば，どんな方略を選択しても動作は可能となる．
> ところが，力学的課題を優先的に満たそうとするあまりに，からだの対応が何らかの非合理的な運動，すなわち異常運動が生じることとなる．

▶ 3. 寝返り動作のメカニズム

　動作の観察から力学対応を評価するためには，対象者がどのように運動をしているかという寝返り動作の**代表的な**パターンにおけるシークエンスを知る必要がある．

①寝返り動作のメカニズム

　寝返り動作とは，背臥位から側方へと身体を回転させて側臥位（もしくは腹臥位）で運動を静止せる一連の動作であり，静的姿勢から動的姿勢を経由して静的姿勢で終わる．このように動作には，一連の流れ（文脈）があり，シークエンスと呼ぶ．寝返り動作のシークエンスにはいくつかの観察すべき所見がみられる．この「その場に起こる観察すべき所見」のことをクリニカルイベントと呼ぶ（図9）．
　寝返り動作を観察してみると，動作に先行して頸部の動き〔頭の制御（head control）〕が生じ，体軸内回旋（body axis rotation）が起こって支持面が変化し，残っている下半身（上半身）が付随して運動が生

第4部 動きを観る前に―動きの相と機能的意味―

| | 動作に先行して起こる頸部の動き（頭の制御）肩甲帯の前方突出 | 体軸内回旋体重移動 | 立ち直り反応 |

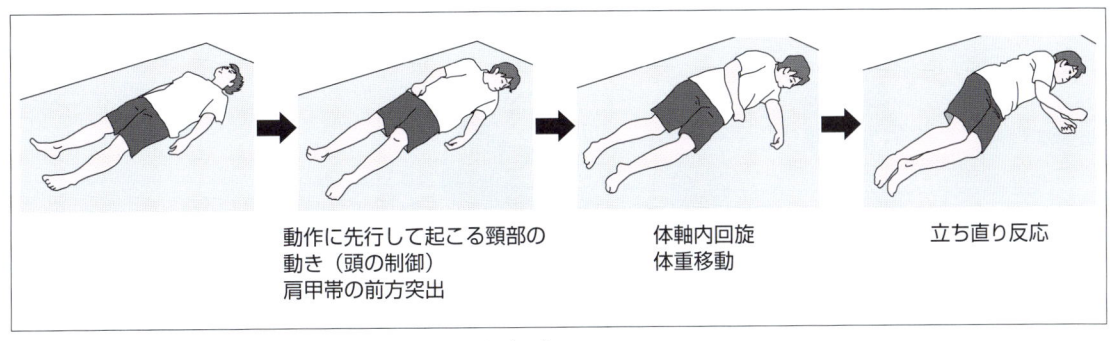

図9 寝返り動作のシークエンスとクリニカルイベント

じる立ち直り反応（righting reaction）が起こって側臥位となる．さらに，体軸内回旋に先立って支持側の肩甲帯の前方突出（scapula set）が生じ，体軸内回旋と同時に体重移動（weight shift）が起きていることが観察される[1]（表2）．

表2 寝返り動作にみられるクリニカルイベント

①動作に先行して起こる頸部の動き〔頭の制御（head control）〕
②肩甲帯の前方突出（scapula set）
③体軸内回旋（body axis rotation）
④体重移動（weight shift）
⑤立ち直り反応（righting reaction）

（石井慎一郎：レクチャーノート Vol.2 起居動作の臨床バイオメカニクス，南西書店，2011）

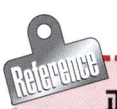

> **Reference**
> **正常動作と異常動作の違いとは何であろうか？**
> 運動が正しく選択された運動方略によって，行われている場合には，動作の文脈を通して，運動のシークエンスが身体重心の移動に合目的である．このような状態の動作を正常動作と呼ぶ．したがって，動作が正常かどうかを判断するには，動作の文脈を通じて確認し，その方略が目的に合理的かどうかを考える必要がある．

②寝返り動作のクリニカルイベント

1）頭の制御（動作に先行して起こる頸部の動き）（図10）[1]

　頭の制御は動作に先行して起こり，この動きによってこれから起こる全身の運動パターンに違いが生じることとなる．特に観察されるのは次のクリニカルイベントである体軸内回旋への影響である．動作に先行して頸部の動きが屈曲位であれば体軸内回旋は屈曲−回旋パターンとなりやすく，頸部の動きが伸展位であれば体軸内回旋は伸展−回旋パターンとなりやすい．

　また，頭部の制御によって全身の姿勢制御のための筋活動の優先度が決定されることとなる．頸部の屈曲運動が先行すれば胸鎖乳突筋・胸骨筋・腹直筋・大腿四頭筋・前脛骨筋・長指伸筋などの身体前面に位置する筋群が活性化される．頸椎の伸展運動であれば脊柱起立筋・ハムストリングス・腓腹

屈曲位　　　　　　　伸展位

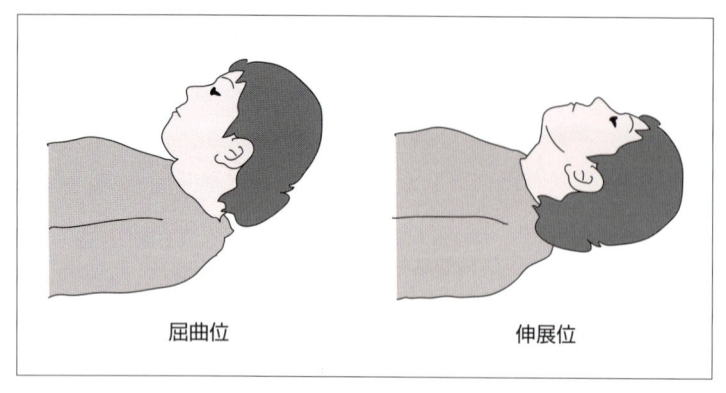

図10　頭の制御（動作に先行して起こる頸部の動き）

筋などの身体後面に位置する筋群が活性化されることとなる．

> **なるほど**
>
> **運動の拡がり**
> 活性化された筋群が次のクリニカルイベントの方略を決定づける．身体前面筋群の活性化は腹部筋活動を高めてテンタクル活動（OKC）によって体節間を連結し，運動は頭部〜体幹〜下肢へと広がっていく．一方，背面筋群の活性化はブリッジ活動（CKC）によって体節間を連結し，運動の広がりは下肢から体幹となる．

2）肩甲帯の前方突出（図11）[1]

　体軸内回旋の開始に起こるクリニカルイベントが肩甲帯の前方突出である．肩甲骨は胸郭上に浮遊する機能的関節なので，肩甲帯の前方突出がないと上部体幹（胸椎）の回旋は生じづらく，体軸内回旋が困難となる．
　さらに肩甲帯の前方突出は，それによって前鋸筋・同側の外腹斜筋・対側の内腹斜筋を賦活化させる作用もあることから，体軸内回旋運動に適した運動と考えられる．

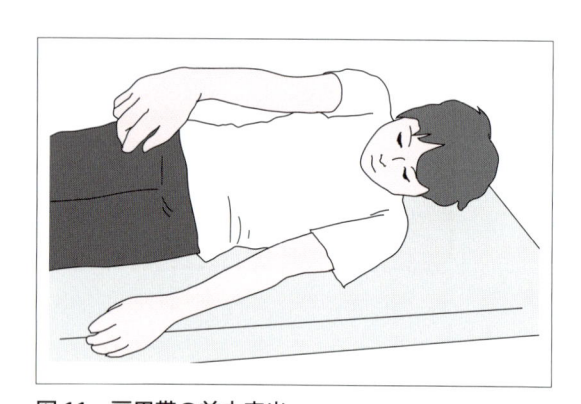

図11　肩甲帯の前方突出

3）体軸内回旋[1]

　寝返り動作は背臥位から側臥位へと急激に体位を変換するため，体軸周りの回旋運動を行う．体軸内回旋の主役は胸椎である．体軸内回旋は前述のように屈曲−回旋パターンと伸展−回旋パターンとに大別される．
　寝返り動作における体軸内回旋を観察すると，さらに3つの回転期が見受けられる[1]（図12，表3）．

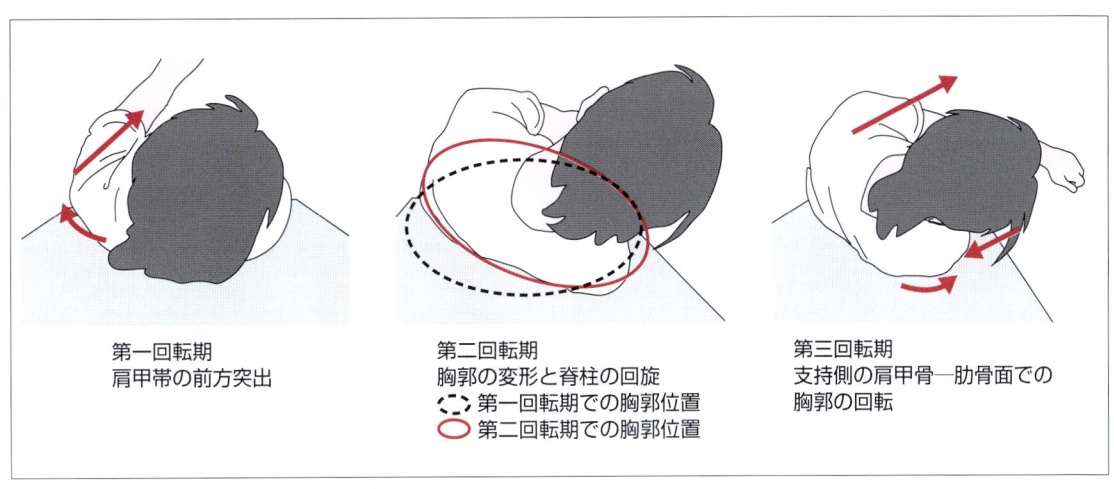

第4部 動きを観る前に—動きの相と機能的意味—

第一回転期	第二回転期	第三回転期
肩甲帯の前方突出	胸郭の変形と脊柱の回旋	支持側の肩甲骨―肋骨面での胸郭の回旋
	----- 第一回転期での胸郭位置	
	——— 第二回転期での胸郭位置	

図12　寝返り動作における体軸内回旋

表3　体軸内回旋を可能にする回転のメカニズム

①	第一回転期	肩甲帯の前方突出
②	第二回転期	胸郭の変形と脊柱の回旋
③	第三回転期	支持側の肩甲骨―肋骨面での胸郭の回転

(石井慎一郎：レクチャーノート Vol.2 起居動作の臨床バイオメカニクス，南西書店，2011)

　第一回転期は肩甲骨の前方突出であり，前述のように体軸内回旋運動を起こすために必要な運動である．
　次いで第二回転期は胸郭の変形と脊柱の回旋である．胸郭は床と接していることから，胸郭が変形することでからだの回転が継続することとなる．
　続いて第三回転期では，支持側の肩甲骨上での胸郭の回転である．第一・第二回転期では，胸郭を固定して肩甲骨が運動するといった運動であったが，第三回転期ではこの運動点と固定点が切り替わり，肩甲骨が固定されてその上を胸郭が運動をする．
　連続した運動のなかで，この「運動点〔運動性（mobility）〕と固定点〔安定性（stability）〕の切り替わり」が生じる第三回転期が最も困難な時期でもある．

4) 立ち直り反応[1]

　寝返り動作の最終局面である側臥位になるためには，「運動点と固定点の切り替わり」が重要となる．質量の大きなからだを回転させるためには，ある部位を固定させる（安定性）ことで別の部位の運動（運動性）を可能にしている．寝返り動作の場合，上部体幹と下部体幹がそれぞれ運動点（運動性）と固定点（安定性）の関係にある（下部体幹を運動点，上部体幹を固定点とする場合も多い）．ところが，運動点である上部体幹がそのまま回旋し続けた場合，下部体幹が回旋しきれず寝返りが完成しない（図13）．理学療法士はこのような動作を観察する場面も多いのではないだろうか．
　寝返り動作は，運動点と固定点を切り替えることで完成する（図14）．「運動点と固定点の切り替え」の局面では腹斜筋の筋張力が機能し，腹斜筋によって下部体幹の回旋が生じる．

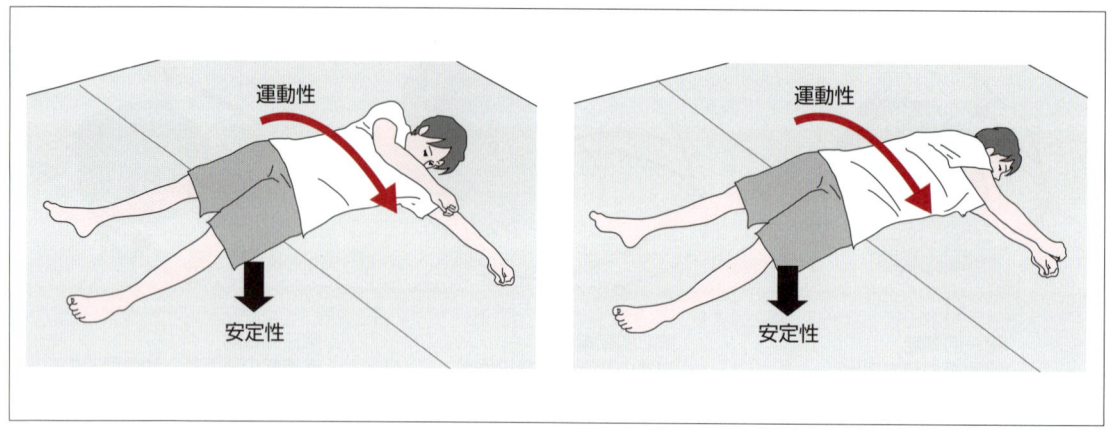

図 13 上部体幹がそのまま回旋し続けた場合
下部体幹が回旋しきれず寝返りが完成しない.
(石井慎一郎:基本動作の臨床バイオメカニクス,南西書店,2011)

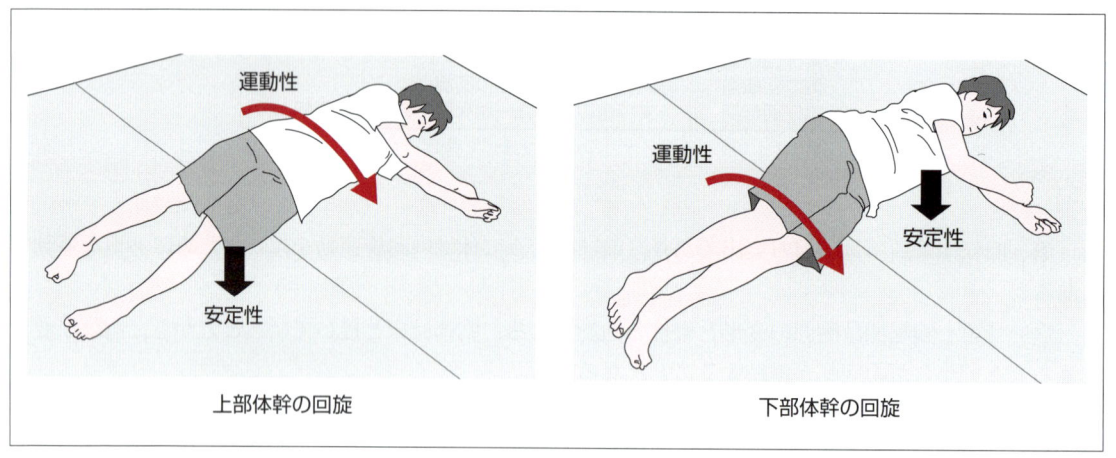

図 14 寝返り動作の完成系
上部体幹の固定によって下部体幹の回旋が行われる.
(石井慎一郎:レクチャーノート Vol.2 起居動作の臨床バイオメカニクス,南西書店,2011)

　これらの「動きに追従するからだの反応」は,いわゆる立ち直り反応であり,広い意味では,寝返り動作は立ち直り反応を利用して行っていると考えられる.

第4部　動きを観る前に──動きの相と機能的意味──

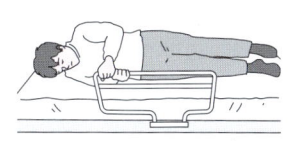

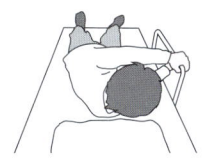

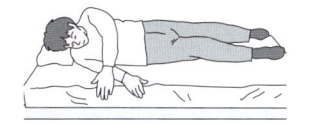

> **なるほど**
>
> ### 「日常生活動作（ADL）」と運動学習
>
> 図15では，ベッド柵につかまり何とか寝返り動作を行っているが，寝返り動作の自立に向けて必要な身体運動は何であろうか．分析や介入のポイントに従って対象者の動作を観察してみよう．
>
> ベッド上など実生活の場面では，布団で反力を受けづらかったり，左右に十分なスペースがないなど訓練室のプラットフォームとは環境が異なる．このような環境での寝返り動作は，体軸回旋よりも半側臥位からのブリッジ活動での骨盤浮上と後方移動が要求される動作となりうることが多い．このように，環境によって動作は大きく影響されることとなる．
>
> 動作分析とは何が動作を妨げているか（問題点）といった評価に留まらず，どう介入すればよいかといった治療に直結するものになりうるものとなる．
>
> 図15　よく観察されるベッド上での寝返り動作

Check→ 1) 石井慎一郎：レクチャーノート Vol.2 起居動作の臨床バイオメカニクス，南西書店，2011.

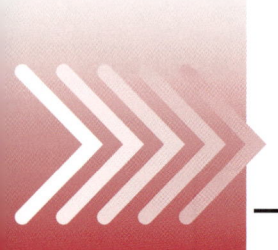

第1章 寝返り
第2節　神経学的視点から

舟波真一

▶1. 寝返りとは？

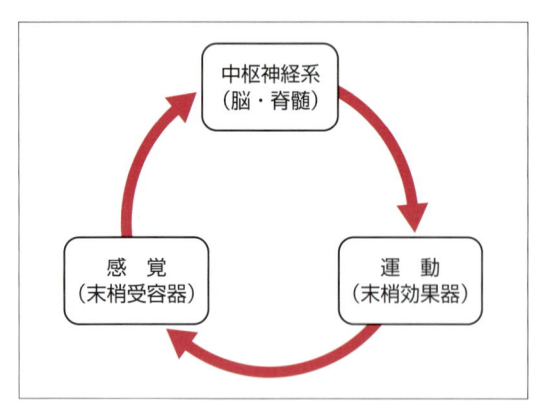

図1　感覚-運動連環
感覚が生起するということは運動が生じているということである．感覚と運度は表裏一体．感覚＝運動＝感覚＝運動……．

　われわれが最も寝返りを行う瞬間はいつであろうか？　それは，睡眠中であることは想像にかたくない．就寝時に行う寝返りは，個人差はあるものの30回以上行われているようである．睡眠中の寝返りは，からだへの圧力を1カ所に集中させないように，さらには湿気や熱から逃れるために行われる．それは，血液やリンパ液などがからだの下側に滞らないよう循環させるための行為であり，生命を維持するための根源的な移動という活動の1つであるともいえる．

　発達の分野から考えると，寝返りは移動性スキルにとっても重要である．それは，寝返りあるいは部分寝返りが背臥位から立位，背臥位から座位を達成するために用いられる運動パターンの不可欠な構成要素だからである．乳児は1～2カ月で最初に側臥位から背臥位へと寝返りをし，そして4～5カ月で背臥位から側臥位へ寝返りをする．4カ月で腹臥位から背臥位へ，それから6～8カ月くらいで背臥位から腹臥位への寝返りをする．9カ月頃までにはほとんどの乳幼児は，骨盤より上の体幹による分節的寝返りを行うようになる．

　この移動運動はあくまでも環境との関連のなかで起こる．感覚-知覚系はからだと環境に関する情報をもたらし，環境のなかで効果的に活動するための能力を的確に統合したものとなっている．感覚が運動の原動力であると同時に，運動が感覚の原動力でもある（図1）．

▶2. 寝返りの各相

　寝返りは，大きく4つの相に分けられる（表1）．

①第一相：開始姿位（背臥位）
　開始姿位の観察，分析は重要である．背臥位のアライメント，姿勢緊張を分析することで，これから行われる寝返りの運動連鎖の仮説を導くことができる．固定部位や過剰運動部位の予測を立てることができるため，観察の視点も絞り込むことが可能である．

表1　寝返りの各相

寝返りの各相	パターン	内容
①開始姿位（背臥位）		アライメント，姿勢緊張を分析．固定部位，過剰運動部位の仮説を立てる．
②末梢初動相（頭頸部，四肢からの運動開始）	頭頸部パターン	頭頸部の屈曲・回旋から開始．乳幼児でよくみられる頭部の回旋，頭部過伸展から肩甲帯へ運動が波及する場合もある．
	上肢パターン	上肢の挙上，肩関節屈曲から運動が開始され，肩甲帯へと波及．頭頸部，下肢とほぼ同期して動く場合もある．
	下肢パターン	下肢の挙上，股関節屈曲から運動が開始され，骨盤帯へと波及．逆に，股関節を伸展方向に，支持面を蹴って推進力を生成する場合もある．
③中枢波及相（体幹，骨盤帯への運動連鎖）	肩甲帯→骨盤帯	末梢の運動から波及して肩甲帯〜胸郭・脊柱〜骨盤帯へと運動連鎖が起こる．屈曲回旋，伸展回旋どちらかのパターンをとる．ほぼ同期する場合もあり．
	骨盤帯→肩甲帯	末梢の運動から波及して骨盤帯〜腰椎・胸郭〜肩甲帯へと運動連鎖が起こる．屈曲回旋，伸展回旋どちらかのパターンをとる．ほぼ同期する場合もあり．
④到達姿位（側臥位）		アライメント，姿勢緊張を分析．到達姿勢が安定したものでなければ，運動も安定してスムーズに実行されない．

②第二相：末梢初動相（頭頸部，四肢からの運動開始）

　寝返り運動の開始相である．頭頸部，上肢，下肢いずれかの末梢から寝返りが開始される．どこから運動が開始されるか，3つのパターンがある．運動の初動にかかわる3つの球関節に関連したパターンであるともいえる．頭頸部パターンは環椎後頭関節，上肢パターンは肩甲上腕関節，下肢パターンは股関節が重要な役割を果たす．

③第三相：中枢波及相（体幹，骨盤帯への運動連鎖）

　寝返り運動の連鎖相である．末梢から開始された運動が肩甲帯，脊柱・胸郭，骨盤帯に波及して側臥位・腹臥位へと移行していく．この運動連鎖は，上行性と下行性の連鎖があるが，肩甲帯と骨盤帯がほぼ同期して動く場合もある．

④第四相：到達姿位（側臥位，腹臥位）

　「第2部　第2章　第1節　共通する観かたとコツ」（→p20）にもあったように，動作は「静」で始まり「静」で終わる．この到達姿位である側臥位はこれまでの運動の影響を強く受けるし，安定した側臥位をとることができなければそこに到達する前の運動も不十分なものになってしまう．とかく，側臥位とは頭頸部・肩甲帯といった自由度の高い部位が不安定になりやすく，支持基底面も少なくなってしまうため，より注意深く観察・分析を進める必要がある．

▶ 3. 動きの相と神経機能的意味

①第一相：開始姿位（背臥位）

　寝返りとは，生命を維持するための根源的な移動という活動の1つである．移動は，人間を含めた高等動物が最も頻繁に行う日常的活動である．移動は，環境のなかで全身の場所を変化させる運動と定義される．移動性はしばしば歩行についてのみ考えられるが，ほかの多くの側面があり，日常生活活動の自立にとって本質的に重要である．姿位を変える能力，すなわち寝返りできるか，ベッドから起き上がれるか，いすからいすへ移れるか，ということが移動性の本質である．もし，寝返りができなければ，ベッドから起き上がることはできない．また，起き上がることができなければ，立って歩くこともできない．このように，寝返りは多くの運動課題にとって必要不可欠な構成要素である．

　背臥位の大きな特徴は，ヒトのとりうる姿勢のなかで最も支持基底面が広く，からだと床面（環境）との接触面積が大きいということがあげられる．それは，重心位置が低く，従重力姿勢であるといえる．重力という環境下においては，その接触面からさまざまな情報がもたらされる．温度覚や触覚，または圧覚などの固有感覚で検知される床反力情報などである．このような感覚情報が中枢神経系へと入力され，姿勢制御のための筋活動などに影響を及ぼす．接触面積が大きいということは，それだけ物理的にも安定しており，筋活動が最も低くてもその姿勢を保持していられると中枢神経系は無意識的に判断していることになる．背臥位といっても，身体後面がすべて床面に接触しているかというと，そうではない（図2）．個人差のある脊柱カーブや四肢関節可動域によってさまざまである．筋骨格系は個体差の幅が大きく，接触面も異なるためそこからの感覚入力も異なる．ゆえに，姿勢制御における筋活動の分布も個体差が大きいということになる．背臥位のアライメントと筋活動の分布を分析することは，運動の固定部位と過剰運動部位などを予測していくことに役立つ．

　また，背臥位は全身の筋活動が最も低いため，覚醒も低くなりやすい．疲れを癒したり就寝したりする姿勢が立位ではない理由がここにもある．姿勢制御における筋活動が低く，身体各部位がおのおの支持基底面をもつため，からだの連結が乏しい．そのため，自己身体と支持面や周囲環境からの視覚情報が少なく，姿勢定位しにくい．起き抜けに寝ぼけてしまい，「今何時？　ここはどこ？」という経験は少なくないであろう．

　物理的に安定していて筋活動が低く，身体各部位の連結が乏しいということは，ちょっとやそっとの外乱ではその姿勢は大きく崩れないということを意味する．「第4章　歩行」（→p159）を参照してもらいたいが，支持基底面の安定性限界を超えてバランスを崩すことで，より大きな推進力を生成することができる．そう考えると，不安定性の高い立位から動き出していくことより，安定性の高い背臥位から動き出していくことのほうが大きな筋活動と意識的な制御が必要となりそうである．例えば，軽介助，もしくは監視レベルで歩行が可能な比較的随意性を有した片麻痺患者でも，手すりがないと，寝返り・起き上がりができない場合がある．

　また，機能障害などの問題をからだに抱えている場合，背臥位といっても安楽姿勢とはならない場合が多い．患者の多くは夜間痛を訴える．すでにどこかの関節に可動性の問題や痛みの問題を抱えていれば，そこが固定部位となってこれから起ころうとする運動を阻害し，より過剰努力を要する運動部位や筋活動をつくってしまう．開始姿位が，次の運動を規定するといっても過言ではない．

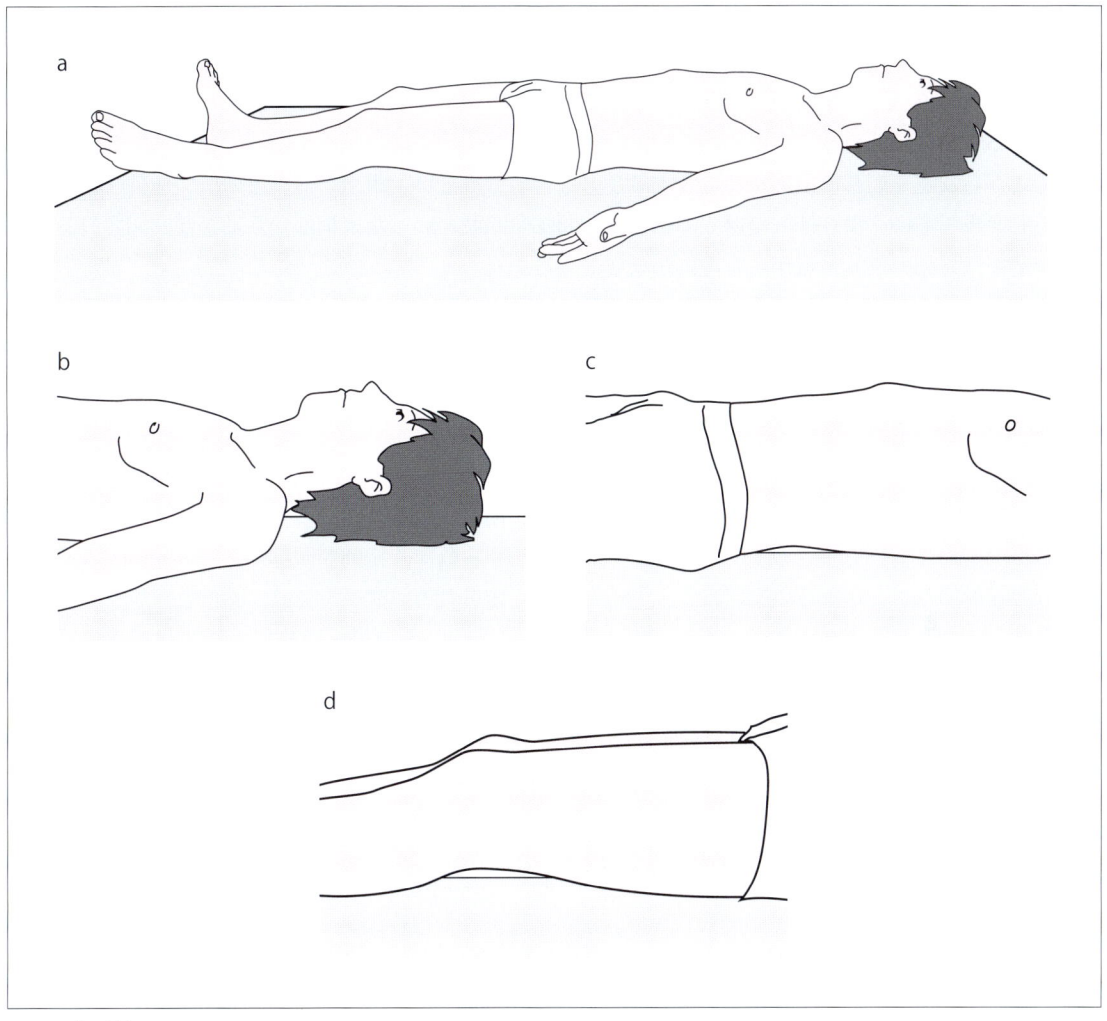

図2　背臥位
a：背臥位といってもすべてのからだが支持面に接触しているわけではない．
b：頭頸部の間隙．
c：腰椎部の間隙．
d：膝関節下の間隙．

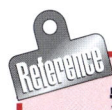

> **Reference**
>
> **安定と定位**
>
> 姿勢制御とは，安定性と定位という二重の目標に関して空間中の身体位置を制御することである．姿勢定位は，運動課題に関与するからだの複数の体節間同士の関係，およびからだと環境との間の関係を適切に保持する能力と定義される．姿勢安定性は，からだの位置，特に身体質量中心の位置を，安定性限界と呼ばれる特定の範囲内に保持する能力である．全身を空間的に移動して支持面を変更する動作は安定した状態を崩すことから始まる．その動作に慣れた人にとっては，不安定であることは問題にならず，よく制御でき，自由度が高いことにより効率的な動きが可能となる．

②第二相：末梢初動相（頭頸部，四肢からの運動開始）

　静的な背臥位から運動が起こる，初動の相は運動を分析する上でとても重要な部分である．たいていの対象者は背臥位からの初動相で失敗していることが多い．平衡状態にあって静止している物体が運動状態となるためには，運動を起こす力が働く必要がある．支持基底面が広く物理的にも安定しているため，そこから安定を崩して推進力を生成することは容易ではない．重く，自由度の低い体幹などの中枢部から動き出していくよりは，寝返りの場合は頭頸部や四肢といった末梢部から動きが開始されることが効率的で，運動力学的視点からも理にかなっている．

　末梢部というと，頭頸部，上肢，下肢の3部位に大別できるが，おおよそ寝返りの初動相はこの3つの部位から始まるパターンに分けることができる．

1) 頭頸部パターン

　主に，頭頸部の屈曲・回旋から開始される（図3）．生成された推進力は，肩甲帯から体幹前面筋群の活動へと波及し，体幹の屈曲・回旋により寝返りが遂行される．頭部のみで運動を開始し，ほかの末梢部を動かさないで寝返るといったパターンはほぼ観られず，初動が頭部であっても追随して上下肢が動き始めることがよく観察される．乳幼児でよく観られるパターンでは，頭部の回旋，頸部過伸展から肩甲帯へ運動が波及し，いわゆる反り返るような体幹の伸展・回旋によって寝返る場合が多い．いずれにしても，頭部と支持面に対してからだを定位するための立ち直り反応の関与が想起されるが，この立ち直り反応は現在では小児発達の正常と異常を決める指針となるような反射活動であるとはいいがたいようだ．

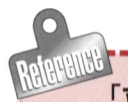

Reference

「立ち直り反応」の考え方

小児発達の領域において，「立ち直り反応」が正常と異常を決める指針になると聞いた覚えがあるだろう．

発達の古典的理論は，人間の成熟した行動パターンの出現に対して，反射に非常に重点をおいてきた．これは，健常児における姿勢と運動の制御の出現が，反射の出現とそれに続く反射の統合によっていることを意味する．反射の出現と消失は中枢神経系（CNS）の成熟を反映していると考えられている．この古典的理論は反射-階層理論と呼ばれている．

これに対し，システム理論，生態学的理論といった運動制御の最近の理論では，姿勢制御は統合的に姿勢制御系と呼ばれる筋骨格系と神経系の複雑な相互作用によって引き起こされると考えている．姿勢制御系の要素の組織化は，運動課題と環境によって決定される．システム理論は反射の存在を否定しないが，姿勢や運動制御に対する影響の1つに過ぎないと考えている．

> **なるほど**
>
> **成人における立ち直り反応**
>
> 寝返りにおいて考えられる立ち直り反応としては，頭部と支持面に対してからだをある定位に保つために，相互に影響を及ぼし合う2つのものがある．対頸部-身体立ち直り反応は，頭部と頸部の位置変化を伝える頸部の感覚神経に応答してからだを定位する．対身体-身体立ち直り反応は，頭部の位置にかかわらず地面に対してからだを定位し続けるものである．いずれにしても，成人の寝返りにおける立ち直り反応は，1つの刺激に対して必ず反応する姿勢反射のようなものではなく，さまざまな要素の統合によって制御されていると考えなければならない．古典的な反射-階層理論における，姿勢反射としての立ち直り反応とは違うということを考える必要がある．

頭部が動くことにより生起される主な感覚刺激としては，視覚と前庭感覚があげられる．視覚はほかの感覚と本質的に異なる性格をもっている．視覚以外の感覚が身体単独で，あるいはからだと直接接触する外部環境によって生じるのに対して，視覚はからだから離れた場所についての情報を与えることができる点でユニークである．つまり，自己を取り巻く環境の空間的構造についての情報は視覚のみによって得られる．背臥位から移動する次の支持面へと視線を移し，安全に移動していけるかといったさまざまな環境情報とオプティックフローが寝返り運動を制御する大事な情報の1つとなっている．また，前庭システムとも密接な関係にある．前庭器官は，半規管と耳石器からなり，頭部の回転運動と重力・直線加速度を検知する．姿勢制御のための筋活動や眼球運動の精緻な調節に役立っているが，寝返り時の頭部の回旋や加速度などの情報から筋活動を制御している．

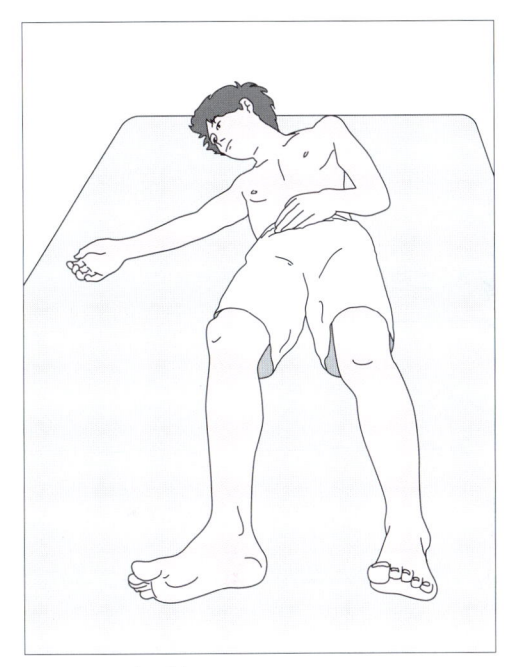

図3　頭頸部パターン

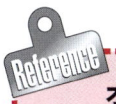

> **オプティックフロー**
>
> ヒトや動物が三次元的な環境のなかで移動することにより，網膜像に一定の動きのパターンが生じる．このような動きのパターンをオプティックフローという．オプティックフローは動いているヒトや動物の運動方向，視線の方向や，環境の三次元構造によって変化する．このフローを視覚呈示すると，自分自身があたかも前方に移動しているかのような錯覚に陥る．自分の乗っている電車は止まっているのに，窓から見える隣の電車が動き出すとあたかも自分の乗っている電車が動いているように錯覚してしまったことは，誰もが一度は経験しているであろう．

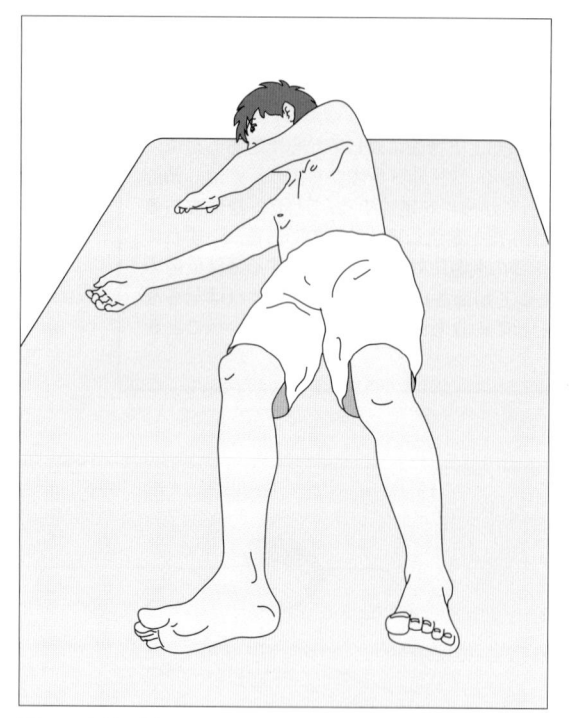

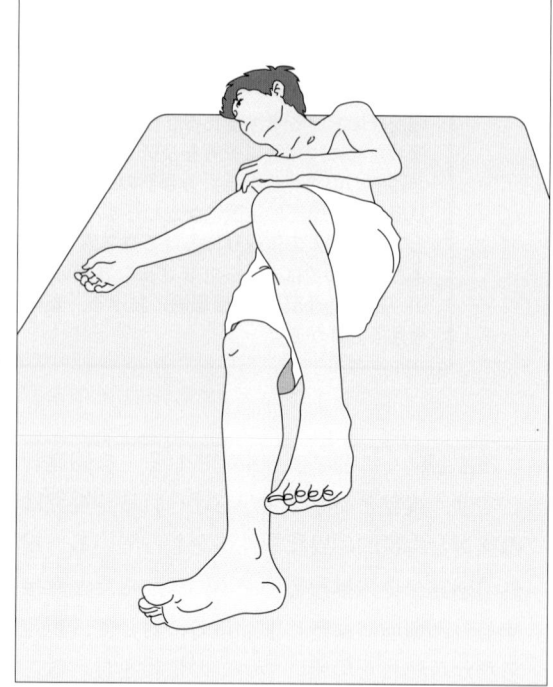

図 4　上肢パターン　　　　　　　　　　　　　　　図 5　下肢パターン

2）上肢パターン

　上肢の挙上，肩関節屈曲から運動が開始されるパターンである（図 4）．その動きは肩甲帯へと波及し，体幹の回旋へと連鎖していく．頭頸部，下肢とほぼ同期して動く場合もある．寝返りのパターンのなかでは，頭部の動きを伴うこの上肢パターンが最も多く観察されるであろう．上肢はもともと空間で操作されることが多い部位であり，外側皮質脊髄路の支配が強い．また，中間関節である肘関節は，背外側系で分類されるもう 1 つの赤核脊髄路の投射を強く受けている．頭頸部においても同様のことがいえるが，上肢が自由に動けるということは，それを保証している体幹などの中枢部の安定性が重要である．安定性（stability）が背景にあってこそ，運動性（mobility）が生まれる．それは，先行随伴性姿勢調節（APA）（→ p203「第 5 部　第 3 章　姿勢調節の話」参照）という，中枢神経系の完全なるフィードフォワード制御によるものである．上肢挙上の際，三角筋などの主動作筋が働く以前に，固有背筋や腹横筋などの姿勢保持筋群，または同側の下肢筋群が，上肢運動に伴う外乱から姿勢の崩れをあらかじめ補正する制御システムである．橋・延髄網様体システムが主に先行して働く．APA は補足運動野や運動前野からの下行性制御であるため，企画やプログラムの段階で駆動する．そのため，寝返りのイメージを頭のなかで考えるだけで，体幹部は活動することになる．上肢の挙上より先行して働き，その後に続く体幹の屈曲・回旋の連鎖にもスムーズに移行できるような筋活動が準備されるという，巧みな運動制御システムであるといえる．

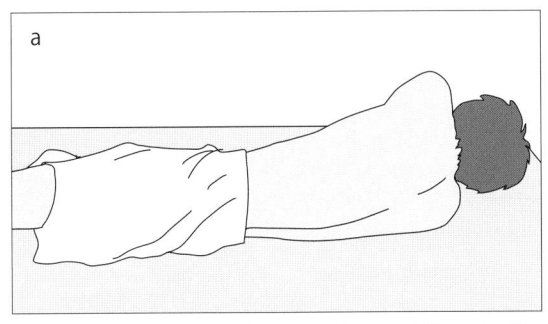

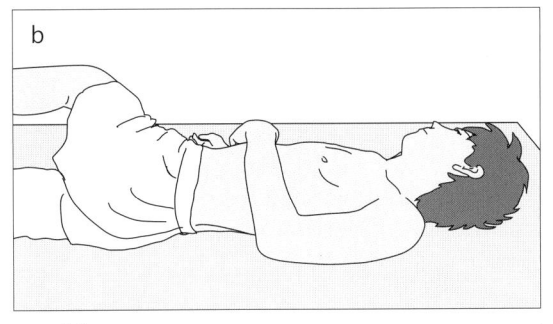

図6 肩甲帯→骨盤帯パターン(a)と骨盤帯→肩甲帯パターン(b)

3) 下肢パターン

　下肢の挙上，股関節屈曲から運動が開始されるパターンである（図5）．下肢の動きに伴い骨盤帯が追随して寝返りに移行する．この質量・容積ともに大きい骨盤というユニットをいかに効率的に回転させていけるかが寝返りの肝であるといえる．対象者などでよく失敗しているのは，この骨盤が寝返る方向にうまく回転させることができないからである．股・膝関節を屈曲させ膝立てから寝返り方向に倒していくパターンや，一側下肢を挙上させ他方の下肢を越えて推進力を生成するパターンがある．いずれにしても下肢は質量が大きく分推進力も大きいが，下肢の初動に対するAPAが確実に駆動され，コアスタビリティが保証されなければ寝返り動作は成功しない．運動性に対する安定性の保証は上肢パターン以上に求められる．体幹前面筋群の活動が低下している場合，股関節を伸展方向に，支持面を蹴って推進力を生成する方略をとることが多い．このとき体幹は伸展・回旋し，反り返るようにしながら寝返る．このように下肢パターンでは支持面からの床反力を用いて体幹を移動方向に押し込んでいく場合が比較的多い．質量の大きい下肢という部位は空間で制御するより支持面に向かって出力を発揮しやすい．

③第三相：中枢波及相（中枢部への運動連鎖）

　初動相にて生成された推進力を保存したまま体幹などの中枢部に波及させていく運動連鎖相である．表1にあるように肩甲帯から骨盤帯へ，あるいは骨盤帯から肩甲帯へと屈曲回旋，伸展回旋しながら波及する（図6）．初動にて上下肢がほぼ同期していた場合，体幹内の回旋運動はみられず，いわゆる丸太様に寝返っていく．文献上通説となっている体軸内回旋は，成人寝返りの不変的特性とみられていた節があるが，そのパターンを示さない場合も多く，寝返り運動を達成するための唯一正しい方法というものはない．

　この相では背臥位での身体重心（COG）が初めて大きく移動していく．支持面を変化させていきながら次の新しい面からの床反力情報が中枢神経系に伝えられ，運動が制御される．寝返りを失敗している多くの対象者は，からだを過剰に固定してしまい，各分節が万遍なく協応して動くということが少ない．過剰固定は関節周囲筋群の同時収縮であることが多く，そこからは身体内部の力感といった過剰な筋感覚に基づいた運動制御が行われている．そうなると外部環境に対しても自己身体の安定や推進力を力感で求めようとすることが多く，柵や縁などのつかまったり引っかけたりできる場所を探そうとして

しまう．APAは外部の固定されたバーを握ったりした堅固な姿勢では出現しないという研究結果がある．つまり，意識的に姿勢を固定して外乱に対する姿勢制御を行う方略では，末梢部の自由な運動に先行して姿勢を安定させるAPAシステムは駆動せず，まずは力制御によって姿勢を固定してから動き出すという停止と停滞を繰り返す非効率的な姿勢制御となる．運動制御は，個体・課題・環境の相互作用から生まれる．環境から与えられる情報を有意義に取り込んでその場面に見合っただけの姿勢筋緊張を調節することが効率的な運動といえる．寝返りでは，移り変わる支持面からの床反力情報や皮膚感覚，視覚・前庭感覚などを情報源として，よりスムーズで効率的な運動制御が行われている．

④第四相：到達姿位（側臥位）

到達姿位が安定したものでなければ，運動も安定してスムーズに実行されない．立位がとれなければ，立ち上がり動作も失敗してしまうことと同様である．寝返りの到達姿位は，成人であれば側臥位が多い（図7）．小児ではそのまま腹臥位に移行する場合もある．「背臥位では寝つきが悪く，側臥位でなければ寝られない」という人も少なくないが，一見安楽な姿勢と思われる反面，非常に不安定要素も強い姿勢である．安楽な側臥位となるには，頭部と肩峰までに距離があるため枕が必要であり，股・膝関節は屈曲させて支持基底面を広くしなければならない．下肢が伸展位の状態で睡眠をとる人は少ないであろう．

一方で，肩甲帯と頭頸部といった非常に自由度の高い関節が不安定になりやすい．環椎後頭関節や肩甲上腕関節は球関節であり，股関節よりも可動範囲が大きい上に体重を支持できるような構造とはなっていない．しかし，支持基底面側の肩甲帯は自重を支持しなければならず，肩甲骨の下制・外転と適度な上方回旋で支持できれば安定するが，挙上・内転・下方回旋し，いわゆる後退といった引き込みがある場合は痛みを誘発する機序ともなりかねない．また，頭頸部は矢状面上の屈曲・伸展の自由度が増すため，特に過伸展をとりやすく，肩甲帯の引き込みと連鎖しやすい関係にある．脊柱は支持基底側に凸のカーブとなり，股・膝関節が屈曲となるのに伴って骨盤が後傾し，体側がすべて接地して安定した床反力情報を受けることができる．しかし，胸郭や脊柱に過剰固定部位がある場合は，骨盤も安定せず，前後に容易に回転してしまう．

側臥位は，治療姿位で選択することもあり，連続した支持面が視覚情報として入力されるため，背臥位とは異なり自己を定位しやすい利点がある．また，上肢が視野に入るため運動・感覚障害が上肢にある場合は視覚的フィードバックにつながる．半側空間無視などがある場合も，空間を制限し視覚情報を制御できるため身体図式（ボディスキーマ）などの再学習に応用できる．

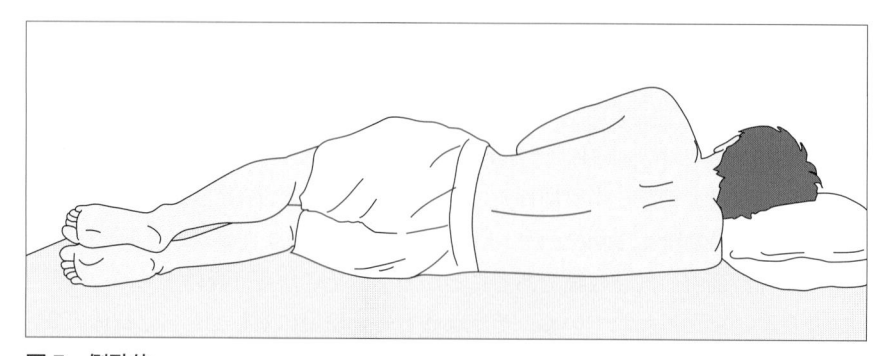

図7 側臥位

なるほど

半側空間無視患者に対する治療例（図8）

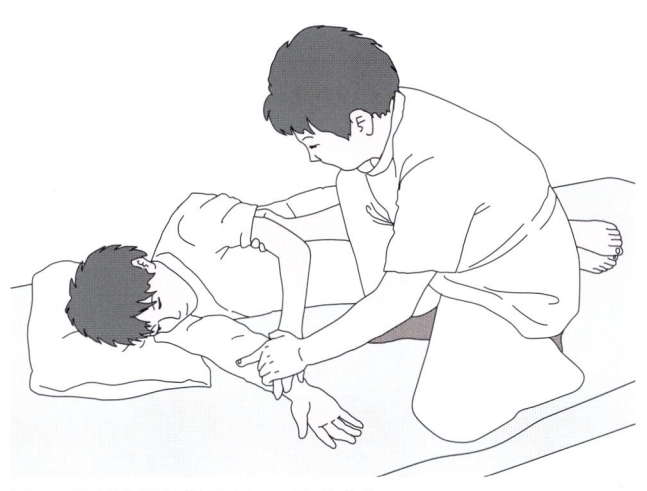

図8 半側空間無視患者への治療介入
麻痺側の空間を認知できない場合，非麻痺側からの情報ばかりを選択するようになる．治療ではあえて非麻痺側下の側臥位にて周辺環境情報を規定する．空間を制限することで麻痺側が感覚しやすくなるため，身体図式が活性化される．

Reference

身体図式〔ボディスキーマ（body schema）〕

スキーマ（schema）とは，知識を構成するモジュールとして仮定される心理学的なモデルのことを指す．発達心理学者 Jean Piaget によって概念化されたシェーマ（schema）にさかのぼることができる用語であるが，認知心理学の発達とともに再吟味されるようになり，現在では同義語として使用されている．1911年，英国人の Sir Henry Head と Gordon Holmes は，女性の帽子に飾られている羽根飾りまでがその女性自身のからだの一部になって延長，拡大されることを「身体図式（ボディスキーマタ）」と呼んだ．体表モデルと連携した自分自身の内的姿勢モデルを構築することである．現在は単数形で呼ばれる「ボディスキーマ」は，「自分自身の組織化されたモデル」と定義されている．ボディスキーマには，身体位置関係の内部表象，動力学，重力に対する身体定位が含まれる．内部表象には，個人空間（personal space），近位空間（peripersonal space），遠位空間（extrapersonal space）があり，これらが関連しあって形成される．視覚・体性感覚・前庭感覚といった多重感覚によって，無意識下で形成されるボディスキーマは姿勢・運動制御の背景となる重要な要素である．

Check→ Sandra Blakeslee 他：脳の中の身体地図—ボディ・マップのおかげで，たいていのことがうまくいくわけ（小松淳子訳），インターシフト，2009．

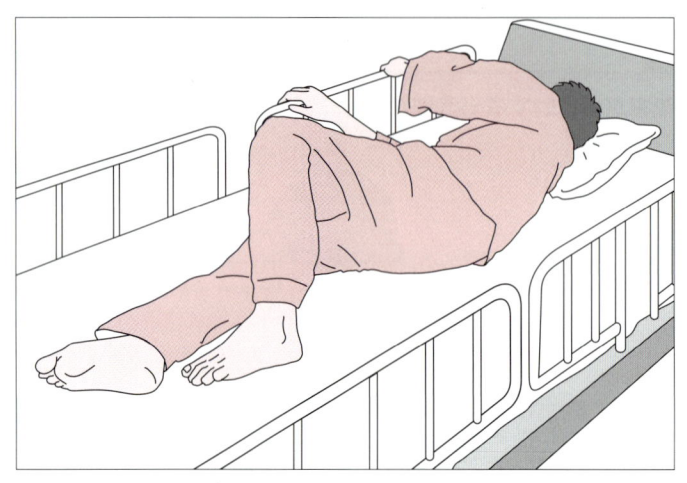

図9　ベッド上での寝返り

▶4. ベッド上での寝返り・布団のなかでの寝返り

　対象者の多くは，ベッドを中心とした生活スタイルであろうと思われる．ベッド上の寝返りを考えると，リハビリテーション室でのプラットホーム上とは明らかに環境要因が異なるため，運動パターンは変化する．その広さが規定されていること，手すりによって囲まれていることが大きな違いといえる．スタビライズ方略をとることが多い対象者にとっては手すりが容易に視野に入ってくる状況であり，その手すりはつかまることを誘導するかのようである．つまり初動は上肢パターンであることが多く，手すりにつかまりからだを引き寄せるようにして寝返りを行う（図9）．質量のある骨盤帯を移動させるために，下肢で支持面を蹴って同時に推進力を生成することもある．APAは外部の固定された手すりを握ったりした堅固な姿勢では出現しないため，意識的で非効率な寝返りとなりやすい．

　また，寝返りとは，治療場面以外では，布団のなかで行われることが最も多い．布団はからだの上下左右から，適度な圧力を与えるため，何とも心地よい包み込まれる安心感を提供している．睡眠はヒトの三大欲求の1つであり，古皮質が関与している．

　布団のなかの寝返りも，その運動パターンは大きく異なる．プラットホーム上の寝返りのように支持面に対して転がっていっては，布団という規定された環境から逸脱してしまう．からだに感じる布団の圧力を反力情報としながら，両上肢を抱え込むように寝返りながら頭部と肩甲帯の適切な位置を探し，その肩甲帯と下肢を支点にしながら，骨盤帯を少しもち上げてからだの下にもぐり込ませるように，支持面を大きく移動させることなく側臥位となる（図10）．上下からの反力情報に対して体幹などの中枢部を分節的に巧みに動かし，からだをずらすように動いていく，いわゆる爬虫類の動きに酷似している．それは，辺縁系といった古皮質由来であり，生命の誕生から脈々と受け継がれている根源的な移動手段であると考えることができる．

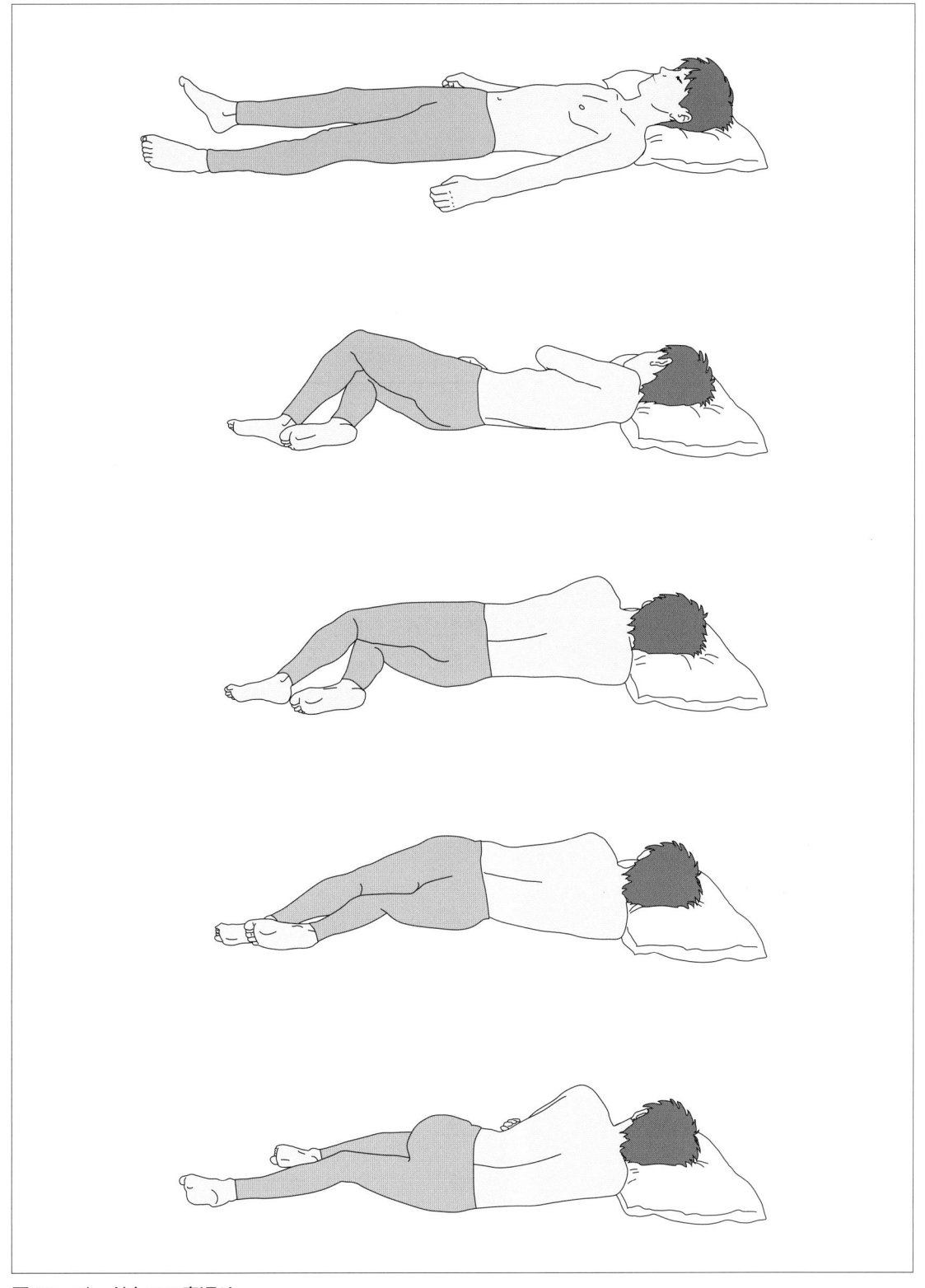

第4部　動きを観る前に─動きの相と機能的意味─

図10　ベッド上での寝返り
布団という規定された範囲のなかで，巧みにからだを動かしながら側臥位となる．その分節的な体幹の動きは非常になめらかで，どことなく爬虫類のうねるような動きを連想させる．

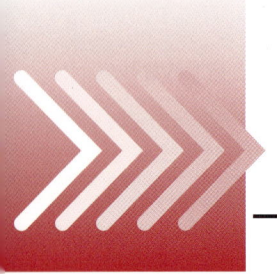

第2章 起き上がり
第1節 バイオメカニカルな視点から

村上貴史

　起き上がり動作の方略は対象者によってさまざまであり，健常者においてもさまざまである．例えば，体幹に着目した場合は上部体幹回旋先行，下部体幹回旋先行，上部下部体幹同時回旋，上部下部体幹非回旋があげられる．また，上下肢に着目した場合は上下肢の反動利用，上肢で床を押す，下肢で床を蹴る，手すりをつかんで起き上がるなどがあげられる．これらの違いはおのおのの固定部位，過剰運動部位などさまざまな要因が動作遂行に影響しているためである．このように十人十色ではあるが健常者は多様な起き上がり動作が可能である．一方，多くの対象者は多様な起き上がりが難しい．この違いの理由は健常者が加速度，慣性力，床反力などを巧みに制御でき，その制御を可能にする機能が備わっているためである．

　本項では背臥位から長座位への上部体幹回旋先行の起き上がり動作を基本パターンとして各相を説明する．このパターンは臨床にてよく観られ，また，バイオメカニクスのさまざまな要素が含まれている．そのため，多くの情報を与え，臨床推論に有用である．起き上がり動作は抗重力運動を行いながら，新しい支持基底面内に身体重心を位置させる動作と考えられる（図1）．この課題に対してどのように対応しているのか，バイオメカニカルな視点から観ていく．

　まずは各相についてどのような機能的要素で動作が達成されているのかを整理し（表1，図2），バイオメカニカルな視点から各相を後述する．

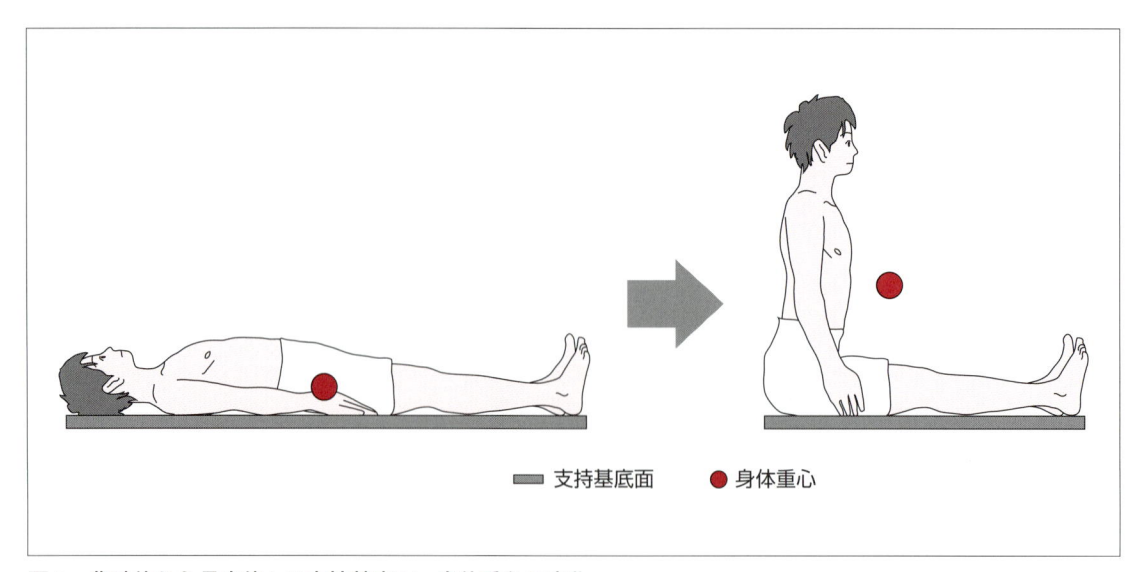

図1　背臥位から長座位への支持基底面，身体重心の変化
背臥位は支持基底面が広く，身体重心が低い．長座位は背臥位に比べて支持基底面が狭く，身体重心が高くなる．

表1 各相の主な機能的要素

相	姿 勢	主な機能的要素
第一相	背臥位〜頭部挙上	頭部挙上は上半身の重力モーメントを小さくし，股関節への負担を軽減する．頭部挙上には体幹の安定が関与する．動作遂行には頭部挙上時の上部頸椎屈曲が特に影響する．
第二相	頭部挙上〜on shoulder	on shoulder の経由は支持基底面に身体重心を分節的に近づけ，身体重心の円滑な側方，上方移動に関与する．動作遂行には頭部挙上時の上部頸椎屈曲，上側上肢リーチ，胸椎回旋が特に影響する．
第三相	on shoulder〜on elbow	on elbow の経由は支持基底面に身体重心を分節的に近づけ，身体重心の円滑な側方，上方，前方移動に関与する．動作遂行には下側肩甲帯の安定が特に影響する．
第四相	on elbow〜on hand，長座位	身体重心を新たな支持基底面内に位置させる．動作遂行には下側骨盤前傾，下側上肢伸展，上側上肢リーチ，上側上肢伸展が特に影響する．

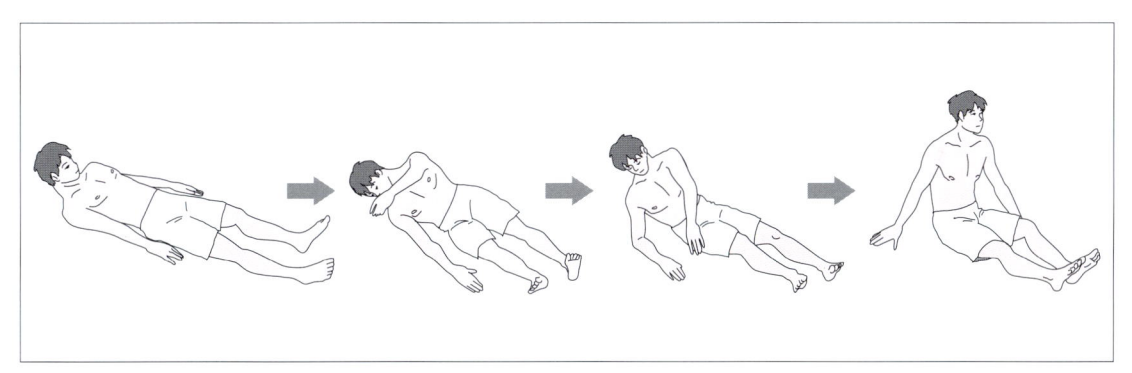

図2 背臥位から長座位への起き上がり動作

▶ 1. 第一相：背臥位〜頭部挙上

　最初に背臥位の観察を行うことが重要である．その後の動作遂行に影響する可能性があるため，ていねいに観ていきたい．例えば，後頸部の過剰な筋活動，腰椎の過度な前彎など頭部挙上の抗重力運動を行う上で不利な条件を把握する．起き上がり動作の初動は眼球運動であり，その後に続く頭部挙上は環椎後頭関節，上部頸椎の動きが重要である．

　この頭部挙上は動作遂行にどのような影響を及ぼすのだろうか．シーソーの原理を考えるとわかりやすい．シーソーの原理では同じ質量同士の場合は内側にある物体のほうが不利であり内側の物体側のシーソーが上がる．それは支点までの距離が短くなり，支点に対して小さい力しか加えられないためである（図3）．つまり，頭部挙上は頭部を股関節に近づけ，上半身の重力モーメントを小さくする．終了姿勢の長座位では股関節が支点になるため両側股関節，腸腰筋への負担の軽減につながる（図4）．このように負担を軽減しながら起き上がるためには分節的な動作が望ましい．

　頭部挙上を円滑に行うためには何が必要か．頭部は末梢部であり，その末梢部の運動には中枢部の安定が必要である．頭部挙上では網様体脊髄路の機能によって体幹筋の筋活動が先行して働き，体幹の安定は頭部挙上を保障する（図5）．頭部挙上時の上部頸椎の動きは屈曲，伸展の2つに大別できる．上部頸椎屈曲では頸長筋など深部筋が特に筋活動し，顎が喉に近づく傾向になる[1]．一方，上部頸椎伸展

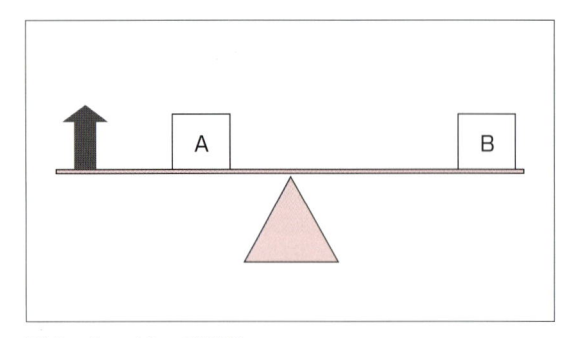

図3 シーソーの原理
同じ質量同士の場合は内側にある物体のほうが不利であり，A側のシーソーが上がる．

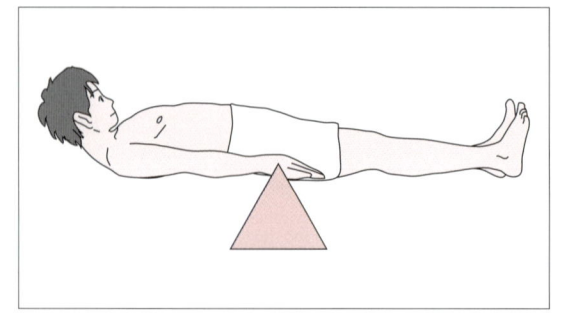

図4 頭部挙上が股関節に及ぼす影響
頭部挙上は頭部を股関節に近づけ，上半身の重力モーメントを小さくし，股関節への負担を軽減する．

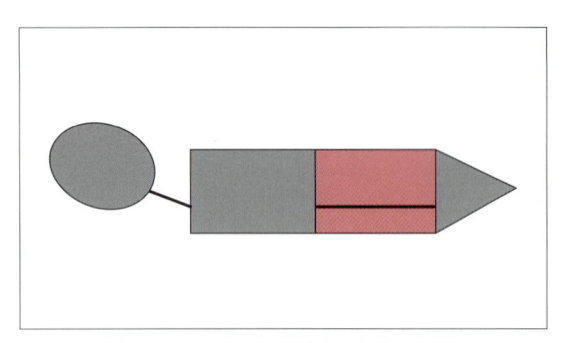

図5 体幹の安定性が頭部挙上に及ぼす影響
体幹筋の筋活動は胸郭と骨盤帯を連結させ，頭部挙上を保障する．

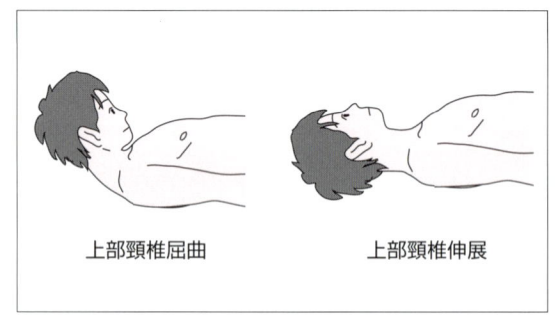

図6 上部頸椎屈曲，上部頸椎伸展の頭部挙上
上部頸椎屈曲は頸部の深部筋の筋活動が特に影響し，上部頸椎伸展は後頸部の表在筋の筋活動が特に影響する．頸部の深部筋の筋活動は体幹の深部筋の筋活動に影響する．

では頸長筋などの機能不全，大後頭直筋など後頸部の表在筋の過剰な筋活動などが特に影響し，顎が上がる傾向になる（図6）．上部頸椎屈曲を伴った頭部挙上は腹横筋，腸腰筋など下部体幹の深部筋の筋活動に影響し，頸部の深部筋の筋活動も体幹の安定に関与する．

Check→ 1）石井慎一郎：起居動作の臨床バイオメカニクス，pp11-12，南西書店，2012．

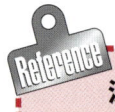

Reference

深前線（deep front line）[2]
深前線はからだの筋筋膜線の中心軸であり，頭蓋〜骨盤〜足底を筋膜にて連結させている．深部筋の筋連結は姿勢の支持や動作の安定に働いている．

Check→ 2）Thomas W. Myers：アナトミー・トレイン—徒手運動療法のための筋筋膜経線，pp177-208，医学書院，2009．

2. 第二相：頭部挙上〜on shoulder

　on shoulderの経由は支持基底面を広げ，その支持基底面に身体重心を分節的に近づけ，身体重心の円滑な側方，上方移動に関与する．動作遂行には頭部挙上時の上部頸椎屈曲，上側上肢リーチ，胸椎回旋が特に影響する[1]．

　頭部挙上時の上部頸椎屈曲は前述のとおり下部体幹の安定に影響する．頸部・上部体幹の回旋は，頸部・上部体幹屈曲を伴った回旋と，頸部・上部体幹伸展を伴った回旋の2つの方略に大別できる．上部頸椎屈曲の頭部挙上では頸部・上部体幹屈曲-回旋傾向になる（図7）．一方，上部頸椎伸展の頭部挙上では頸部・上部体幹伸展-回旋傾向になる（図8）．上部頸椎屈曲の頭部挙上は下部体幹の安定性に影響し，抗重力屈曲運動を可能にする．これは下部体幹が安定性（stability），上部体幹が運動性（mobility）の関係である．

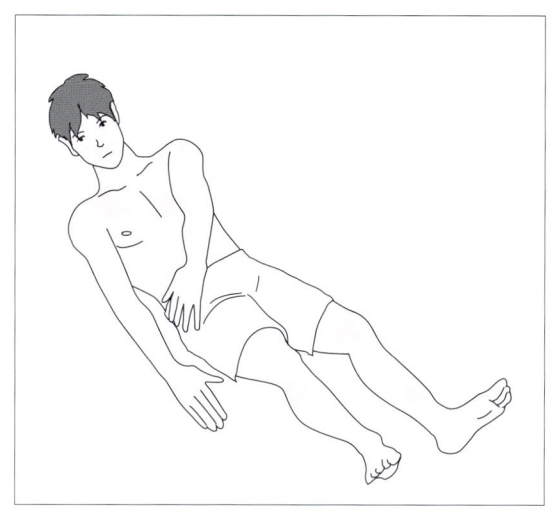

図7　頸部・上部体幹屈曲-回旋
上部頸椎屈曲の頭部挙上は頸部・上部体幹屈曲-回旋傾向になる．下部体幹の安定は抗重力屈曲運動を可能にする．

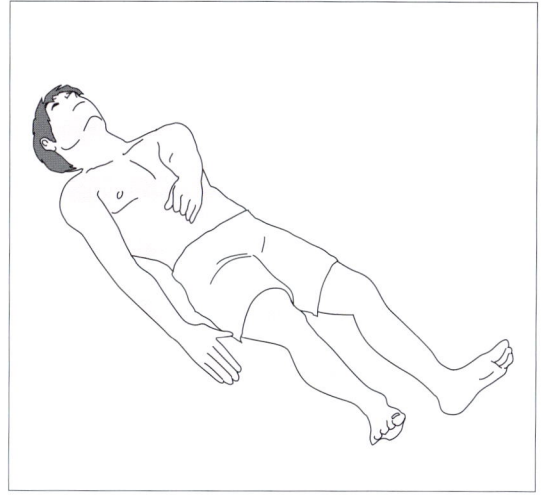

図8　頸部・上部体幹伸展-回旋
上部頸椎伸展の頭部挙上は頸部・上部体幹伸展-回旋傾向になり，反り返っているようである．

なるほど

起き上がり動作に有利な寝返り動作は？

寝返り動作は頸部・体幹屈曲-回旋パターン，頸部・体幹伸展-回旋パターンの2つの方略に大別できる（図9，10）．寝返り動作は起き上がり動作の前半部分の動作と考えることができる．その場合はどちらの方略が起き上がりやすいのか．起き上がり動作を2相に分けた場合，前半の屈曲相と後半の伸展相に分けられる．後半の伸展相を円滑に行うためには開始姿勢は屈曲位のほうが十分な伸展運動を行いやすい．そのため，起き上がり動作練習を見据えた寝返り動作練習は頸部・体幹屈曲-回旋パターンが望ましい．

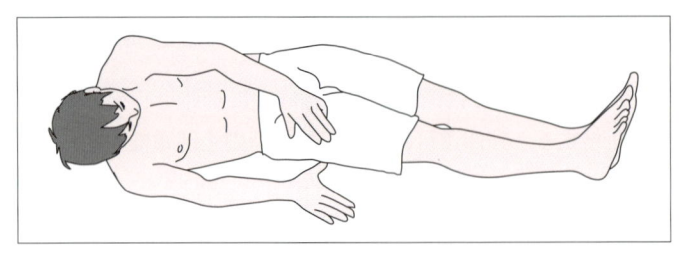

図9　頸部・体幹屈曲-回旋の寝返り動作
頸部・体幹屈曲-回旋の寝返り動作は起き上がり動作に有利である．

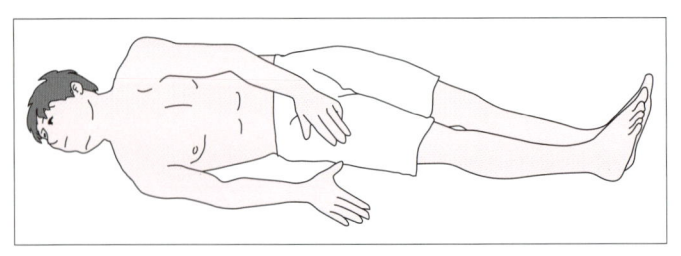

図10　頸部・体幹伸展-回旋の寝返り動作
頸部・体幹伸展-回旋の寝返り動作は起き上がり動作に不利である．

　上側上肢のリーチは上部体幹回旋に影響する．上肢を起き上がり方向へリーチした場合は上肢の重力モーメントを利用でき，上部体幹回旋に有利である（図11）．一方，上肢を起き上がり方向へリーチできない場合は上肢の重力モーメントを利用できず，上部体幹回旋に不利である（図12）．また，上肢リーチを行いながら下肢で床を蹴り，その床反力による推進力を利用して身体重心を移動させることもよく観られる（図13）．このような方略の違いには固定部位，過剰運動部位の違いが特に反映している．

> **なるほど**
>
> **発症前生活と身体機能の関係**
>
> 固定部位，過剰運動部位は疾患が関与し，その関係性が動作遂行に特に影響する．また，発症前生活の状況も影響することがある．例えば，長年バレエをして，開脚，跳躍をしていた場合は股関節，足関節が柔らかく，長年茶道をして，骨盤前傾，腰椎前彎の正座をしていた場合は腰背部が硬い可能性がある．過去も考慮した臨床推論は効果的な治療プログラムの立案に重要である．

　十分な上肢リーチのためには肩甲帯の前方突出が必要である．上側肩甲帯の前方突出は胸郭に対して肩甲骨が動き，前鋸筋の筋活動が特に影響する．また，菱形筋などの過剰な筋活動は肩甲帯の前方突出を阻害する．動作中の筋活動は単一の筋活動のみに着目するのではなく，拮抗作用や運動連鎖的な筋連結を観ていくと動きを捉えやすい．肩甲帯の前方突出は胸椎回旋に影響し，十分な体軸内回旋を行う上で重要である．

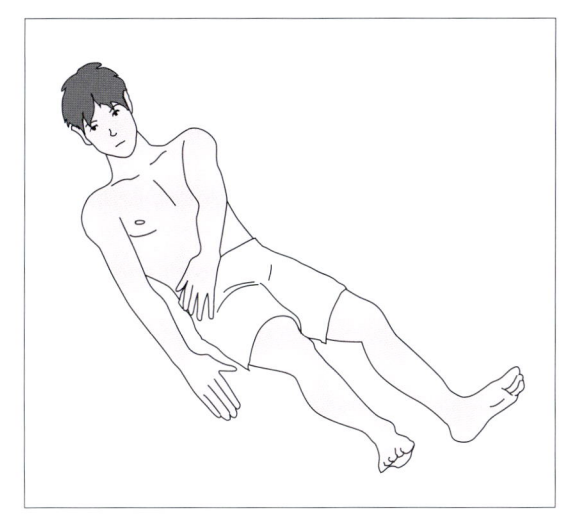

第4部　動きを観る前に―動きの相と機能的意味―

図11　起き上がり方向への上側上肢リーチ
左上肢を起き上がり方向へリーチした場合は左上肢の重力モーメントを利用でき，上部体幹回旋に有利である．

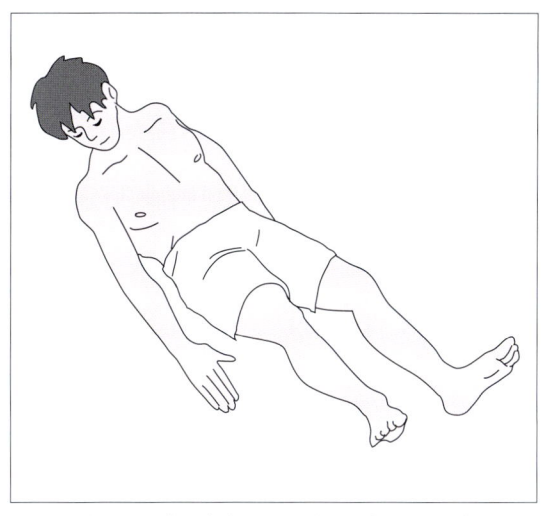

図12　起き上がり方向への上側上肢リーチが困難な場合
左上肢を起き上がり方向へリーチできない場合は左上肢の重力モーメントを利用できず，上部体幹回旋に不利である．

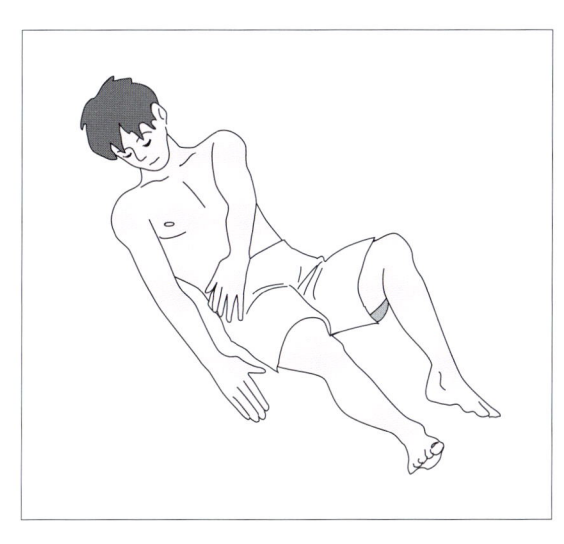

図13　下肢で床を蹴りながら，上側上肢リーチ
左下肢で床を蹴って床反力を利用し，さらに左上肢リーチの重力モーメントを利用した場合は，左上肢リーチのみに比べて上部体幹回旋に有利である．

> **Reference**
>
> **胸椎，腰椎の回旋**
> 胸椎の回旋角は腰椎に比べて大きく，上部胸椎の回旋角が特に大きい．起き上がり動作の体軸内回旋などさまざまな動作において，胸椎の運動性は重要である．

▶ 3. 第三相：on shoulder〜on elbow

　on elbow の経由は支持基底面を広げ，その支持基底面に身体重心を分節的に近づけ，身体重心の円滑な側方・上方・前方移動に関与する．動作遂行には下側肩甲帯の安定が特に影響する．

　肩甲骨は肩鎖関節にて体幹と連結しているが胸郭上を浮遊し，骨性の安定性が乏しい．そのため，体幹との連結は肩甲帯周囲筋の筋活動が特に影響する．on shoulder から on elbow への移行は肩甲帯の動的な安定性が必要であり，on elbow の圧中心の制御が求められる[3]（図14）．慣性力を制御して運動方向を変換するためには筋活動が関与し，on shoulder から on elbow への移行では三角筋前部線維な

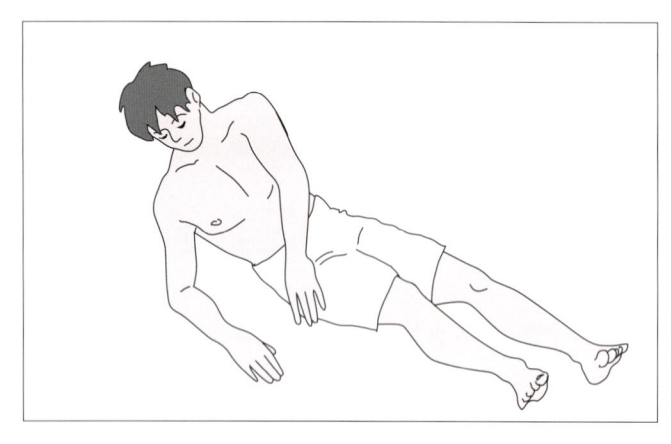

図14　肩甲帯の動的な安定性
起き上がり動作では動きのなかの安定性が必要であり，静的な安定性よりも動的な安定性が求められる．

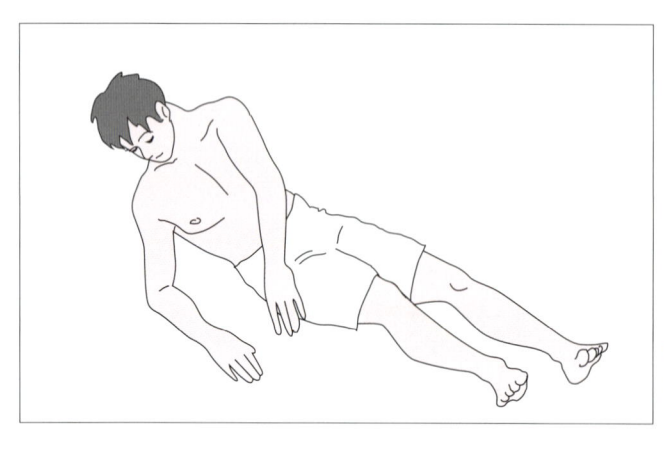

図15　慣性力の制御が難しい場合
慣性力の制御が難しい場合は on elbow の支持基底面に上半身重心を十分に近づける傾向になる．

Check→ 3) 石井慎一郎：起居動作の臨床バイオメカニクス，pp41-45，南西書店，2012．

なるほど

次相への移行はスムーズに行われているのか？
各相に分けた観察ではその相にて動きが止まっている印象をもつかもしれない．しかし，協応的な動きは動きが止まらずに軽やかである．動作観察では次の相への移行がスムーズに行われているのか確認することも重要である．前相，次相に問題がある場合はスムーズな移行が難しい．

どの筋活動が影響する．この慣性力の制御は on elbow の支持基底面に上半身重心を大きく動かさずに身体重心の円滑な前方移動を可能にする．一方，慣性力の制御が難しい場合は，on elbow の支持基底面に上半身重心を近づけ，身体重心の円滑な前方移動が難しい（図 15）．on elbow の肩甲帯の安定には胸郭を下側から支える広背筋や大胸筋などと，回旋筋腱板などの筋活動バランスが影響する．

また，上肢筋力を利用し，手すりをつかんで on elbow になる場合もある（図 16）．関節モーメントはモーメントアーム，筋断面積などに影響され，モーメントアームは関節角度に影響される．手すりをつかんで強く引き込む動作は過度な下側肩関節水平外転になり，体幹が後方へ傾く傾向になる．その傾きに抗するためにはさらに大きな力が必要であり，筋活動に依拠した動作になりやすい．

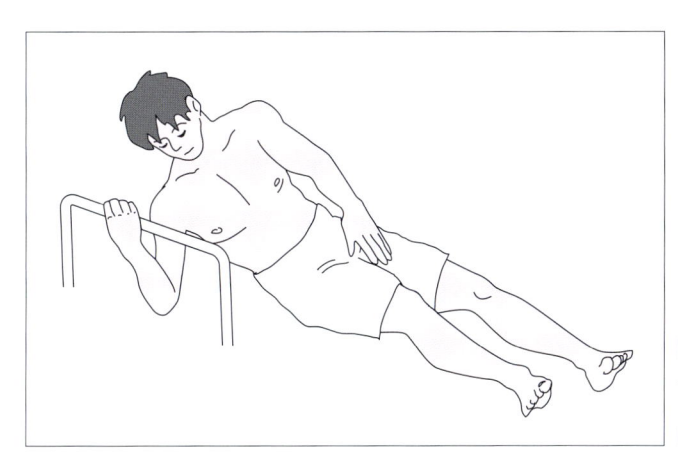

図 16　手すり利用の on elbow
手すりにつかまることによって，上肢筋力を利用できる．その手すりを強く引き込む場合は下側肩関節を水平外転し体幹が後方へ傾く傾向になる．

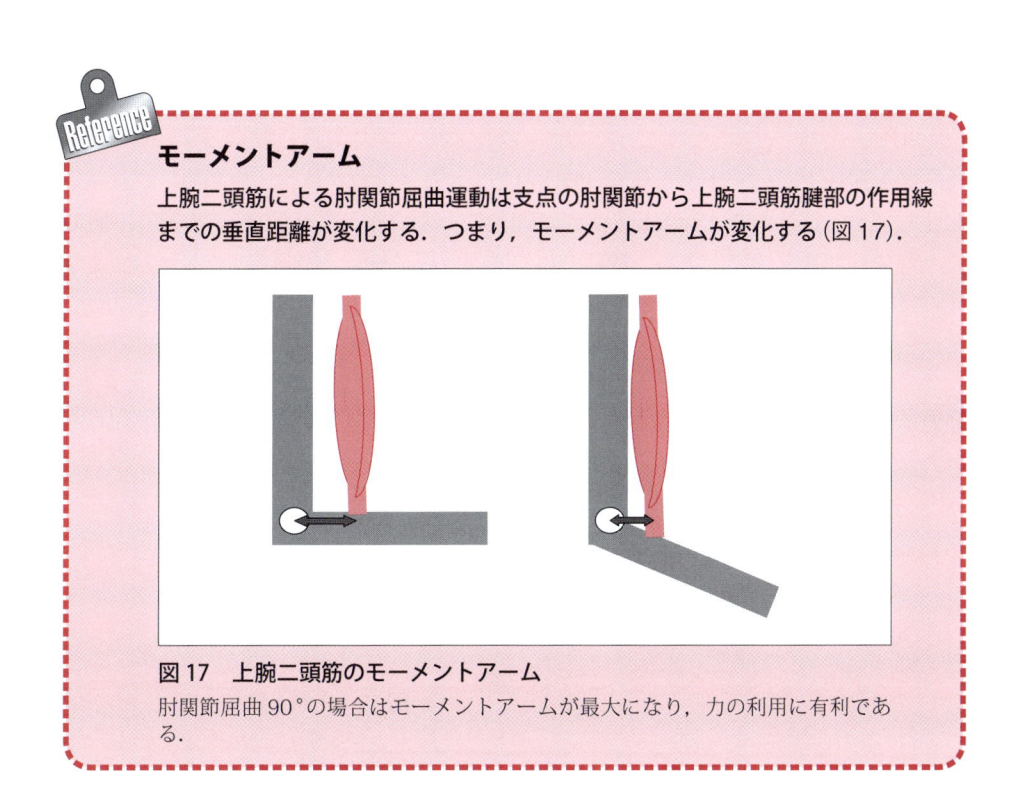

Reference

モーメントアーム

上腕二頭筋による肘関節屈曲運動は支点の肘関節から上腕二頭筋腱部の作用線までの垂直距離が変化する．つまり，モーメントアームが変化する（図 17）．

図 17　上腕二頭筋のモーメントアーム
肘関節屈曲 90°の場合はモーメントアームが最大になり，力の利用に有利である．

4. 第四相：on elbow〜on hand

　on hand では身体重心を新たな支持基底面内に移動させた最終姿勢である．動作遂行には下側骨盤前傾，下側上肢伸展，上側上肢リーチ，上側上肢伸展が特に影響する．

　下側骨盤前傾は床反力の制御に関与し，この制御は on hand への移行に影響する．開始姿勢が下側骨盤後傾位の場合は前傾運動に有利であり，また，骨盤前傾，下肢伸展-内旋など下肢が協応的に働く場合は推進力が大きくなる（図18）．

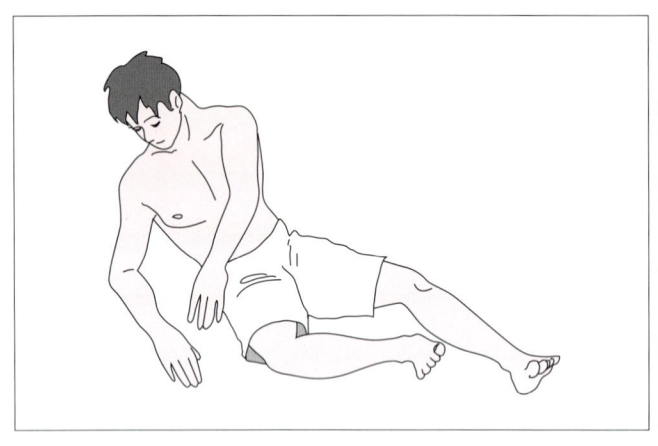

図18　下側骨盤前傾
右骨盤後傾位，右下肢屈曲-外旋位の場合は右骨盤前傾，右下肢伸展-内旋運動に有利である．

　床反力の制御は下側上肢伸展も関与し，on hand への移行に影響する．

　上側上肢リーチは前方リーチによって質量分布を変化させ，両側股関節への負担を軽減する（図19）．その上肢を伸展した場合は肩関節〜同側肩甲骨〜対側肩甲骨へと連鎖し体幹の回転モーメントに影響する（図20）．

　勢いよく下肢を振り下げた場合は下方への慣性力をつくり，これを体幹，股関節にて急速に止めることで下肢に生じている慣性力を体幹の起き上がり運動の力に伝達する（図21）．また，下肢の質量は運動中に変化しないが加速度は変化する．運動の第二法則は「加速度＝力/質量」であり，加速度は力に比

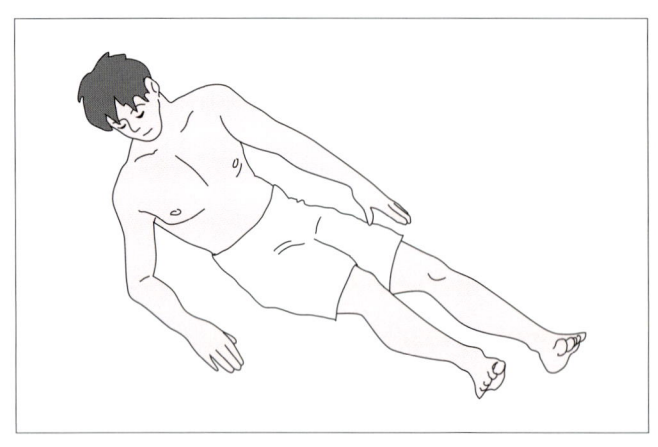

図19　上側上肢リーチ
左上肢を前方へリーチした場合は両側股関節への負担を軽減する．

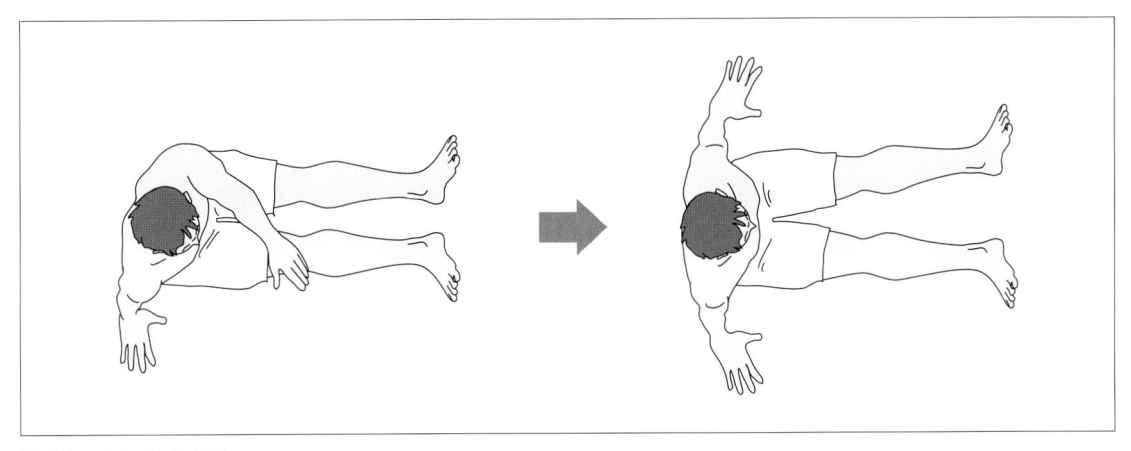

第 4 部　動きを観る前に―動きの相と機能的意味―

図 20　上側上肢伸展
左上肢伸展は体幹の回転モーメントに関与し，体幹回旋に影響する．

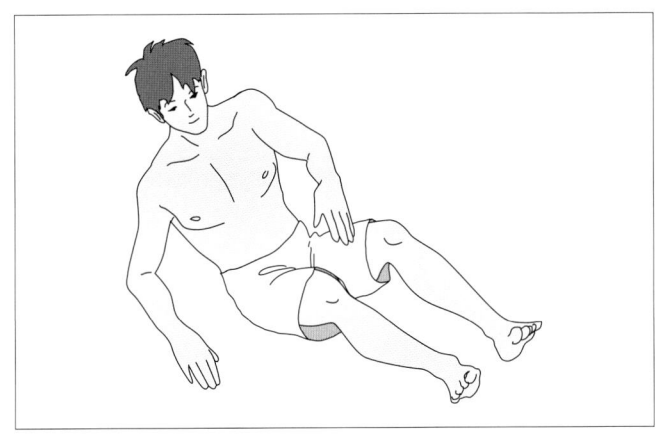

図 21　下肢を振り下げた場合
勢いよく振り下げた下肢による慣性力を制御し，体幹の起き上がり運動の力に伝達する．

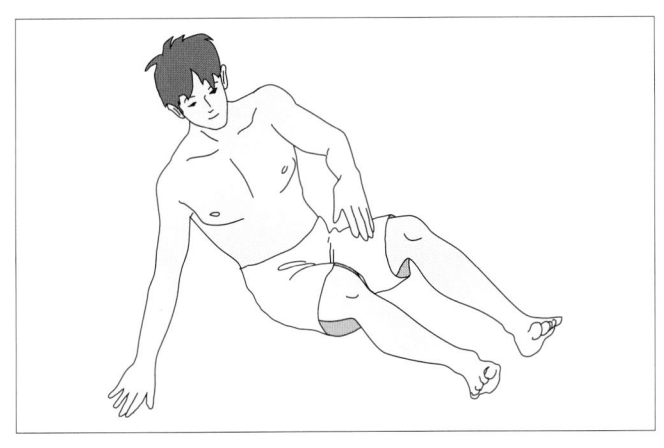

図 22　慣性力を制御した半側臥位から端座位への起き上がり
片側坐骨支持から勢いよく下肢を振り下げて起き上がる．

例する．力の利用では加速度を考慮することも重要である．
　慣性力の制御は終了姿勢が端座位の場合もよく観られる．例えば，片側坐骨支持の半側臥位にて勢いよく下肢を振り下げて起き上がる場合である（図22）．力の伝達を十分に制御するためには上部体幹～

下部体幹〜下肢の体節間を筋活動によって連結させていることが必要である．また，側臥位にて下肢をベッド端から下垂し，体幹側屈しながら起き上がる場合もよく観られる．この場合は側臥位にて動きが止まり，体節間の筋活動による連結が不十分なことが多い．この場合は力の伝達には不利であり，上肢伸展力など上肢筋力に依拠する傾向がある（図23）．

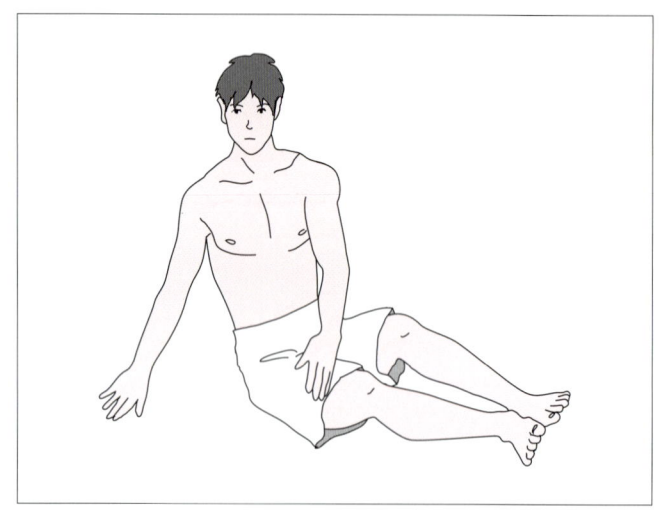

図23　上肢伸展力に依拠した側臥位から端座位への起き上がり
体幹側屈の起き上がり動作では，側屈可動域が小さく，体幹前面筋の筋活動が不十分であり，上肢筋力に依拠する傾向がある．

なるほど

起き上がり動作の臨床推論

動作分析では動作遂行を特に阻害している要因や固定部位，過剰運動部位などの関係性を把握することが特に重要である．その把握のためには例えば，勢いよく下肢を振り下げて起き上がる対象者に対してその動作を制限した場合どのように行うのか観ることも必要である．推論形成は反応などの事実をていねいに確かめながら行うことが望ましい．

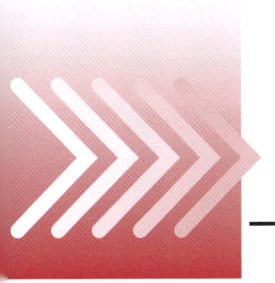

第2章 起き上がり
第2節 神経学的視点から

三橋弘昌

▶1. 起き上がりとは

われわれは日常生活において毎日起き上がる．病気や何か特別な理由がない限り，少なくとも1日1回以上，起き上がりを行う．また日中，からだや心を休めたり，テレビを見たり，本を読んだりとリラックスするためにベッドやソファ，床などに横たわることもある．寝起きを想像してほしい．覚醒状態にも左右されるが，目覚まし時計の音とともに跳び起きたり，時間によってはもう一度寝てから，ゆっくりと起き上がったりと必要とされる課題に左右されることが多いであろう．また，ベッド周辺の環境やその日の体調といった個人因子にも左右される．

起き上がりは移乗運動課題と呼ばれており，さまざまな環境に適応するため，その運動方略は多様性に富んでいる．

さまざまな要素があるなかで，ここでは，正常運動における起き上がりについて述べていきたいと思う．そのなかでも，ベッド上の側臥位から端座位までを考えてみたい．

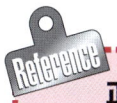

> **正常運動とは**
> 正常運動または活動は，学習を通して最も効果的で経済的な運動または所定の課題においてパフォーマンスを成し遂げる目的で得られるスキルであると考えられ，個人に特有である．

▶2. 重力と支持基底面（BOS）

起き上がりでは，寝返りと同様に，広いBOSから身体各分節を抗重力方向へまとめながら，その運動が全身へ波及していく必要がある（→p92「第1章 寝返り」参照）．すなわち，BOSや周辺環境からの情報をもとに，身体各部を連結（過剰ではなく）し，いかにして抗重力活動を遂行していくかがカギとなる．

重力線上に身体分節があることで筋活動は最小となり，運動は途切れずに全身に波及していく．それにより過剰ではない効率的な運動が可能となる．そのためには，良好なアライメントが必要となる．アライメントには重力とBOSに対するからだの位置（body in space）と身体分節相互のアライメント（body-body）がある．BOS上の身体分節のアライメントによって，重力に対抗してからだを支えるために必要な努力のほとんどが決定される．また，アライメントは姿勢制御にとって効果的な運動方略を決定づける．

3. 起き上がりの各相

起き上がりを，おおよそ4つの相に分けて考えてみる．

①第一相：開始姿位（側臥位）

側臥位のアライメント，BOSの状態，姿勢緊張を分析することで，これから行われる起き上がりの運動連鎖の仮説を導くことができる．各身体分節がどのような配列にあるのかを観ることにより，次の相での固定部位や過剰運動部位の予測を立てることができるため，観察の視点も絞り込むことが可能である．

②第二相：運動の開始

開始や運動パターンには前述したように多様性があり，さまざまな環境に適応していく必要がある．そのため，「どこから開始されると，その後の運動のプロセスが楽に行えるのか」「どこから運動が開始されるか」「どの身体部位を使えて，どこが使えていないのか」などを観ていく．そのときに第一相の側臥位姿勢と関連づけて解釈していく．

③第三相：運動の過程

側臥位から開始された運動が全身に波及して体幹が抗重力方向へと移行しながら長座位になる．そこから，重心を左右の殿部へ交互に移動しながら下肢下垂位へと運動が波及していく．その際，移り変わるBOSの上に身体重心（COG）が定位することが重要で骨盤，脊柱，頭頸部が垂直方向へ定位していく．

④第四相：到達姿位（端座位）

到達姿位である端座位は，BOSが足底，大腿後面，そして殿部となる．その際，骨盤，体幹，頭頸部は垂直方向へ定位し，頭部・上肢・体幹（HAT）が自由となる．そのことにより，端座位姿勢は安定し，立ち上がりといった次の姿勢への効率的な移行や上肢活動といったものが可能となる．

4. 動きの相と神経機能的意味

①第一相：開始姿位（側臥位）（図1）

側臥位は，安楽姿位としてとられることが多い．背臥位では就寝できず，側臥位で寝ることもよくみられ，枕を抱いてみたり，半腹臥位になってみたりと寄りかかることによりからだの機械的な安定性を得ることもある．

その反面，体幹と骨盤間のねじれや，肩甲帯，肩関節の不安定性を生じる場合もある．これは，側臥位が抗重力姿勢であることにほかならない．姿勢制御の観点からBOSと重力線の関係を考えてみると，重力線上に各身体部位がある状態は筋活動が最も少なく，次の運動が楽に行える状態（車に例えると，ギアがニュートラルの状態でどちらへも行ける準備が良好な状態）といえる．もし，体幹と骨盤がねじれていたり，肩甲帯が不安定であったり，頭頸部が屈曲していたりと姿勢アライメントが不良な場合，運動の開始に際し，筋活動は必要以上になるであろう．また，BOSが失われていたり，過剰に押しつけていたり，機械的なBOSである場合も努力的な運動が行われる．

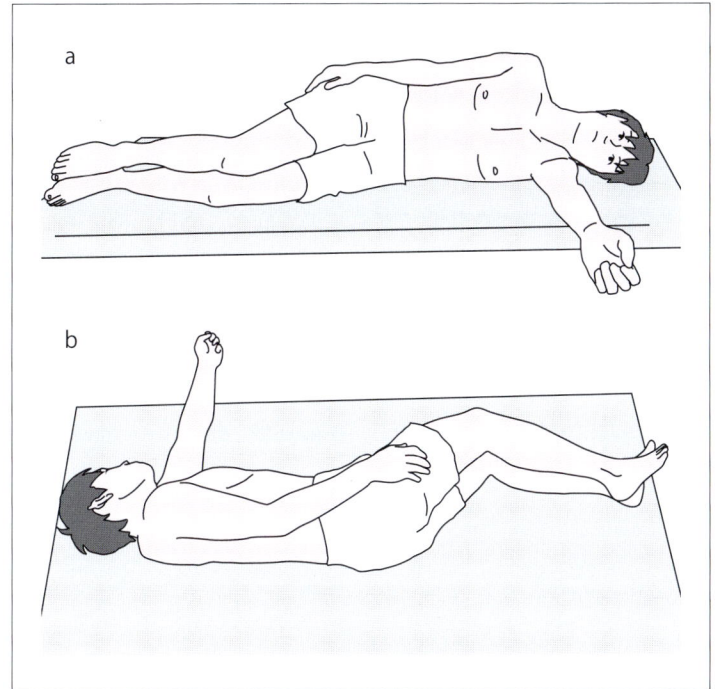

第4部 動きを観る前に―動きの相と機能的意味―

図1 側臥位
a：前額面．
b：矢状面．

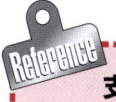

> **支持基底面（BOS）**
> BOSは，接地面に接触している身体部位であり，全身と接地面を関係づける面である．それは，機械的な関係ではなく，からだと環境との固有受容覚的な相互作用である．また，1つのポジションから別のポジションへ動くための参照点として作用する．

　これらの背景となっているのが身体図式（ボディスキーマ）である．側臥位は背臥位と同様にからだを視覚で確認しづらく，なかなかイメージしにくいため，自分のからだがどうなっているのかがわかりにくい姿位である．BOSを感じ，身体アライメントを調整する作業は容易ではないため，身体図式として取り込んでいく作業が困難となる．

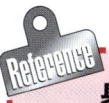

> **身体図式〔ボディスキーマ（body shema）〕**
> 中枢神経系（CNS）にはからだの姿勢に関する内部表象が存在すると考えられている．身体図式には，身体位置関係の内部表象，動力学，重力に対する身体定位が含まれる．内部表象には，個人空間（personal space），近位空間（peripersonal space），遠位空間（extrapersonal space）があり，これらが関連し合って形成される．

安定した側臥位の構成要素はおおよそ以下の内容である．
- 身体（下側の肩甲帯，体側，骨盤，下肢の外側）とBOSが機能的に接地しており，固有受容感覚でのやりとりができている
- 頭頸部，脊柱（胸郭），骨盤がねじれていない
- 両側肩甲帯が動的に安定している
- 全身の姿勢緊張のバランスがとれている（ニュートラルな状態でどちらの方向へも動け，機能的に連結している）
- 身体図式を通して安定性限界を知っている

　身体内部のアライメント（body-body）とともにからだと外部空間とのアライメント（body in space）も考慮しながら観察する．極端にベッドの端に位置している，ベッドに対して斜めに位置しているなど，自分のからだとベッドという外部空間との関係がとれているかも，次の運動へ移行する準備の評価として重要となる．

②第二相：運動の開始

　先にも述べたが，側臥位は背臥位と比べBOSが狭くなるため，より抗重力コントロールを要求される．ベッドから転落しないよう，つまり，前方へ崩れ過ぎないように安定しながら動いていくためには，過剰に固定を強めるのではなく，全身の姿勢緊張をニュートラルな状態にした状態から運動を開始するべきである．

　正常運動（効率的な運動）では，運動開始の際，その環境にからだを適応させていくように，すなわち，BOSの上に身体分節を乗せていくとよい．効率的に運動を遂行するには，先行随伴性姿勢調節（APA）（→p203「第5部　第3章　姿勢調節の話」参照）を駆動させる上記のような運動方略経験が必要である．ベッド端（柵）を引っ張る，下肢の重みを使う，などの過剰な運動開始方略では，APAが駆動しにくい．

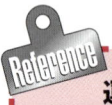

> **Reference**
> **運動制御における先行随伴性姿勢調節（APA）**
> 2種類の準備的姿勢調整
> ①実際の運動前に先行するpreparatory APA（pAPA）．
> ②随伴するaccompanying APA（aAPA）は運動の遂行中に身体部位を安定させるのに役立つ．
> APAは経験に依存する．

③第三相：運動の過程

　開始された運動が途切れることなく，全身へ波及していくためには，橋網様体脊髄路を介した，コアスタビリティ（コア筋群）の活性化をはかる必要がある．コアスタビリティはけっして過剰に活動したり，必要以上に身体内部の固定を強めるものではなく，最小限の働き（神経筋活動）により動的安定性を生み出し，四肢の自由度（運動性）を高めるという役割もある．

　以下に起き上がり運動開始の3パターンを示し，その後の運動の過程をみていきたい．

1) BOS の上に身体分節を乗せていく

図2は，BOSの上に身体分節を乗せて，上部体幹の回旋から開始するパターンの一連である．

図2bは運動の開始である．上部体幹（肋骨）の前方回旋に伴い，頭部が挙上しながら重心が支持側肩から上腕へ移動していく．ここでは，無理のない空間への頭の制御（head control）が必要になる．視蓋脊髄路や間室核脊髄路により眼球運動や頭部運動を開始するというよりも，BOSからの感覚情報と橋網様体脊髄路をベースにした神経システムを選択することが運動の開始を円滑にする上で重要である．しかしながら，特に神経学的障害を併せもつ対象者の場合，側臥位からさらに上部体幹を前方へ移動することが困難な場合が多い．これは，転落への恐怖もあり，周辺環境からの情報を過剰に視覚から取り込んでしまうため，安定性を得ようと運動がストップしてしまうためである．自己身体の定位には中心視よりも周辺視の働きが重要で，頭部，眼球運動が円滑に行われているかの観察も大事である．

図2c～fは運動の過程である．両側の上肢を支持して体幹を起こしていく．図3，4と比較すると，体幹の回旋動作をうまく利用しており，過剰な筋活動を起こさなくても骨盤，下肢へと運動が波及している．

図2g～kは長座位から左右の殿部に交互に体重移動しながら，両下肢を下垂し前方へ移動していく場面である．一側殿部に体重移動し，移動側の体幹が抗重力伸展活動を生じる．側方傾斜した骨盤を前方へ移動し，さらに，反対側骨盤を同様に側方傾斜の後，前方へ移動する．その際には，体幹と四肢，とりわけ骨盤と体幹の選択運動が重要である．

2) ベッド端を引っ張る

一方，図3は，支持側上肢で引っ張りながら体幹，頭部を起こしていくことから運動が開始される．②ベッド端（柵）を引っ張り，全身を過剰に屈曲固定しながら起き上がるパターンをとる．運動が波及していくというよりも，身体内部での固定作用を用いて起き上がる．

この運動パターンでは，APAが駆動するよりも先に，主に赤核脊髄路や間室核脊髄路といった経路が働いてしまい，起き上がりという課題遂行のための姿勢・運動制御として効率的ではない．

3) 下肢の重みを使う

図4は，下肢の重みを使い，運動を開始する方略である．下肢の挙上に伴い頭部まで運動が起こっているものの，BOSの変化に基づいて運動が波及しているのではない．

この運動パターンでは，延髄網様体路系を介したシステムを利用しているものの，両下肢をほぼ同時にベッドから下ろすため，骨盤の前後方回旋や側方傾斜などといった選択運動が不十分となり，コアスタビリティの活性化にはつながりにくいと考えられる．

④第四相：到達姿位（端座位）

図2kは到達姿位である端座位である．支持面が足底，大腿後面，そして殿部となる．その際，骨盤，体幹，頭頸部は垂直方向へ順番に定位し，重力線上に乗ることにより，座位姿勢を保持するための筋活動は最小となり，HATが自由となる．そのことにより，端座位姿勢は安定し，立ち上がりといった次の姿勢への効率的な移行や上肢活動といったものが可能となる．

図2k，図3d，図4dはともに起き上がり後の到達姿位（端座位）であるが，運動開始や過程によって，その姿勢は異なる．特に図2cで観られるように，全身を過剰に屈曲させた場合，到達姿位においても側屈が残存しており，抗重力伸展が不十分である．

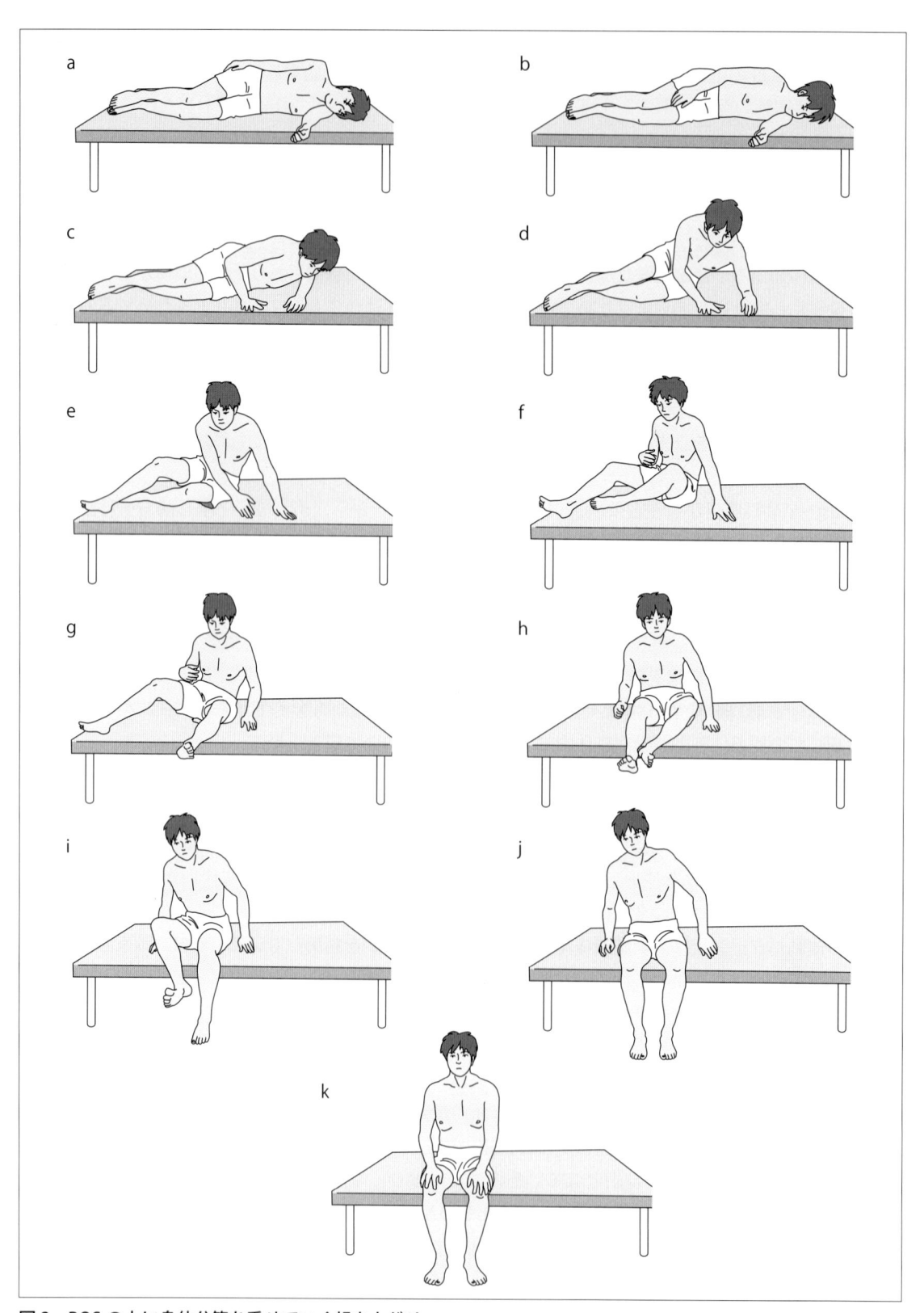

図2　BOS の上に身体分節を乗せていく起き上がり
運動が波及しているので，過剰な筋活動を必要としない．

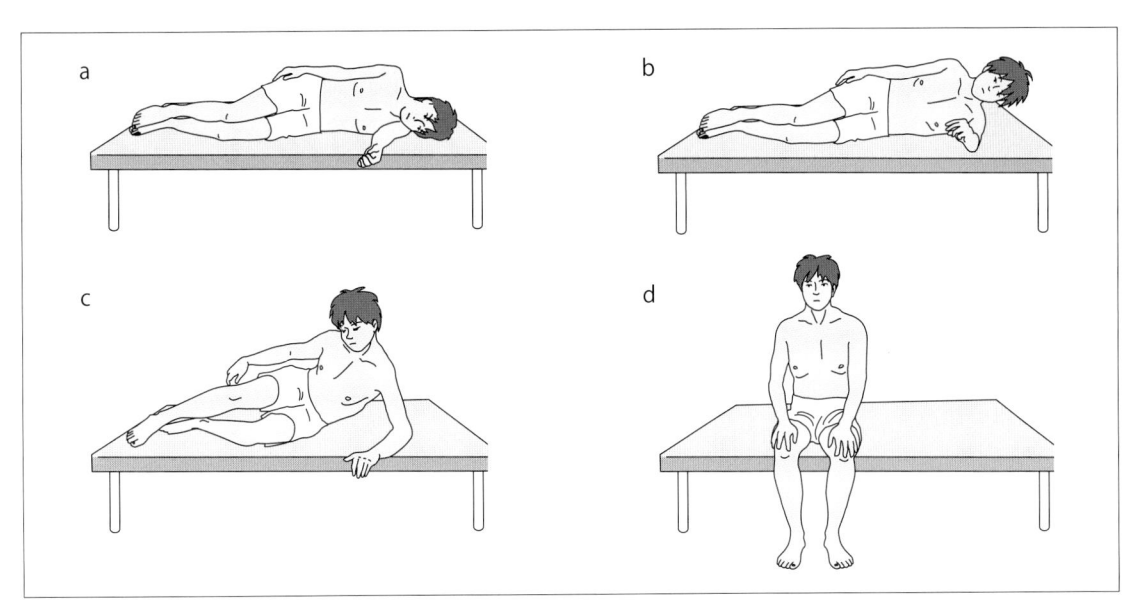

第4部　動きを観る前に─動きの相と機能的意味─

図3　ベッド端を引っ張り，全身を展開させて起き上がる

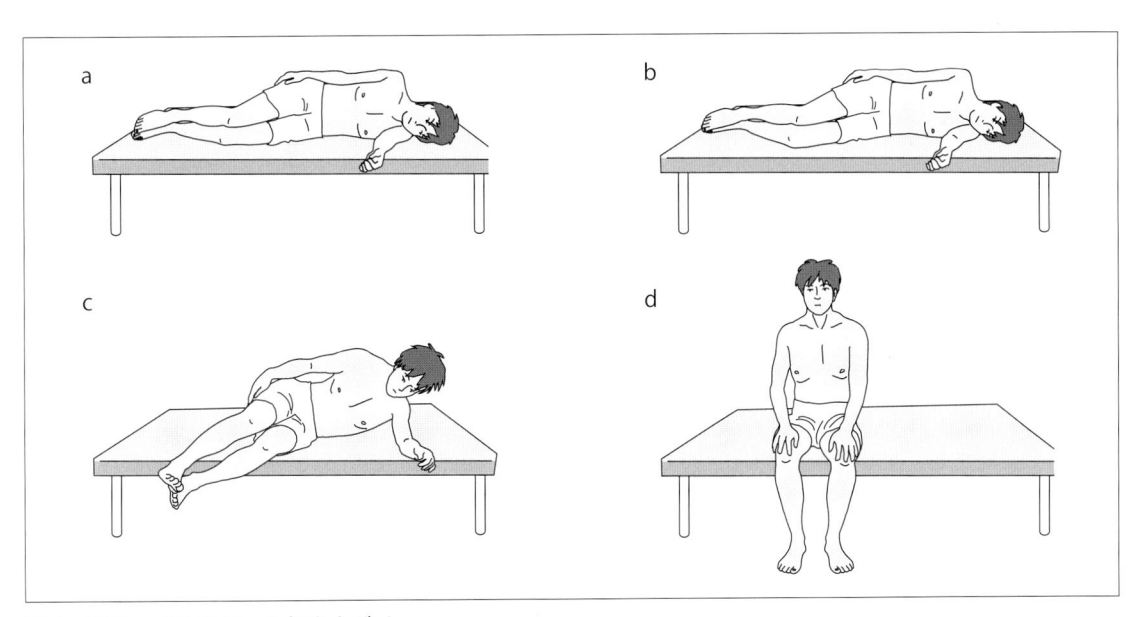

図4　下肢の重みを使った起き上がり

133

第3章　立ち上がり

第1節　立ち上がり動作のシークエンスとクリニカルイベント

水野智明

▶1. 概　要

①動作を観る視点

　動作分析の視点は対象者の個別性によって違ってくるため一般化しにくい．そのため，動作を観るといっても難しい側面を有しているのが臨床における動作分析である．動作の分析とは単に運動の記述的観察ではない．「なぜ，その動作が遂行できないのか」「どうして，そのような動作パターンになっているのか」といった推測をしなくては臨床的な意味がない．これら臨床推論をもつために役立つのが力学的解釈（バイオメカニカルな視点）である．身体運動を力学対応として考えることで，身体内部で生じている現象を外部環境との関係で捉えられることとなる．したがって，各動作における力学課題を理解することによって，こうした推論形成に大いに役立つはずである．大切なことは，分析対象とする動作の力学課題をよく理解することであろう．ここでは，立ち上がり動作における力学課題を満たすためのメカニズムや，それらを保障する機能解剖を中心に述べる．

▶2. 立ち上がり動作のメカニズム（バイオメカニカルな視点）

　動作の観察から力学対応を評価するためには，対象者がどのように運動をしているかという立ち上がり動作のメカニズムを知る必要がある．

①立ち上がり動作のメカニズム

　立ち上がり動作とは，座面から足部までの大きな支持基底面（BOS）を両足部で構成される小さなBOSへと変化させ，身体重心（COG）を前上方に移動させて座位から立位となる（図1）．これら立ち上がり動作のシークエンスにはいくつかの観察すべき所見がみられる．この「その場に起こる観察すべき所見」のことをクリニカルイベントと呼ぶ（表1）．

表1　立ち上がり動作のクリニカルイベント[1]

①座位時の機能的準備姿位（坐骨結節荷重と脊柱のニュートラルアライメント）
②重心の前方移動メカニズム
a．股関節中心の骨盤前傾運動
b．作用点の後方移動
③下部体幹の運動伝達
④離殿メカニズム
a．股関節から膝関節へのパワートランスファー
b．前脛骨筋による脛骨の固定作用
⑤重心の上方移動メカニズム
下肢荷重関節の協調運動

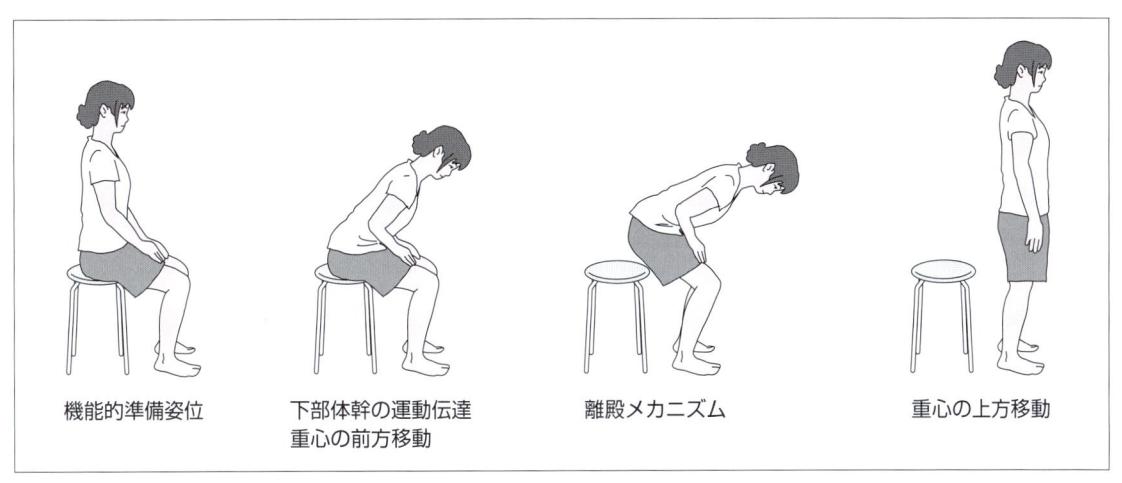

図1　立ち上がり動作のシークエンスとクリニカルイベント

機能的準備姿位　　　下部体幹の運動伝達　　　離殿メカニズム　　　重心の上方移動
　　　　　　　　　　重心の前方移動

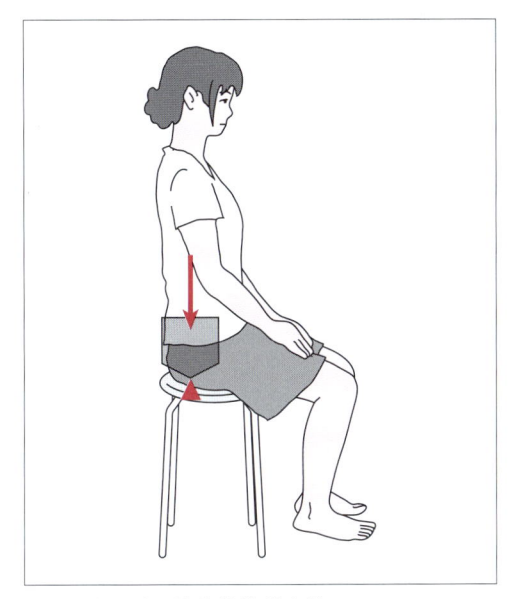

図2　座位時の機能的準備姿位

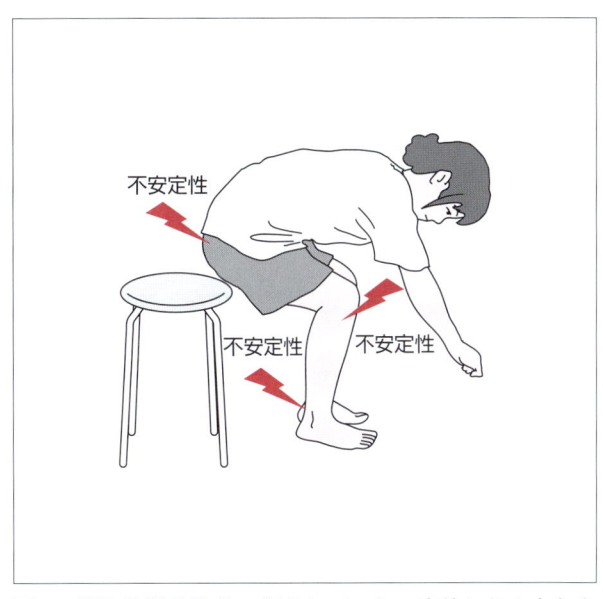

図3　機能的準備姿位の得られていない座位からの立ち上がり動作初期

②立ち上がり動作のクリニカルイベント

1）座位時の機能的準備姿位（坐骨結節荷重と脊柱のニュートラルアライメント）

　立ち上がり動作初期は体幹前傾がみられる．しかし，一生懸命体幹を前傾させても殿部がもち上がらないといった症例も多く，このような症例では体幹の前傾のさせかたに問題がある場合が多い．座位姿勢はこれから「立ち上がる」ための身体的準備の状態であり，このアライメントによって下肢筋群の活動が決定されて，体幹の前傾のさせかたに変化が生じることとなる．

　立ち上がり動作に望ましい座位アライメントとは，身体的準備の状態のとれた坐骨結節荷重と骨盤と脊柱が一塊となった脊柱のニュートラルアライメントであり（図2），これらの身体的準備が得られていなければ，下肢荷重時に不安定性（instability）が生じることとなる（図3）．

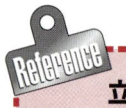

> **Reference　立ち上がり動作をみるポイント**
> 立ち上がり動作を分析する第一のポイントは，座位姿勢に着目し，骨盤と脊柱の静的・動的アライメントに注目して分析をすることである．

2) 重心の前方移動メカニズム
(1) 股関節中心の骨盤前傾運動

　立ち上がり動作初期には，重心位置を両足部のBOS上へと移動させるために体幹の前傾が生じる．図4と図5の体幹の前傾に着目してみよう．図4の体幹前傾は骨盤が前傾しており，そのため股関節が大きく屈曲している．一方，図5の体幹前傾では骨盤があまり前傾しておらず，上部胸椎の屈曲が大きい．

　これらの体幹前傾の違いは股関節の屈曲（骨盤の前傾）によるものである．

　股関節の屈曲はその後の股関節伸展運動を保障している．股関節屈曲の運動量が大きければ，その分股関節伸展の運動量が大きくなる．したがって，股関節伸展運動を保障するための骨盤前傾が立ち上がり動作には効率的な運動といえる．

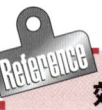

> **Reference　効率的な前傾とは**
> 体幹の前傾は，その後の股関節伸展運動を保障し，立ち上がり動作のカギとなる身体運動である．しかし，ただ体幹を前傾させればよいというものではなく，骨盤を前傾させることが立ち上がり動作においては効率的な運動である．

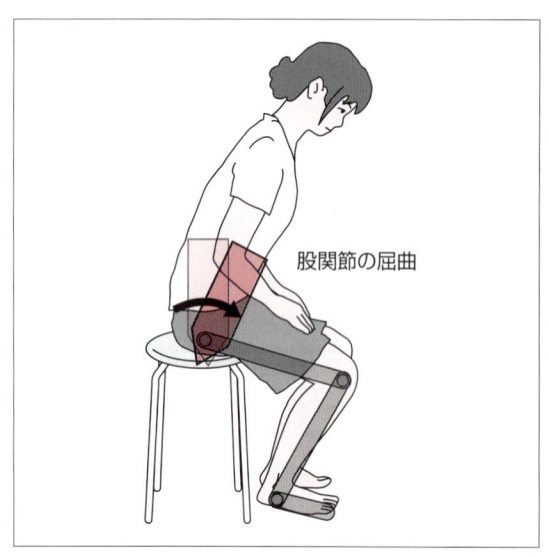

図4　股関節屈曲による体幹前傾
骨盤前傾が生じている．

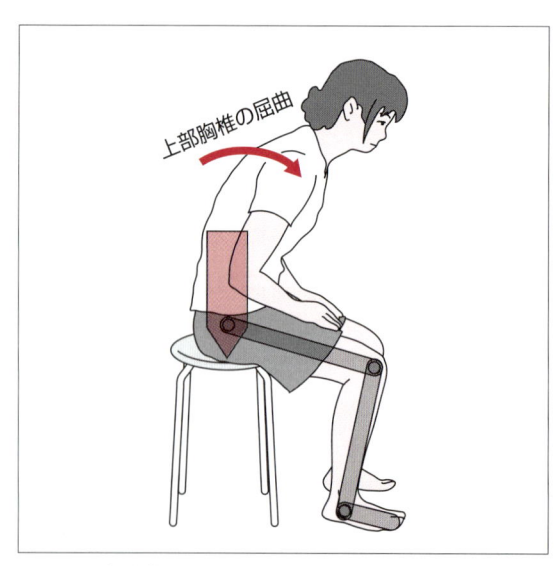

図5　上部胸椎の屈曲による体幹前傾
骨盤前傾が生じていない．

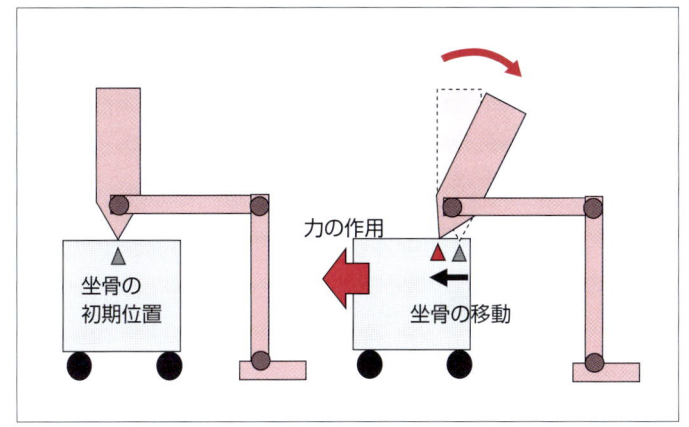

図6 立ち上がり動作の作用点の後方移動
(石井慎一郎:レクチャーノート Vol.2 起居動作の臨床バイオメカニクス, 南西書店, 2011)

(2) 作用点の後方移動

重心はどのようにして前方に加速しているのであろうか．これは接地面で生じる反力（床反力）に着目すると理解しやすい．重心の前方移動は，接地面とコンタクトしている作用点（坐骨）を後方移動させ，床反力をCOGの後方から作用させることで前方への回転運動を生じさせている．この回転運動がBOS内へCOGを移動させているのである．

前方への加速が異なる2通りの立ち上がり動作を考えてみよう．

通常の速さで立ち上がる場合には，骨盤が前傾することで坐骨の接地面が後方に移動し，接地面と重心の位置が離れることで重心は前方への加速度が増すこととなる．このことは，キャスターつきのいすからすばやく立ち上がるときにいすが後ろに勢いよく滑っていくことからも理解しやすい（図6）．

一方，ゆっくりとした立ち上がり動作では，重心の加速が不十分なために大きな質量をもつ体幹を前方に大きく傾けることで重心を前方に移動させている．

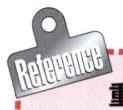

> **Reference**
> **重心が前方へ移るには**
> 骨盤の前傾によって坐骨の接地面が後方に移動し，接地面と重心の位置が離れることで重心は前方に移動している．

3) 下部体幹の運動伝達

体幹前傾の後には体重を両下肢で支持する．そのため運動は体幹から下肢へと伝達されるので体幹と下肢を結ぶ下部体幹の筋群の機能が不可欠となる．下部体幹の機能が低下している対象者では，骨盤後傾のアライメントとなっている場合が多い．骨盤後傾位ではCOGは後方へ偏倚するため，床反力ベクトルは膝関節の後方を通過する．その結果，立ち上がりの際に膝関節の伸展モーメントが増大して，大腿四頭筋に大きなストレスが負荷されることになる．このように，下肢の各関節へのストレスを最小にするためには，脊柱のアライメントを適切に制御するためのメカニズムが重要であり，特に脊柱の土台である腰椎-骨盤領域の安定性（stability）は重要となる．腰椎の安定化のための能動的

要素として腹横筋，骨盤底筋，多裂筋，横隔膜による協調活動，体幹-骨盤-大腿の連結には大腰筋，骨盤と大腿の連結には大殿筋の筋活動が重要であり，これらの機能により下部体幹が安定して運動が伝達されることとなる[1]（図7）．

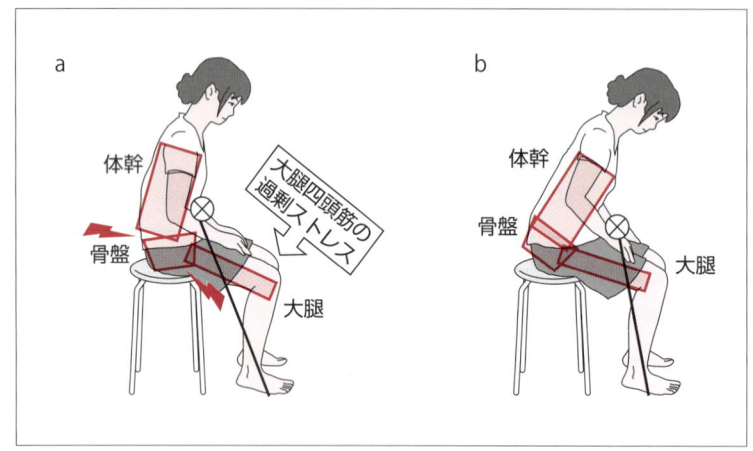

図7 下部体幹の運動伝達と体幹-骨盤-大腿の連結
a：下部体幹機能が不十分
b：下部体幹機能が十分

臨床では，体幹の機能低下を潜在的にもつ対象者が多く，そのような対象者では荷重動作中に体幹-骨盤-大腿の連結が得られていないことも多い．

Reference: 下部体幹機能とは

下部体幹の筋群は，①運動を股関節へと波及させる，②動作時の下肢の負担を最小にするといった機能を有することから，立ち上がり動作を分析する場合に下部体幹の運動に着目する臨床的意義は大きい．

なるほど

動的安定性を保障する要素

動作中，体幹の動的安定性を保障する要素は，骨性組織および靱帯-筋膜系組織によって供給されるもの（受動的要素）と，主として筋から発生した張力によって得られるもの（能動的要素）とがある．両者は互いに影響し合う関係にあり，能動的要素の収縮によって胸腰筋膜などの受動要素が効果的に張力を発揮し，体幹の安定化をもたらしている．

4) 離殿メカニズム

前方へ重心が移動を始めた後，殿部が座面から離れる（離殿）こととなる．この離殿が立ち上がり動作の可否を決定づける重要な動作である．離殿を可能にするためには，2つのクリニカルイベントが要求される．

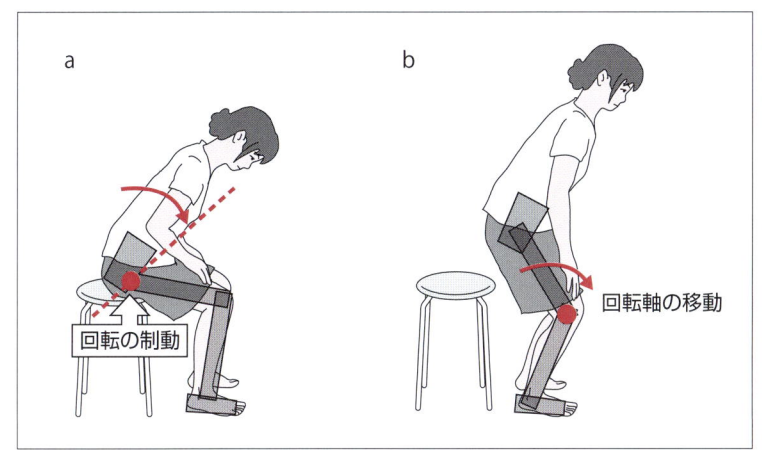

第4部 動きを観る前に―動きの相と機能的意味―

図8 股関節から膝関節へのパワートランスファー
a：股関節伸展モーメントによる体幹前傾の制動
b：股関節の回転が制動され回転軸は膝関節に移動する
(石井慎一郎：レクチャーノート Vol.2 起居動作の臨床バイオメカニクス，南西書店，2011)

(1) 股関節から膝関節へのパワートランスファー（図8）

　離殿を可能にするためには，股関節屈曲や体幹前傾によってつくり出された前方への COG に生じる慣性力を股関節伸展筋によって制動することが必要である．その結果，行き場のなくなった力（慣性力）は股関節から膝関節へ波及することになり（パワートランスファー），間接的に膝関節の伸展を補助して殿部が座面から離れることとなる[1]．

　離殿の瞬間から体幹の前傾が制動され，この時期に股関節と膝関節はわずかに伸展し始める．

　体幹の前傾を制動する後傾方向のモーメントの反作用として股関節の伸展モーメントが発揮される．この股関節の伸展モーメントは大腿を鉛直にするのに関与し，間接的に膝関節の伸展を補助することで COG は上方へと向かう[1]（図9）．

　さらに股関節伸展モーメントによる股関節を中心とした大腿の回転作用は，大腿脛骨関節面に接合力を生じさせる[1]．このように体幹の前傾が制動されると同時に，骨盤，大腿，下腿が連結される．

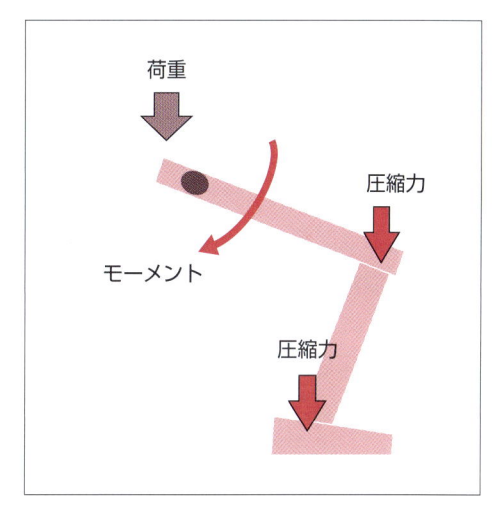

図9 股関節の伸展モーメントにより安定した下肢
(石井慎一郎：レクチャーノート Vol.2 起居動作の臨床バイオメカニクス，南西書店，2011)

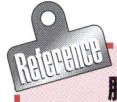

膝の伸長メカニズム

立ち上がり動作は，体幹前傾（股関節屈曲）運動を股関節伸展筋によって制動することによって膝が伸展し，そのことで COG は上方へと向かう．

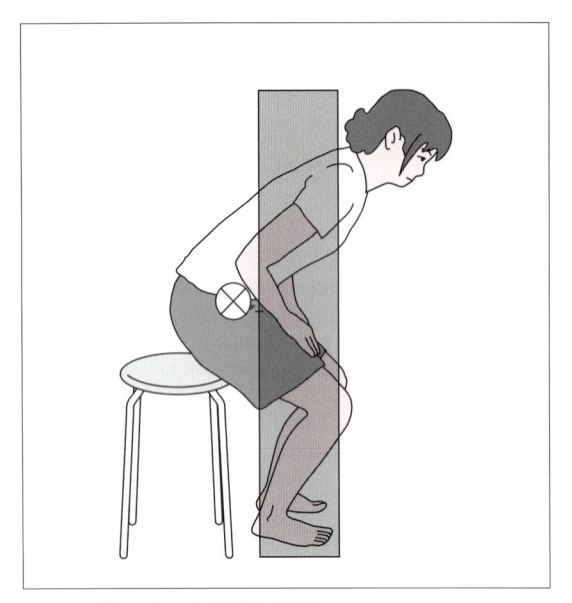

図10　離殿時の身体重心位置

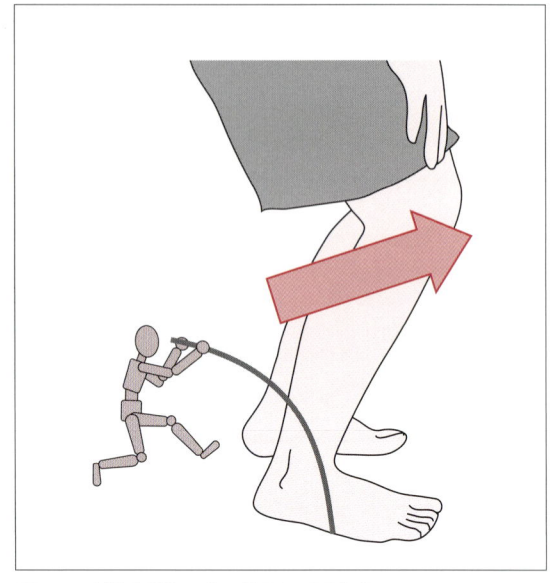

図11　前脛骨筋による脛骨の固定作用

立ち上がり動作に望ましいのは，脛骨が固定されて大腿骨が起き上がる膝関節伸展である．脛骨の上を大腿骨が回転していく様子はまるで勢いをつけて支点の上を跳んでいく，棒高跳びのようでもある．

(2) 前脛骨筋による脛骨の固定作用

　離殿にはもう1つ重要なメカニズムがある．離殿の瞬間，COGはまだBOS上の後方に位置しており（図10），からだには後方へ大きな回転モーメントが生じている．この問題を解決するのが前脛骨筋による足関節の背屈である．前脛骨筋は脛骨を前方へ傾斜させ，COGは前方移動を続ける．この足関節の背屈はCOGがBOS内に入るまで続く．このように，前脛骨筋は体幹の前傾とともに活動を開始し，殿部が座面から離れた直後に最も大きく活動する．COGがBOS上に位置すると，前脛骨筋は足部を床面に固定し，固定された脛骨上を大腿骨が回転するように膝関節の伸展が生じる[1]（図11）．もし仮に前脛骨筋の働きがなかったとしたら，膝関節の伸展モーメントにより，脛骨は後方へ傾斜してしまうことになるだろう．このように，前脛骨筋による脛骨の固定作用は，立ち上がりにとって重要な要素である．

> 👆 なるほど
>
> **よくみかける「立ち上がり動作」**
>
> 臨床では，これらのクリニカルイベントがみられない対象者が主に上肢による代償動作を用いて離殿を行うことが観察されることが多い．例えば，手すりにつかまって引っ張りながらであったり，座面を強く押したりである．

第4部　動きを観る前に―動きの相と機能的意味―

5）重心の上方移動メカニズム

　立ち上がり動作後期では，COGを上方へと移動させるために各下肢関節の協調した運動が重要となる．荷重時における下肢関節は，それぞれの単独運動は起こりえない．そこでわれわれは各関節を協調的に働かせることによって合理的に重心を上方へと移動させ，かつ重心の移動距離を最小限になるようにして行っている（図12）．もし下肢の単独作用がそれぞれ優位に作用すると，足部の伸展筋（腓腹筋）は膝を後方へ，膝関節の伸展筋（大腿四頭筋）は体幹を前方へ，股関節の伸展筋（大殿筋）は体幹を後方へと作用させる．臨床では，運動の協調が不十分な対象者（運動失調や末梢神経麻痺など）でよく観察される．

　立ち上がり動作後期では，これら下肢荷重関節の協調運動（タイミング・筋出力）により，力の作用方向の合理的な制御が可能となる[1]．

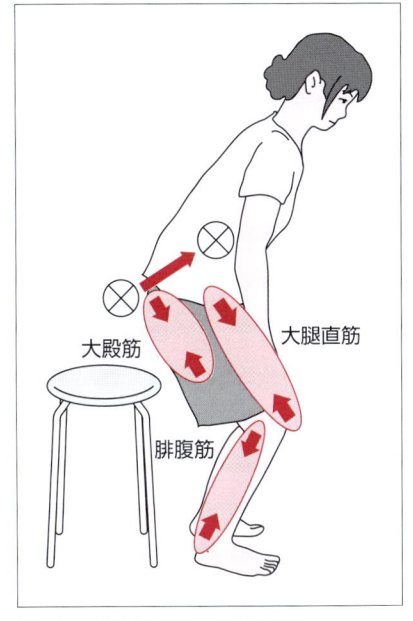

図12　各伸展活動の協調運動

なるほど

治療方略を立案するためには

治療に有効なのは立ち上がりのフォームをつくることではなく，力の方向を合理的に制御させることであり，床に対してどのように力を加えればよいかを学習することが重要となる．

　前額面から観察してみよう．COGはより機能的な荷重軸へと移動する．2つの荷重軸が機能的であれば，COGは左右への動揺が少なく同様の荷重量となるが，アライメント不良の対象者や整形外科疾患術後の対象者では機能的な荷重軸不全である場合が多い（図13）．

　普段からあたり前のように行われる立ち上がり動作は，動作の「誤用」によって反復したメカニカルストレスが生じる原因となりうる．これに対する理学療法とは，身体運動の方略上の問題を見出し，正しい運動メカニズムを学習させることが重要であるといえる．

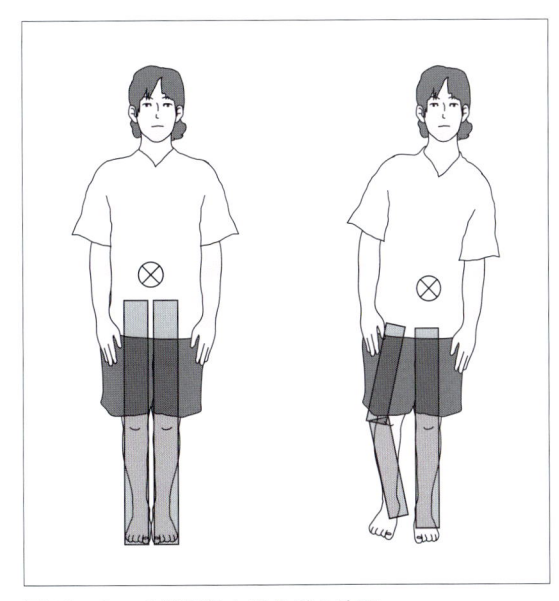

図13　2つの荷重軸と身体重心位置

Reference

立ち上がりとスクワットの違い

スクワット動作とは，BOS で重心を上下移動させる動作であるのに対し，立ち上がり動作とは新しい BOS に重心を送り込む動作である．臨床場面で，スクワット動作ができていても，立ち上がり動作ができない対象者が多いのではないだろうか？

これは，いくらスクワット動作と立ち上がり動作のかたちが似ていても，姿勢制御の観点ではまったく違う動作なので，立ち上がり動作に必要な「重心を前方に送り込む」といった局面では動作が行えないからである．

Check→ 1) 石井慎一郎：レクチャーノート Vol.2 起居動作の臨床バイオメカニクス，南西書店，2011．

なるほど

スランプポジションとは

postural set された座位姿勢と相反する座位姿勢として，スランプポジション（不良座位姿勢）がある（図 14）．

スランプポジションの特徴的なアライメントは，円背に代表される胸椎後彎の増大と過度な骨盤後傾位があげられる．また，胸椎後彎の増大に対して，頭頸部は伸展位で前方に突き出すようなアライメントをとっていることが多い．

このアライメントにより，細く長い固有背筋および靱帯・筋膜組織は伸張される．重力による体幹部に作用する屈曲モーメントに対して，これら伸張された組織のテンションを利用した受動要素優位の座位姿勢となっている．連続して BOS 上に COG を保持させるのみの姿勢であり，静的な座位姿勢である．

このため，筋活動が動的姿勢変換に対する準備状態になくこれから起きる力学的課題を合理的に達成することが難しくなり，動作は努力的になりやすい．

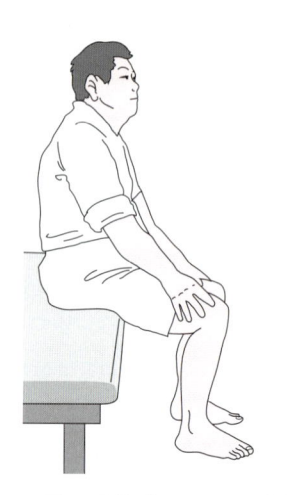

図 14 スランプポジションの一例

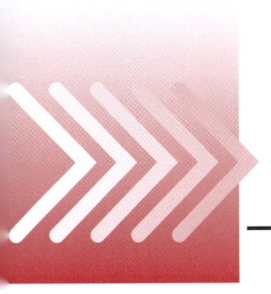

第3章 立ち上がり
第2節 立ち上がりの運動方略

水嶋 亮

立ち上がりの運動方略は大きく分けて以下の2つがある．
①力制御方略（force control strategy）
②運動量方略（momentum strategy）

　これら2つの運動方略にはそれぞれ長短所があり，どちらが優れているということではない．立ち上がりの運動方略とは，体位を変換させていくための姿勢制御方略の結果である．立ち上がり動作の力学的課題（重心の前上方移動，支持面の前方移動）が達成できれば立ち上がりは可能となる．したがって，運動量方略，力制御方略のどちらを選択しても立ち上がりは行えることとなる．この2つの運動方略は実際の日常生活場面において，どちらかだけが利用されているわけではなく，両者が混在もしくは選択的に利用されている．したがって，環境に合わせた動作のバリエーション（多様性）には，両者の方略を場面に合わせて選択もしくは組み合わせることが重要である．

▶ 1. 力制御方略（図1）

　力制御方略とは，運動速度が遅く，下肢と体幹の伸展運動に頼った立ち上がりである．殿部大腿～足部がつくる支持基底面（BOS）から足部へのBOS変化に先立ち，身体重心を新たなBOSとなる足部へ投影させる方法である．
　この方略は，立ち上がり動作の運動途中で運動が中断されやすい．特に離殿までと離殿直後から体幹・下肢を伸展していく時期に動作が中断されやすい．特徴として体幹前傾（股関節屈曲）が強く現れる．一方，足関節背屈固定と膝関節前方移動が極端に少ないことが多い．動作開始は頭部から始まることが多く，体幹を大きく屈曲し，ゆっくりと立ち上がる．長所としては，BOS内に常に身体重心が投影されているため高度なバランス能力が要求されることが少ない．しかし，体幹および下肢の粗大筋力や上肢によるひきつけ・プッシュアップに動作を委ねるため，ある程度の筋力が要求される．
　このため，各関節にかかるモーメントが増加することとなり，筋・関節には大きなストレスが生じる．また，離殿までの屈曲動作から重心上昇における伸展動作への切り替えが難しい．屈曲・伸展のパワーバランスが要求されるため，このパワーバランスの不均衡により転倒リスクが高まることが短所としてあげられる．スランプポジションおよび高齢者では，この運動方略が選択されることが多い．

▶ 2. 運動量方略（図2）

　運動量方略とは，運動速度が速く，体幹前傾の慣性力を利用した立ち上がりである．体幹前傾により生み出された慣性力により，一気に身体重心をBOS内に移動させる方法である．
　特徴として，高度な身体重心制御が要求されることがあげられる．この方略は，動作途中で運動が中断されることが少ない．動作開始は股関節を運動軸とした体幹前傾から始まる．離殿後は，腰背部を伸

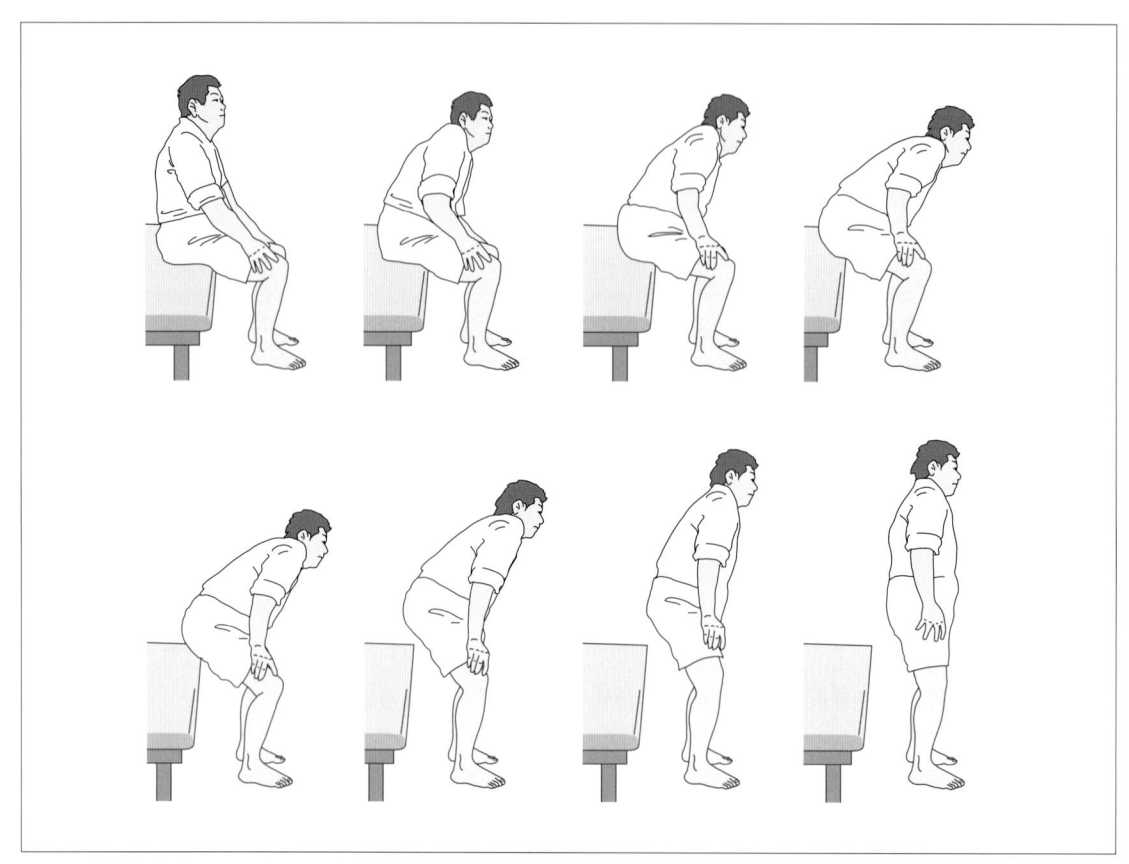

図1 力制御方略による立ち上がり
体幹前傾（股関節屈曲）が強く現れ，体幹・下肢の粗大筋力により立ち上がる．

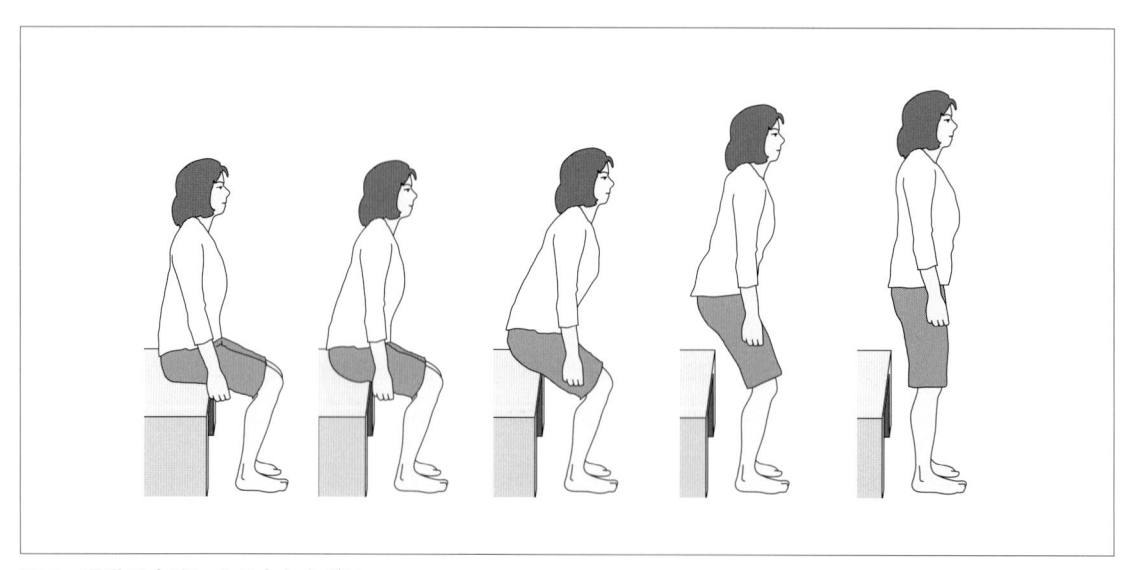

図2 運動量方略による立ち上がり
股関節が運動軸となり，体幹前傾が起こる．体幹前傾が生み出す慣性力により，離殿が生じる（離殿のメカニズム）．

第4部　動きを観る前に—動きの相と機能的意味—

展しながら体幹をあまり前傾せず，肩甲帯をもち上げるようにして両下肢の伸展によりすばやく立ち上がることが多い．

　長所として，体幹前傾が生み出す慣性力により離殿を行うため，力制御方略と比して下肢筋・各関節の負担が少ないことがあげられる．

　この運動方略は座位姿勢の段階で機能的座位姿勢（postural set）が要求される．

> **なるほど**
>
> **運動方略の選択**
> 立ち上がり動作は前方への慣性力が要求される動作のため，運動速度が速い立ち上がりの場面では，より大きな慣性力をもった運動量方略が選択されやすくなる．
> 体幹前傾が生み出す慣性力による離殿のメカニズムが得られない対象者では，力制御方略が選択される．この場合，姿勢を保持することが優先されるため，大きな筋活動が要求される．

▶3. 臨床例（バイオメカニカルな視点からの考察）

①離殿時の上肢による代償活動（図3）

　開始姿位である座位姿勢において，骨盤の過度な骨盤後傾と胸椎部の後彎増大が観察される（図3a）．離殿に向かい身体重心を足部へのBOSに移動させるが，股関節が体幹前傾に対する運動の回転中心軸にならず，胸椎部の屈曲要素を強めることで前方への重心移動を行う（図3b）．このため，骨盤前傾が消失している．離殿は両上肢によるプッシュアップにより代償されている（図3b〜c）．

　体幹前傾による慣性力を利用できないため，動作はゆっくりと遂行され，力制御方略により動作が完成される．また，離殿直後は身体重心が後方に残存しているため大腿四頭筋の過剰な活動が推測される（図3d）．

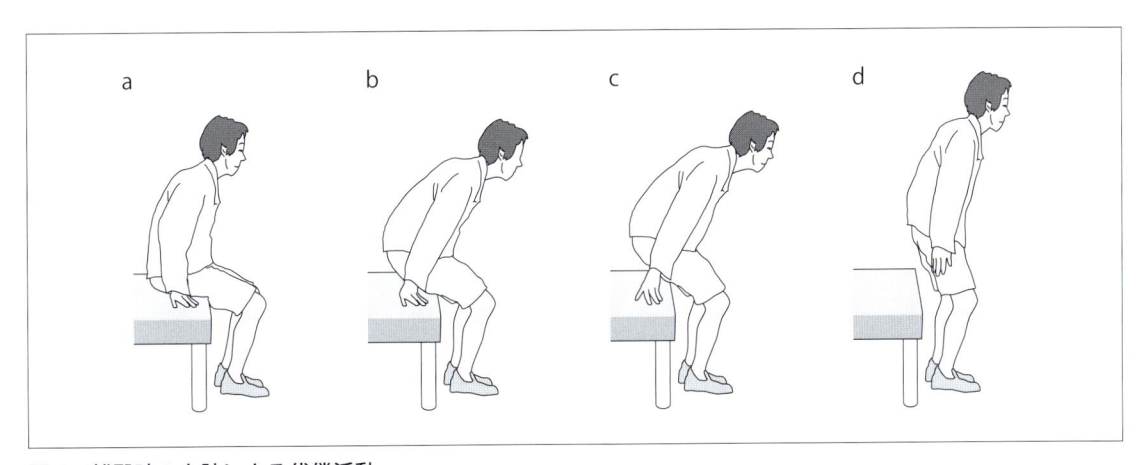

図3　離殿時の上肢による代償活動
両上肢によるプッシュアップにより離殿を代償している．

②離殿直後の股関節内転・内旋（図4）

　離殿直後，股関節の内転・内旋が急激に強まっている（図4b～c）．本来，大殿筋上部線維により股関節の伸展・外転・外旋が起こるが，機能不全により大内転筋（後方線維），長・短内転筋による代償活動が生じている．大内転筋後方線維は股関節姿位にかかわらず，股関節伸展に作用する．また，長内転筋を含む他内転筋群は股関節の姿位によって屈曲・伸展の作用が決定される．各内転筋群の力線が内外軸の後方を通過する場合は，股関節伸展に作用する．一方，力線が内外軸の前方を通過する場合は，股関節屈曲に作用する．つまり，少なくとも股関節屈曲50°以上ではこれら内転筋群は股関節伸展に作用する[1]．したがって，大殿筋の活動を代償することが可能となる．

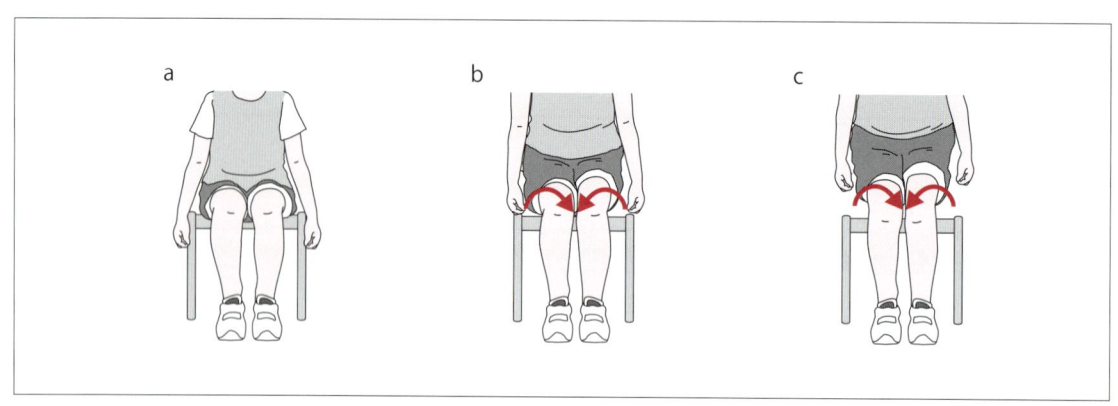

図4　離殿直後の股関節内転・内旋
大殿筋の機能不全に対して，内転筋群の代償により立ち上がる．

Check→ 1) Donald A. Neumann：筋骨格系のキネシオロジー（嶋田智明，平田総一郎監訳），pp435-439, 医歯薬出版, 2005.

　結果，これら内転筋群の働きにより股関節は内転に誘導され，大腿筋膜張筋が伸張される．この立ち上がりから，大殿筋の機能不全および大腿筋膜張筋の過用（overuse）やこれに起因したメカニカルストレスによる疼痛が推測される．

③ pull パターン（上肢によるひきつけ）（図5）

　pullパターン（上肢のひきつけ）により，離殿を代償している（図5a～b）．pullパターンは肩甲骨の挙上後退を伴い，これにより上部体幹は屈曲活動を強めてしまう（図5b）．また，離殿の際の股関節から膝関節へのパワートランスファーが観察されない（図5c）．このため，離殿後に起こる身体重心の上方移動においても，全体的な屈曲が残存している（図5d）．

　この場合，手前に位置したピックアップウォーカーが立ち上がりの運動方略を決定している．このようなpullパターンでの立ち上がりは，平行棒内での立ち上がりにおいても類似したパターンが見受けられる．環境因子が運動方略を決定する例である．

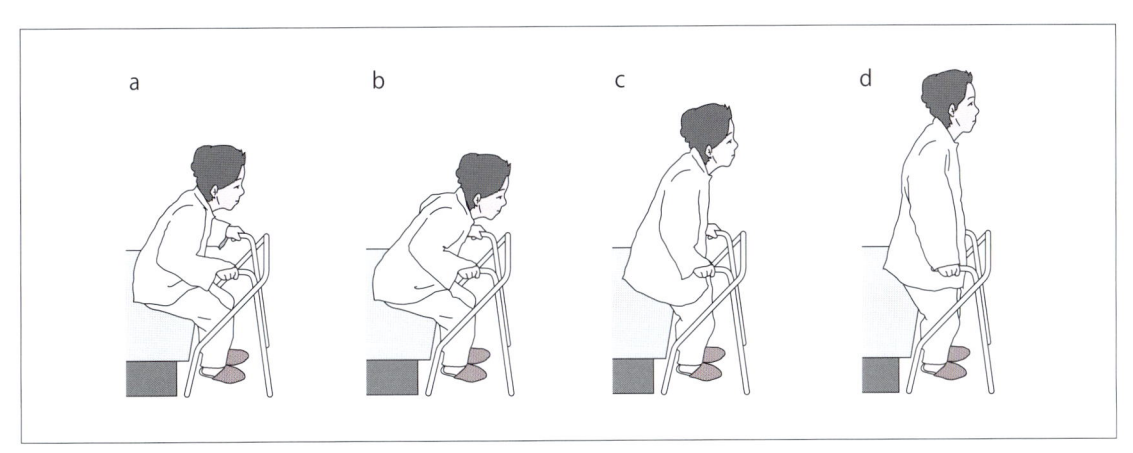

図5　pull パターン（上肢によるひきつけ）
立ち上がりの主動力が pull パターン（上肢によるひきつけ）に依存している．このため，離殿の際の股関節から膝関節へのパワートランスファーが観察されない．結果，立位になっても全体的な屈曲傾向が残存している．

④離殿から立ち上がり最終相での膝関節内反の増大（図6）

　立ち上がり最終相において右膝関節の著明な内反が生じている．この右膝関節内反に付随し，右側脛骨の外側傾斜が観察される．この右側脛骨外側傾斜に対して，距骨下関節の回内による制動を行っている（図6b）．

　膝関節の側方動揺に対して，強力に制動する筋は存在しない．結果として生じた膝内反アライメントは股関節-足関節の協調した運動連鎖の破綻が推測される．

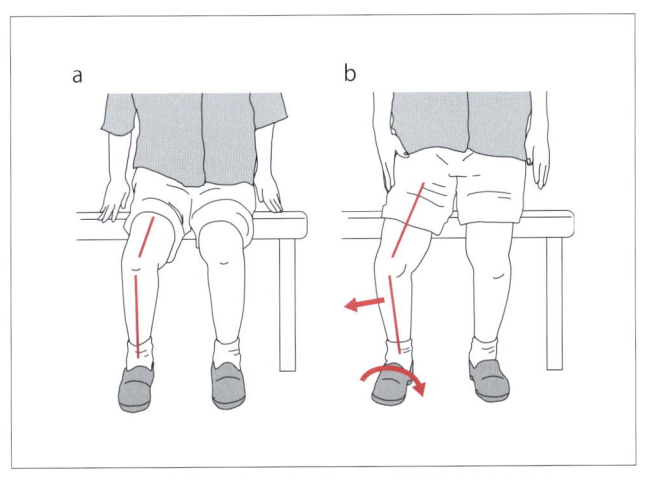

図6　離殿から立ち上がり最終相での膝関節内反の増大
膝関節の側方動揺は，股関節-足関節の協調した働きにより制動される．したがって，この立ち上がりでは股関節-足関節の運動連鎖が破綻していると推測される．

⑤両下肢の荷重軸不全（図7）

　左下肢と杖のつくるBOSに身体重心を投影するように，体幹左回旋と左上肢のひきつけにより離殿を代償している（図7a）．このため，左下肢の伸展に頼った立ち上がりとなっている（図7b）．したがって，両下肢による二軸の荷重軸不全として捉えられる．右下肢は立ち上がり動作に対して，積極的に参加していない．結果，右下肢は立位になっても股・膝関節の屈曲位が残存してしまう（図7c）．また，全相において左側中心となっているためきわめて不安定な動作となっている．

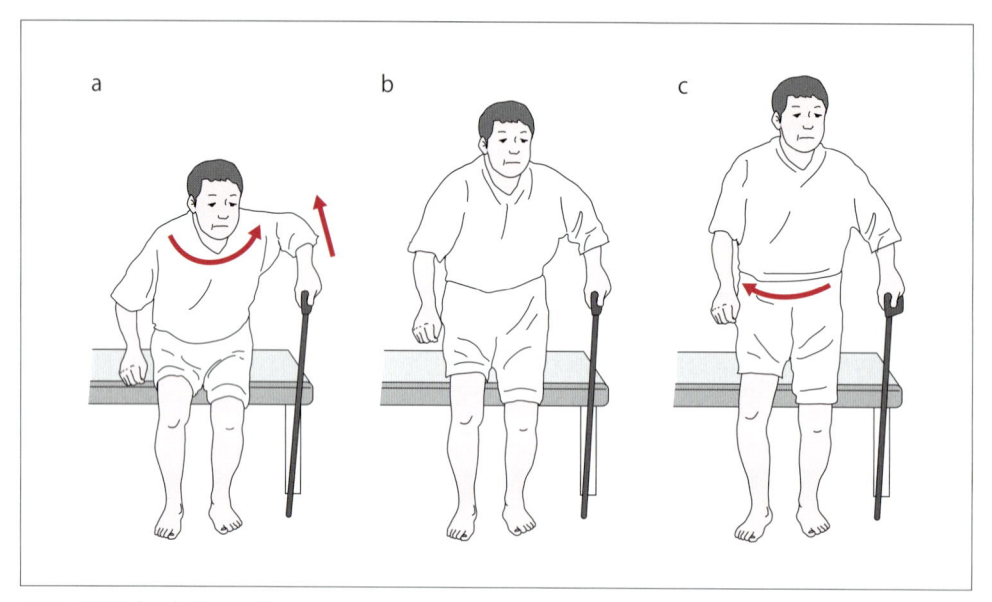

図7　両下肢の荷重軸不全
杖と左下肢が荷重軸の中心になっている．一方，右下肢は積極的に立ち上がり・立位保持に参加していない．

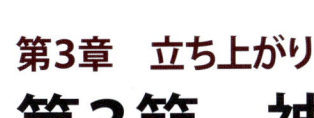

第3章 立ち上がり
第3節 神経学的視点から

藤井誉行

▶1. 情報という視点からの立ち上がり

　立ち上がり動作を神経系の観点で捉え，その構成要素を考えるのがこの項の役割である．立ち上がりにおける神経系の役割は，「立位に到達する」という目的のために必要な「情報」を能動的に検知し，出力を表出し修正することにあるといえる．したがって，立ち上がり動作を神経系の観点から観るためには，立ち上がり動作には「情報」という観点からどのような構成要素があるかを考える必要があると考えられる．Gibsonの言葉に「私たちは動くために知覚するが，知覚するためにはまた，動かなければならない」とあるが，私たちが腰掛けていられるのも，腰掛けていられる性質の座面を知覚し，自分自身がそこにとどまっているための情報を外部環境や身体内部から得ていることで可能となっている．立ち上がるためには立ち上がれる性質の環境を知覚し，立ち上がっていく自分自身を知覚することが必要になる．その知覚を可能にするには能動的な「動き」がカギとなる．「動き」はさまざまな受容器からの情報を生み，中枢神経内で統合され意味のある知覚情報となる．その「動き」の制御には①視覚情報，②前庭感覚情報，③体性感覚情報の主に3つの情報が重要とされている．

📋Check→ 三嶋博之：NHKブックス　エコロジカルマインド─知性と環境をつなぐ心理学，NHK出版，2000．

> **Reference**
>
> **①視覚情報**
>
> 視覚情報は見えの変化によって自身のからだが動いたことを教えてくれる．身近な例として，車に乗ったまま洗車機に入ると，洗車機が動くことによって動いていない自分の車が動いているような錯覚に陥ることなどがあげられる．これは周辺視野に入った光学的流動（オプティックフロー）が自身の移動と知覚されたものである．前庭感覚情報や体性感覚情報があるにもかかわらずこのような錯覚を起こすことからもわかるように，視覚情報は非常に有力な情報であるといえる．そして，自身の動きに対して光学的流動は，近くにあるものは大きく，遠くにあるものは小さいので，ビルの屋上の端に立つと周辺視野の情報変化が小さいため，姿勢制御に利用しうる情報としては少なくなるといえる．逆に近くに見えの変化を生む物があると情報量が多くなるといえる．臨床的にも立ち上がる際に対象者の側方にテーブルなどを置くことなどによってスムーズに立ち上がれるようになることも少なからずある．また，例にあげたビルの屋上や暗い部屋などでは視覚的な情報が少なくなるので，動きかたや利用する情報を前庭感覚情報や体性感覚情報に変えなければならない．このように環境の変動に合わせて利用する情報を変えられるこ

とも重要な構成要素となる．

②前庭感覚情報

前庭感覚情報は重力と慣性力を基準とした情報で，頭部の静的な位置情報と直線加速度ならびに角加速度によって引き起こされる．そして体性感覚と視覚システムと密接な調整を行い，バランスを制御する役割を担う．前庭脊髄路系は脊髄のαならびにγ運動ニューロンに影響し，同側の伸筋を興奮させて反対側の屈曲活動を促通するとされる．立位や歩行場面などの伸展の姿勢制御をより要求される場面でより活動するとされている．また，前庭系は大脳皮質からの直接のコネクションはなく，速やかな伸展活動が要求される場面で活躍する．

③体性感覚情報

体性感覚情報は皮膚・関節受容器や筋感覚などで構成されるが，この情報は身体分節間の連結がどのようになっているかの情報や，支持面などとの接触の状態（足底の圧情報など）の情報源として重要で，身体図式の生成にも重要な役割を担っている．また，脊髄小脳路を介しての姿勢調節システムの構成要素にもなっている．皮膚・関節包や靭帯・筋は情報源となる組織であることから，それらの長さや粘弾性，緊張などといった組織の状態は情報の生成に影響することになるので非常に重要である．

▶ 2. 立ち上がり動作各相における機能的要素（表1）

表1　立ち上がり動作各相における機能的要素

相	姿勢	主な機能的要素
①共　通	座位～立位	・「倒れないための働き」姿勢制御 ・頭頸部・上肢が自由であること ・無自覚 ・左右均等な床反力情報に対して鉛直な伸展制御
②立ち上がる前	座　位	・立ち上がりを意図する前の座位（保持を目的とした座位） ・文脈 ・外部空間的解析 ・内部空間的解析
③姿勢セット	座　位	・運動前皮質から脳幹網様体への信号による立ち上がりのためのAPA's ・コアスタビリティ
④前方移動	座位～離殿	・上半身質量中心を前方へ移動させ，足底からの床反力を捉える ・コアスタビリティと体幹伸展制御 ・股関節の選択的屈曲と下肢の遠心性制御
⑤上方移動	離殿～立位	・前庭脊髄路系の関与が大きくなる ・多関節運動連鎖による伸展制御 ・足関節方略
⑥立　位	立　位	・前庭脊髄路系の関与が大きい ・bipedal standing（二足直立） ・コアスタビリティ ・多関節運動連鎖による伸展制御

①すべての相に共通のこと（図1）

1）「倒れないための働き」姿勢制御

どの動作でも同様だが，重力環境下での動作は倒れてしまっては目的を達成できないので，常に

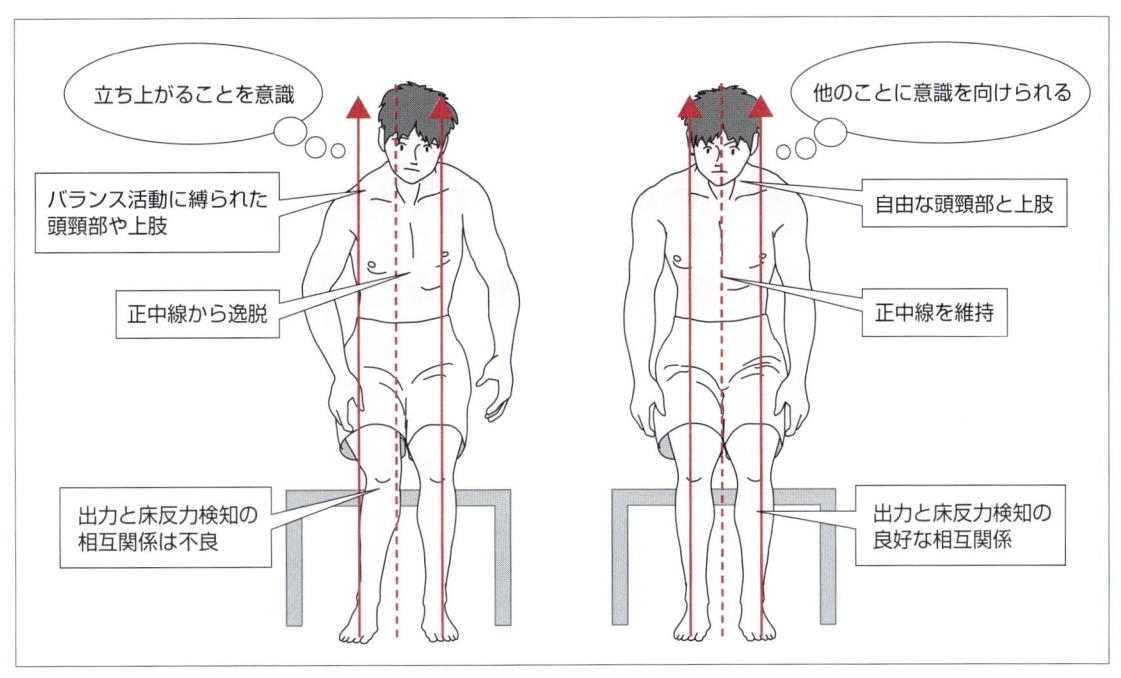

第4部 動きを観る前に—動きの相と機能的意味—

図1 床反力情報とアライメント
床反力情報は自身が支持面に対して働きかけた結果生じる情報なので，適切なアライメントでの働きかけが重要となる．アライメントの問題は，支持面に対しての能動的な働きかけ（情報探索）に問題を生じさせるので，動きの手がかりとなる情報を失わせる．情報を失うことでまた能動的な働きかけが困難となる．

「倒れないための働き」すなわち姿勢の制御が背景にある．つまり，「倒れないようにしながら立位まで到達する」という2つのことを同時進行で行っているのである．また，立ち上がり動作は矢状面上の移動なので一貫して正中線と左右の対称性を維持し続けることも重要な構成要素である．正中線からの逸脱や姿勢の非対称性は何らかの姿勢制御の問題を表していると考えられる．

姿勢制御

姿勢制御には姿勢安定性と姿勢オリエンテーションの2つの側面があるとされている．
①姿勢安定性（postural stability）
・身体の質量中心を安定性限界内に維持する能力
②姿勢オリエンテーション（postural orientation）
・身体分節間（body segments）の適切なアライメントを維持する能力
・環境との適切な関連を維持する能力
・抗重力的な垂直軸のオリエンテーションの構築を必要とする
・行動と知覚のための参照枠（reference frame）を形成する

Check→ Bente E. Bassoe Gjelsvik：近代ボバース概念—理論と実践（新保松雄監），産調出版，2011．

2）頭頸部・上肢が自由であること

姿勢制御の問題があれば，頭頸部や上肢（肩甲帯を含む）は何らかの姿勢活動に縛られて自由になることはできない．例えば，テレビの見逃せない場面を見ながら飲みものの入ったグラスをもち移動するときの立ち上がりを想像してみると，この要素の意味が理解できる．また，頭部には視覚系や前庭系の感覚器官が存在する．そこに動きが生じなかったり，大きく振られるということは異質な情報が入ることと考えられ，不利な要素になりうるといえる．

3）無自覚

われわれが普段何気なく行っている立ち上がり動作は意識しても可能かもしれないが，基本的に無自覚で行われるプロセスである．文脈のところで述べるが，子供を寝かしつけ，そっと部屋を出るときの立ち上がりのように立ち上がりの運動は意識しないが，「音を立てずに……」は意識するかもしれない．姿勢セットでまた述べるが，運動プログラミングを担う運動前皮質は運動前野と補足運動野が代表的である．習熟しきれていない比較的新しい運動には運動前皮質が多く働き，習熟した運動には補足運動野の働きが主となるといわれている．このように日常繰り返される何気ない運動には意識することは要求されず，無自覚に効率的に行うことができ，新しいことや何か問題があるときには意識や注意を運動に向けることができる．

4）左右均等な床反力情報に対して鉛直な伸展制御

立位への到達を目的とした立ち上がりは原則的に矢状面上の移動なので，姿勢は常にほぼ左右対称的であり，当然床反力情報もほぼ左右均等である必要がある．鉛直方向へのオリエンテーションを基礎とした協調的な全身の伸展制御により立位へと向かう．筋骨格系は出力器官であり感覚器官としての役割が重要である．筋緊張異常や筋骨格系のアライメントの問題は出力だけでなく，その手がかりとなる情報を減少させたり異質なものにしてしまう．

Check→ 森岡　周：リハビリテーションのための脳・神経学入門，協同医書出版社，2005．

②立ち上がる前

1）文　脈

現実場面で行われる立ち上がりは立ち上がることを目的にしていることは少なく，別な目的を達成するために行われることが多い動作である．だからその立ち上がりへの要求は目的を達成する行為の文脈に影響されるので，文脈を無視するわけにはいかない．例えば，ベッドで子供を寝かしつけたお母さんがそっと部屋を出るための立ち上がりを想像してほしい．きっとこの場面では暗い部屋で音を立てずに立ち上がることが要求されるだろう．それは遅刻しそうで慌てているときの立ち上がりや疲れ切った状態から仕事に向かうときの立ち上がりとは違う．現実場面での行為では目的や効果が重要になるので，「音を立てないこと」や「スピード」を最優先させたり，「疲れないように」など，文脈によって要求が変わる．このように文脈に対し，最適な立ち上がりに「選択的に変えることができる多様性」が重要なものであると考えられる．文脈は環境因子・課題因子・個人因子によって変化するものなので，各因子の変動に対して適応できる多様性が正常の構成要素といいかえることができる．

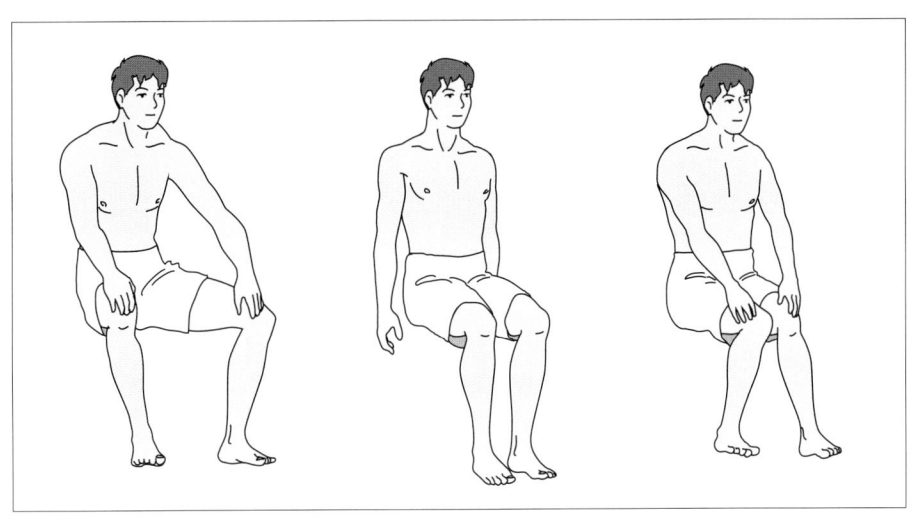

図2 さまざまな座位
健常者でもさまざまな座位姿勢をみることができる．正常を「かたち」として考えるよりも，環境や課題の要求に応じて身体分節間の連結を適切に変更できる多様性を構成要素と考えるべきである．

2) 立ち上がりを意図する前の座位

　この項での立ち上がりは座位から立位までなので，立ち上がることを意図する前の座位からの連続性がある．立ち上がることを意図する前は座位でいることが目的となるので座っていられさえすればよく，各個人によりさまざまな座位姿勢をみることができる（図2）．ここでみられる個性（姿勢）はあくまでも座位で居続けるために行っていることであり，座位でいるための身体分節間のつながり方であるといえる．そのため，立ち上がり動作の開始にあたっては後述する立ち上がるために適切な姿勢セットに変更する必要がある．それが難しいと立ち上がりに必要な情報の検知と効果的な運動出力に制約が加わる．

3) 外部空間的解析

　立ち上がる前には「どのような場で立ち上がるか」の情報が必要になる．真っ暗ななかでの立ち上がりを想像してみてほしい．視覚からの「見えの変化」を利用することができないため，自身の平衡や移動の情報を「前庭系」と「体性感覚系」の情報から得なければならない．当然情報の得かたという意味で動作の方略を変えなければならない．また，狭いトイレのなかでの立ち上がりを想像してみてほしい．トイレの壁までの距離はリーチして知覚することもできるが，主に視覚から得る．この場合「からだをぶつけずに立ち上がる」ことが要求されるため，身体分節の前後移動を少なくして立ち上がる方略に変えなければならない．これらのように「どのような場で立ち上がるか」という外部環境に対しての解析が行われるが，これは背側経路における頭頂連合野が重要な役割を担っているとされている．

4) 内部空間的解析

　前述した「どのような場で立ち上がるか」の外部解析に対して「どのように動くことができそうか」も欠かせない重要な情報である．それには身体図式が重要な役割を担っている．身体図式は多重感覚

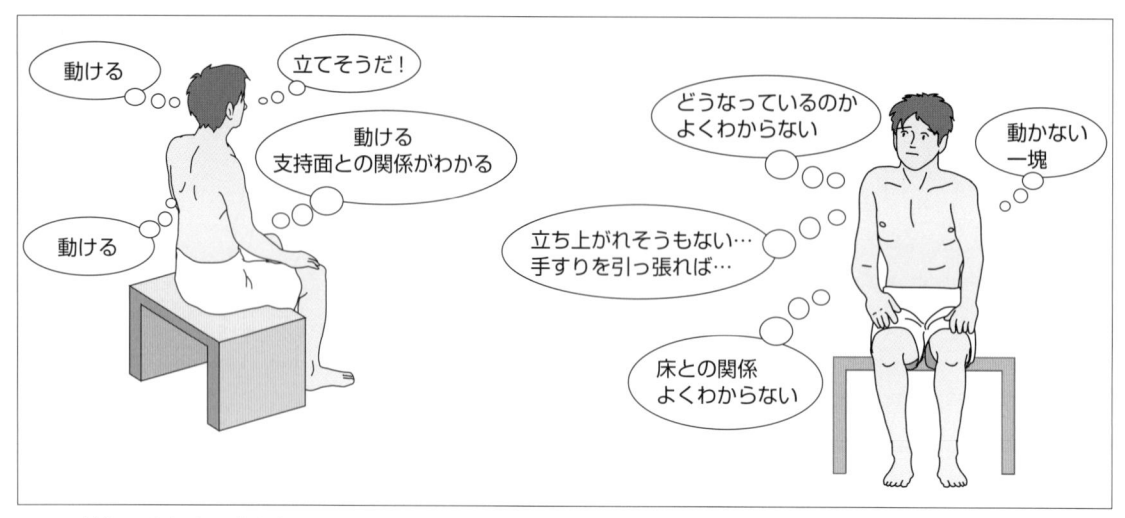

図3 外部・内部空間的解析
身体各部からの情報をもとに身体図式は形成される．外部・内部空間的解析による身体図式をもとに姿勢と運動のプログラムが生成され，さらに行為の可能性が生まれる．

入力の統合により頭頂連合野で生成され，自分のからだがどのようになっているかの情報であるといえる．ここでは，特に身体分節間の連結がどのようになっているかに焦点をあててみたいと思う．身体分節間の連結は筋や関節，皮膚などからその変化の情報によって成り立っている．動きのない（固定）身体分節間には変化の情報がなく一塊の身体図式になっていると考えられ，逆に筋緊張の低い分節間では情報そのものが乏しくなっていると考えられ，どのようになっているかよくわからなくなっている可能性がある．そのようなみかたをすると筋緊張のアンバランスは情報のアンバランスであるといえる．また，床反力情報との関係も重要で，床反力情報の検知が重力に抗してからだを制御するための大切な情報となる．運動制御における多関節運動連鎖は床反力情報を含む感覚情報に裏づけられた身体図式の連鎖としてみることができる．だから内部解析としてはどの身体分節間も動き（固定や虚脱ではなく），床反力情報とのアクセスの良好な状態（良好なアライメント）が望ましく，無限定な環境や課題の変動に対応できる多様性の基礎となるといえる．（図1，3）

③姿勢セット（図4，5）

前述した文脈と外部・内部空間的解析の情報をもとに運動前皮質が立ち上がりのプログラムを生成する．運動前皮質で生成されたプログラムを一次運動野へ送るときに運動前皮質から脳幹網様体へ姿勢のプログラムが送られ姿勢がセットされる．この姿勢のプログラムは先行随伴性姿勢調節（APA）（→p203「第5部 第3章 姿勢調節の話」参照）と呼ばれており，随意運動に先行ならびに随伴して姿勢を適切に安定させるものである．姿勢セットは「どのような文脈」で「どのような場」で「どのような身体内部資源」を利用して「どのように立ち上がろうか」という企画に基づいたもので，立ち上がることを意図したときに姿勢セットはすでに決まっているということになる．だから治療として身体図式に働きかけるということは理にもかなっている．この身体図式としてはどのような環境へも適応できる多様性という視点からも，無自覚にどの身体分節間も「動くことができる」という図式になっているということが望ましいと考えられる．立ち上がりに適した姿勢セットとしては次の支持面である足底からの

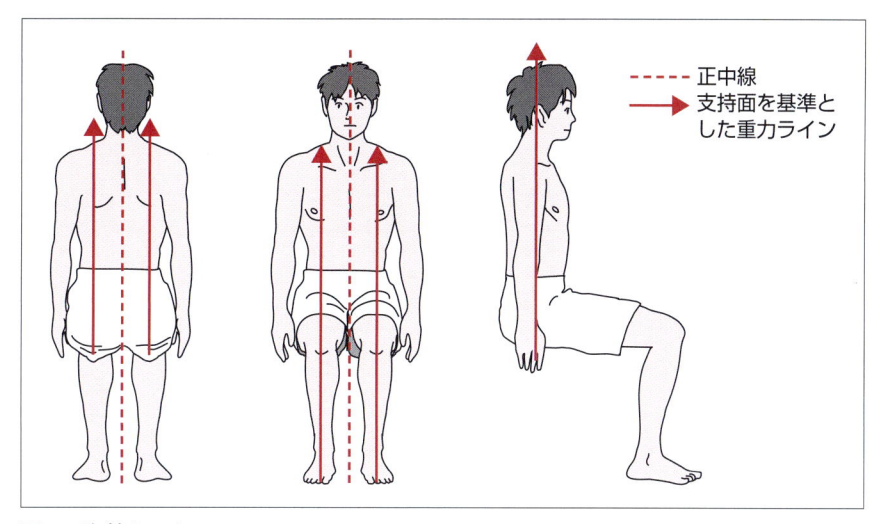

図4 姿勢セット
姿勢セットは円滑な行為を可能にするための姿勢調節であるので，潜在的な運動性を伴うものが望まれる．コアスタビリティを背景とした鉛直な伸展は股関節の遠心性コントロールで効果的に上半身質量中心を前方へ移動できるだけでなく，頭頸部や上肢の自由度維持に貢献する．

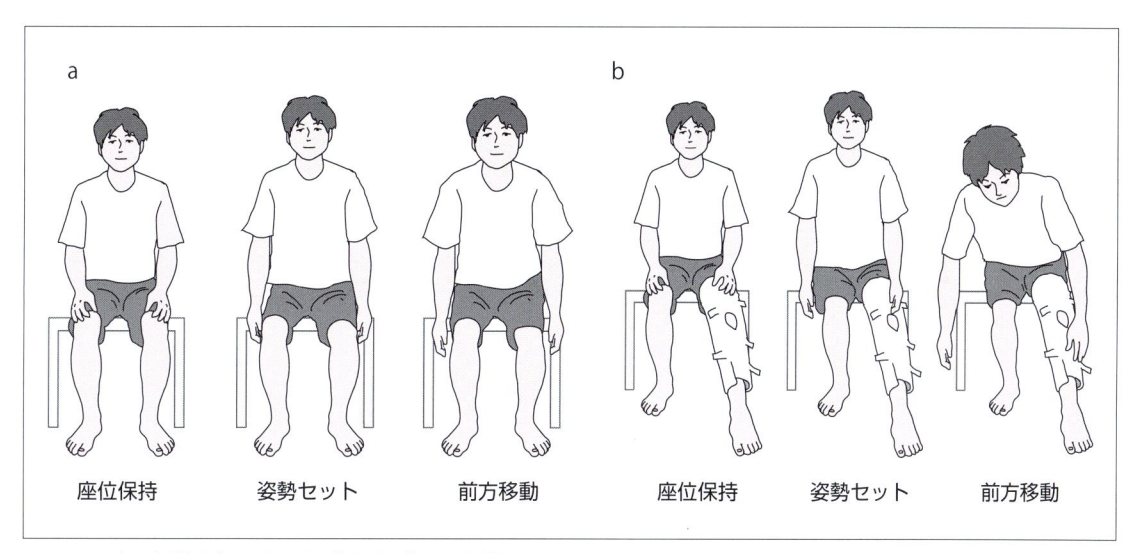

図5 下肢に制約を加えられた立ち上がりと姿勢セット
aは通常の姿勢セットからの立ち上がり．bは左下肢にシーネを巻いた状態での姿勢セットからの立ち上がり．左股関節の選択的屈曲への制約と次の支持面である左大腿後面や左足底が利用しにくくなっており，右の足底方向へ体幹屈曲を利用して向かう姿勢セットとなっている．このように変更された身体図式をもとに生成された方略に合わせた姿勢セットをとる．

床反力情報を捉えて効率よく上方へ移動する必要があるので，両坐骨からの床反力情報に対して鉛直な伸展コントロールが重要な構成要素になるといえる．

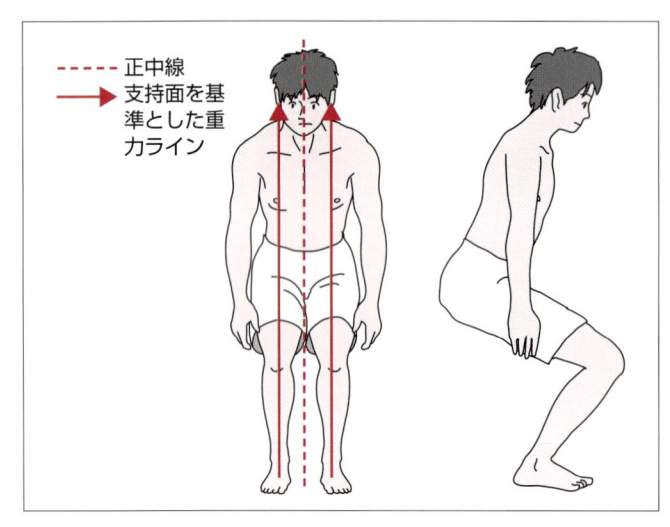

図6　前方移動相

前方移動相では重心を足底へ向け移動させるが，これには各身体分節が固定されずに協調的に前方へ移動することが重要．運動の主役は股関節であるが，肩甲帯の外転位での固定なども不利に働く．

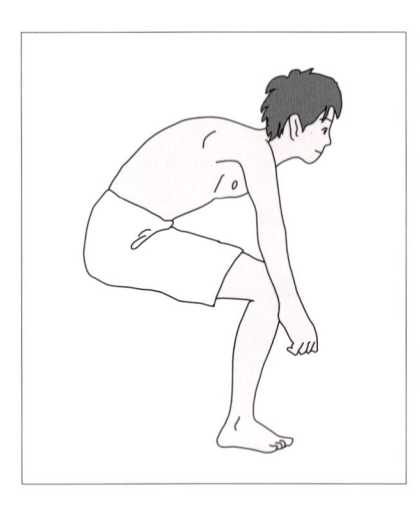

凡例：
- ---- 正中線
- → 支持面を基準とした重力ライン

図7　屈曲による前方移動

股関節の選択的屈曲の制約や脊柱屈曲の相対的柔軟性が高い場合などで多くみられる．頭頸部は前後上下に大きく移動しなければならない．スピードの要求には対応しにくく，頭頸部や上肢はバランス活動に縛られて自由度が低い．

④前方移動相（離殿まで）（図6, 7）

　この相は主に骨盤より上方の身体分節の動きにより足底からの床反力を検知し，上方への移動が可能になるまでとする．主に股関節より上方の身体分節の動きによるものなので，各分節が効率よく前方に移動することが求められる．前方移動の主役は股関節屈曲になるが，上半身質量中心は高いほうが有利になるので，胸腰椎伸展や肩甲帯下制内転も大事な要素になる．別ないいかたをするとコアスタビリティを中心とした体幹伸展を背景に股関節の遠心性コントロールが求められるということになる．ただ，この相は健常者でも個人差が多くみられる．股関節の遠心性コントロールが困難であったり腰椎屈曲の相対的柔軟性が股関節屈曲より高い，いわゆるハムストリングスの硬い人の場合などでよくみられるが，足底への重心移動の主役が屈曲となり，頭頸部は過伸展位，肩甲帯は外転挙上などを伴い頭頸部や上肢の自由度に制約がかかる前方移動となる．（図7）

> **Check→** Shirley A. Sahrmann：運動機能障害症候群のマネジメント―理学療法評価・MSIアプローチ・ADL指導（竹井　仁他監訳），医歯薬出版，2005．

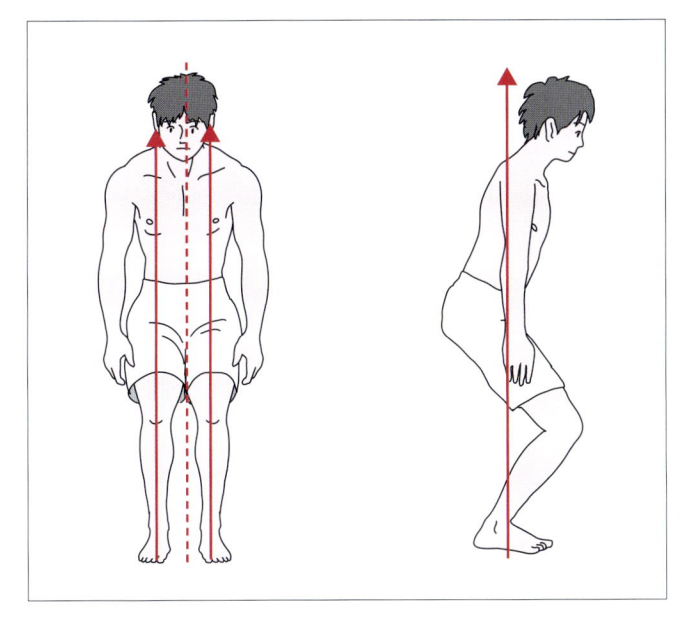

第4部　動きを観る前に—動きの相と機能的意味—

図8　上方移動相
床反力情報（色矢印）は足底から身体内部を上方へ貫く．足底からの床反力情報に対し適切なアライメントで速やかで強い伸展活動が要求される．この相は前庭脊髄路系の関与が大きい．

❺上方移動相（立位まで）（図8）

　この相は離殿から立位へ到達するまでとする．したがって，支持面は足底面へと移り，そこからの床反力情報に対して鉛直方向にからだを伸展することといいかえることができる．支持面が足底のみとなることでバランスの要求が大きくなるので前庭脊髄路系の関与が大きくなる．足部は外部環境である床面と直接アクセスする部位であり，足関節方略を制御する部位であることからも，足部の細やかで適応的な運動性や圧情報の識別が情報の検知と効果的な出力に必要である．床反力情報の検知は下肢の抗重力活動との相互作用があるので，アライメント異常は出力の制約になるのと同時に床反力情報検知の制約となる．頭頸部・胸郭・骨盤のアライメントは正中線の維持と骨盤の左右の平衡を保つことが基礎となる．また，下肢のアライメントは図8のように前額面からみて足底中心を通る垂線上を逸脱しないことが床反力情報の効果的な検知と抗重力活動に重要な構成要素となる．

❻立位（図9）

　「1）文脈」のなかでも述べたが，終了姿勢の立位も行為の文脈に影響されていることを忘れてはならない．現実の日常生活場面において，立ち上がり動作終了姿勢としての立位は次の活動のための立位であり，立つことのみの立位ではないことがほとんどである．したがって，活動の準備状態としてのポテンシャルを兼ね備えたものであることが望ましいといえる．活動の準備状態としてのポテンシャルには頭頸部や四肢の自由度が大切である．頭頸部や両上肢は外部環境からの情報を得るためや対象物へのリーチならびに操作のために自由になっている必要がある．また，あらゆる方向への移動を可能にするためにもどちらの下肢もどの方向へもステップできなければならない．これらを実現するためにはbipedal standing（二足直立）とコアスタビリティが背景となり，どの身体分節間の連結も固定や虚脱ではなく調節的な関係を保ち，床反力情報に対して支持面上で鉛直な伸展制御が必要になる．

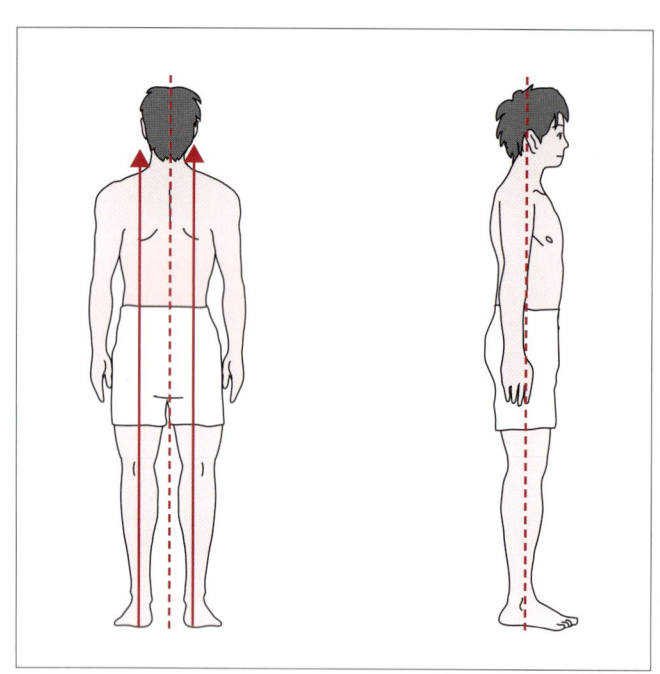

図9　床反力情報と立位アライメント
床反力情報（色矢印）は足底から身体内部を上方へ貫く．立位アライメントの関係は踵骨‒坐骨‒肩甲骨下角を結ぶラインを基準とすると捉えやすい．この関係が崩れると頭頸部や両上肢の自由度に制約が加わる．

なるほど

身体図式に働きかける

実践場面では構成要素の評価と治療が大切になるため，身体図式に働きかけることを意識するとよい．身体図式は感覚情報をもとに生成されるので，動きのない部位は組織からの情報に変化がないため，一塊の身体図式になっているものと推測される．そのため，「動きのない部位の組織に変化の情報を提供する」ように心がけてほしい．そうすることによって「対象者は自身のからだや外部環境をどのように感じているのか」を感じとりながらハンドリングするきっかけになると考えられる．筆者の経験からいうと，他動的な治療場面が減り，対象者と一緒に動ける場面を多くしていけると実感している．

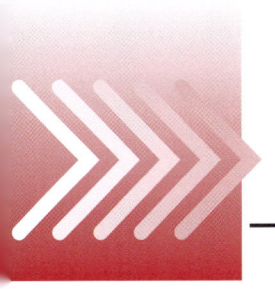

第4章 歩　行
第1節　歩行バイオメカニクス概説

重枝利佳

▶1. はじめに

　歩行とは，重心を支持脚側に移動して振り出す下肢の荷重量をゼロにし，その下肢を進行方向に移動させて接地した後再び荷重をし，反対側下肢を振り出す動作の繰り返しである．力学的に二足歩行形態を分類すると，静歩行と動歩行に大別される．静歩行とは重心の床面への投影点が常に支持基底面内に存在する歩行をいう．

　静歩行は歩行周期中のどこで停止したとしても転倒せずにバランスをとることができ，静的に安定している歩行といえる．また，静歩行は静的に安定性がよい反面，床面の凹凸や路面環境の変化に対する対応能は低い．

　動歩行は重心の床面への投影点が支持基底面の外に出る時期が存在する歩行をいい，重心に勢いをつけながら動的安定化をはかる．したがって，動歩行は静的に見た場合には不安定であり，歩行周期中のどの時期においても静的にバランスをとることはできない．そのため，動歩行では，重心の勢いを打ち消してから歩行動作を停止しないと転倒してしまう．動歩行の制御は静歩行に比べてはるかに難しいが，床面の凹凸や路面環境の変化などにも対応できるというメリットがある．ヒトの正常歩行は動歩行に分類される．

　歩行のバイオメカニクスを考える上で，動歩行の力学的特性を十分に理解しておく必要がある．本項では，ヒトの二足歩行の本質的なバイオメカニクスを理解することを目的として，動歩行の特性を重心制御の観点から解説をする．

▶2. 動歩行の特性

　動歩行では重心の側方移動は左右に 5 cm 程度しか動かず，重心と足底の位置関係を床面に投影すると，単脚支持期に重心が足部でつくられる支持面のなかに入らない．（図1）．動歩行において，単脚支持期に重心が支持面に入っていない状態で転倒しないのは，重心が支持脚側に押し出されるように勢いをもつためである．一方，静歩行では，安定した単脚支持を実現するために重心が支持脚の足部でつくられる支持面内に完全に入る必要があるため，重心は側方に 10 cm 以上移動することになる．

　動歩行と静歩行における姿勢制御の方略には相違がある（表1）．静歩行は重心を確実に支持面内に入れながら，支持面内を重心が移動するような重心軌道を生成する．一方，動歩行では，「それぞれの脚をいつどこに接地し，あるいは離すか」という予定を現在の位置から数歩先まで予測して，転倒せずに運動を継続する重心軌道を生成する．ただし，ここでいう「転倒しない」というのは，一時的にはどんなに転倒しそうな姿勢をとったとしても，結果的に倒れないという意味である．「倒れそうになっても，結果的に倒れない」重心軌道を生成するために，着地位置の予定から未来の重心の運動範囲を予測し，数歩先で重心位置が安定化するような重心軌道を選択しなくてはならない．よって，動歩行では最低二

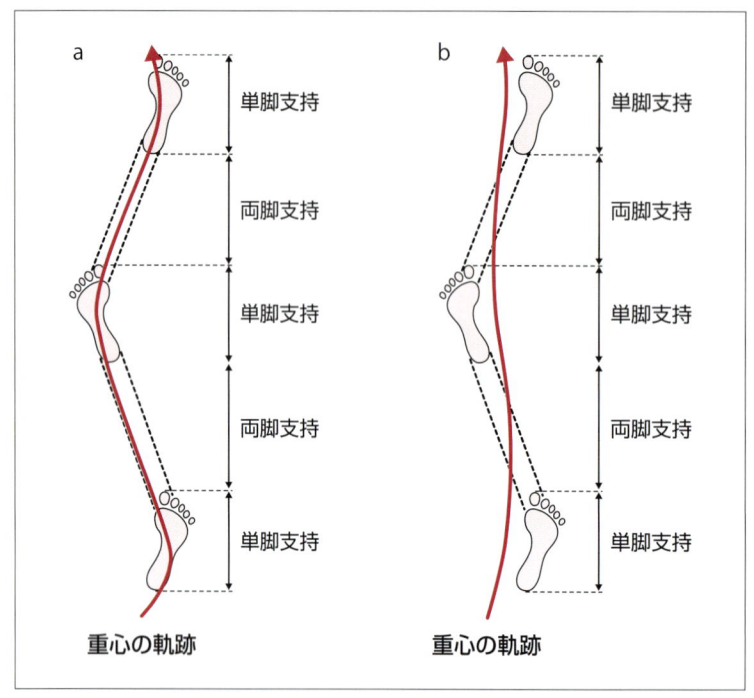

図1 動歩行と静歩行の重心と支持面の関係
a：静歩行．
b：動歩行．
bは単脚支持期に重心が足部でつくられる支持面のなかに入らない．

表1 静歩行と動歩行の特徴

	静歩行	動歩行
バランス	常にバランスを取りながら歩く	断続的にバランスを崩しながら体重移動を行い，足を踏み出してバランスを回復
歩行できる環境	平らな場所しか歩けない	斜面や階段，凹凸のある床面などでも安定して歩ける
歩行速度	遅い	速い
動作停止	どの時点でも可能	途中停止できない
歩行動作	上半身が前後に揺れながら歩く	上半身は水平に保持したまま歩ける

歩先までの着地位置の予定が確定していないと，自然な歩行はできないのである．もし仮に，二歩先に足が着けるかどうか不明な状況だとすると，直ちに重心を支持脚のほうへ寄せ，静歩行モードに切り替え，足が前方に着地できないことがわかったとしても，倒れずに支持脚で踏みとどまれるように歩行のリズム生成を改変する．

> **なるほど**
>
> **着地位置の予定から未来の重心の運動範囲を予測**
>
> ヒトは二歩先の着地点が保障されているから自然に歩行ができるし，何らかの外乱刺激によってバランスを崩したときに倒れないようにするために，二歩先で重心を静止させるように制御が行われていると考えられる．「全体，止まれ，1，2」という号令は，そのよい例である．
>
> Check→石井慎一郎：レクチャーノート　歩行の臨床バイオメカニクス，pp45-51，南西書店，2011．

▶ 3. 歩行の推進力とロッカー機能

　歩行中の身体重心(COG)を矢状面から見た場合，図2のようなサインカーブを描く．単脚支持期においてCOGは最も高い位置にあり，両脚支持期において最も低い位置にある．つまり，踵接地後に最も低い位置にあるCOGは，立脚中期に最も高い位置までもち上げられ，その後下降し，反対側の踵接地後に再び最も低い位置に下がる．この上下動の差は，約2cmである．

　COGの上下動と推進力には，密接な関係性が存在しており，最も高い位置までもち上げられたCOGは，からだの回転運動によって下降しながら前進する．ジェットコースターのように，高い位置にもち上げられたCOGが下降し，再び上昇を繰り返す運動であり，位置エネルギーと運動エネルギーを交互に変換させ，非常に効率よく歩行動作を実現している．そのため，推進のためのエネルギーは筋力によって生み出すのではなく，重力を使って推進力を得ることが可能になる．

　重力を効率よく利用して歩くために，ヒトの歩行では支点(回転軸)が3カ所存在する．立脚初期に踵接地した後，踵を支点にからだが前方へ回転する．次に足底全体が床面に接地した後，足関節を支点とした回転が起きる．最後に踵がもち上がり，中足趾節関節(MP関節)を支点に回転していく．このように，歩行は3つの支点を有する倒立振子運動だといえる．Perry(1992)は，歩行における3つの支点(回転軸)をそれぞれ，ヒールロッカー，アンクルロッカー，フォアフットロッカー，と呼び，歩行の重要なバイオメカニクスと位置づけている．

　ヒールロッカーは，歩行における衝撃吸収と推進力の保存に重要な役割をもつ．踵接地時に重心は最高点から一気に最下点へ落下するため，大きな衝撃力がからだに加わる．この時期に負荷される荷重量は，体重の1.2倍から1.5倍程度になる．ヒールロッカーの時期には，前脛骨筋，大腿四頭筋，ハムストリングス，脊柱起立筋など活動するほとんどの筋が遠心性に収縮をして衝撃の吸収に動員される．一方，活動しているすべての筋が衝撃吸収に動員され遠心性収縮をすると，からだは前方に回転することができず，接地の度に重心がいったん静止し，また前方に回転するという，ぎこちない効率の悪い動

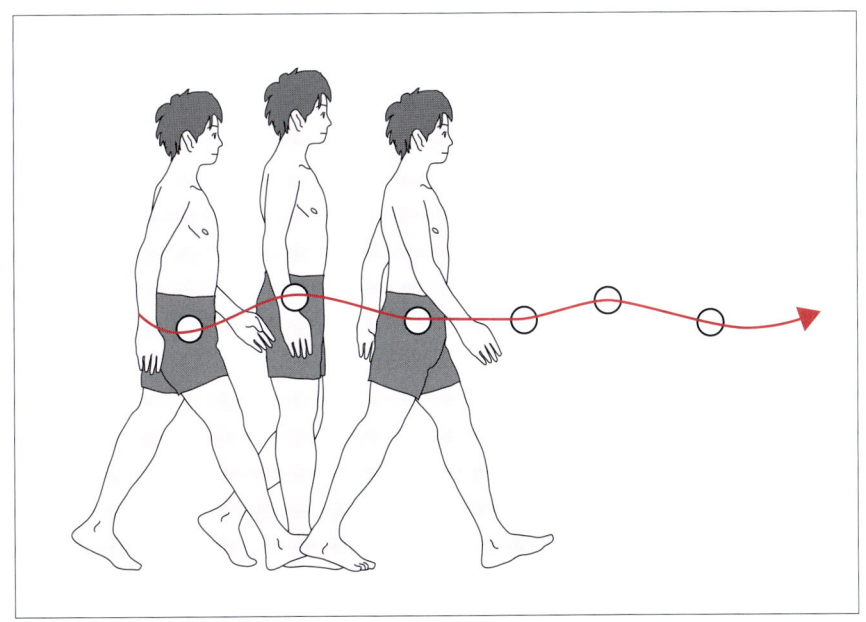

図2　歩行中の矢状面内の重心変位

単脚支持期においてCOGは最も高い位置にあり，両脚支持期において最も低い位置にある．

作になってしまう．そこで，からだは関節以外の場所，すなわち踵の形状を使って，前方への回転を実現させるのである．

アンクルロッカーの主要な働きは，前方への回転にブレーキをかけて，回転速度を調節することである．前述したように，歩行の推進力は重力である．立脚相にからだは重力によって前方に加速する．アンクルロッカーでは，重心が加速し過ぎないようにブレーキをかけながら減速装置として歩行速度を調節する．

フォアフットロッカーは，立脚後期の重心の下降をゆるやかにするため，重心軌道を上方修正することに役立つ．フォアフットロッカーにより，滞空時間を稼ぐことで，振り出した遊脚側の下肢が接地のための準備を完了する時間的猶予をつくることが可能になる．フォアフットロッカーのもう1つの役割は，重心移動の方向を制御することである．足関節の軸は，矢状面に対して1軸であり，足部の向きによって回転する方向が決まってしまう．これに対して，MP関節の矢状面に対する軸は，母趾側の軸は斜め内側を向き，小趾側は斜め外側を向く．MP関節でからだを回転させるときに，母趾側と小趾側の軸を使い分ければ，からだをどの方向にも回転させることが可能になる．

> **Reference**
>
> **ロッカーファンクション**
> COGの下方への動きを前方への動きに変換させる機能をロッカーファンクションといい，踵，足関節，中足趾間関節を回転中心として出現する．それぞれをヒールロッカー，アンクルロッカー，フォアフットロッカーと呼ぶ．
>
> Check→ Jacquelin Perry：Gait Analysis—Normal and Pathologicl Function, pp30-38, Slack inc, 1992.

> **なるほど**
>
> **ヒールロッカーが欠落する歩行**
> 重心がいったん停止するので，そこから再び前方に回転運動を起こすためには，能動的に動かなくてはならない．このような歩行では，一歩ごとに随意的な努力で重心を移動させなくてはならず，オートマチックな歩行はできなくなる．

> **なるほど**
>
> **フォアフットロッカーが欠落する歩行**
> 振り出された下肢が接地のためのアライメントをつくる時間的余裕がなくなってしまい，不安定な状態で荷重応答を行わなくてはならない．
>
> Check→ 石井慎一郎：レクチャーノート　歩行の臨床バイオメカニクス，pp45-51, 南西書店, 2011.

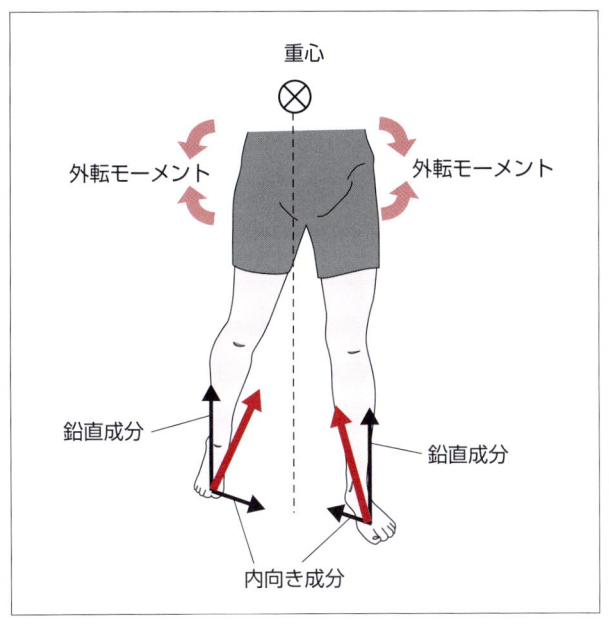

図3 両側股関節外転モーメントによる重心の側方移動の制御

両脚支持期，両脚の股関節外転モーメントは，左右の床反力内向き成分を調節して，重心の側方移動を押し合うように制御する．

▶4. 歩行中の左右への体重移動

　前述したように，COGを水平面から見た場合，矢状面と同様にサインカーブを描く（図1）．単脚支持期においてCOGは最も側方へ移動し，両脚支持期においてほぼ中央に位置する．この左右の移動は約5cmである．

　動歩行中では単脚支持期に重心足部でつくられる支持面のなかに入らない．動歩行において，単脚支持期に重心が支持面に入っていない状態で転倒しないのは，重心が支持脚側に押し出されるように勢いをもっているためである．重心を側方へ押し出す勢いは，立脚後期の股関節外転モーメントによって産出される．前額面内の股関節モーメントは，立脚初期と後期にそれぞれ外転モーメントが大きくなる．立脚初期の股関節外転モーメントは，重心が支持脚側に移動し過ぎないように制動をかける役割をもち，立脚後期の外転モーメントは，重心を支持脚側に押し出すための役割をもつ（図3）．動歩行では一方の下肢の立脚後期に股関節外転モーメントで重心を反対側に押し出し，立脚初期を迎えている反対側の下肢が股関節外転モーメントで制動するように押し返すことで重心の側方移動を制御している．つまり，動歩行では両側の下肢で重心を押しつけ合うようにして，できる限り重心を側方に移動させないように制御しているのである．

▶5. 歩行中の床反力

①床反力とは

　足部が床面に触れると，接触している床面から無数の反力を受ける．この反力を床反力と呼ぶ．床反力は接触面全面に無数に分布するため，からだにどのような作用をもたらすか考える際には扱いにくい．そこでこの力を合成して，1本のベクトルのかたちにしたものが床反力ベクトルである．この床反力ベクトルが立ち上がる点を床反力作用点という．床反力ベクトルを鉛直方向，前後方向，左右方向に

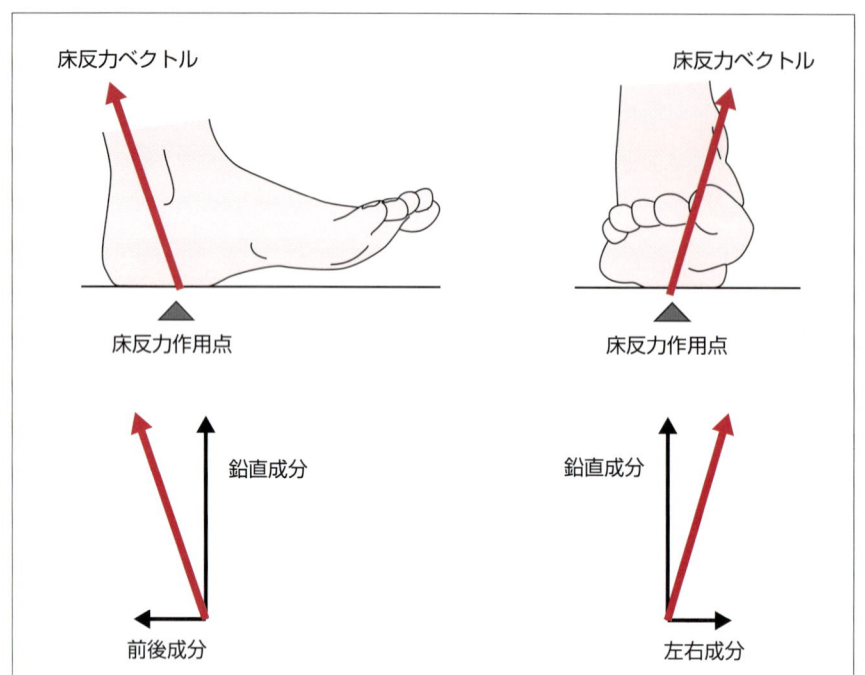

図4 床反力ベクトルと三分力

分解して考えたものが床反力の三分力である（図4）．
　以下では歩行中の床反力を観ながら，ヒトが歩行中に2本の脚をどのように制御をして，何をしようとしているのかを解説する．

> **なるほど**
>
> **床反力とは何か？**
> ニュートンの法則にあるように，重心が移動できるのはからだに外力が働くからである．すなわち身体運動を考える際，外力を考えることが重要であるといえる．歩行中のからだに加わる外力は，床反力と重力である．からだに作用する重力は常に鉛直下向きで，その大きさは一定である．この重力の作用は普遍的なものであるため，床反力を変化させることで重心の動きを制御している．このように考えると，「床反力とはヒトの意思が直接的に反映されたものである」といえる．

②歩行中の床反力鉛直方向成分

　図5に，歩行中の床反力鉛直方向成分の変化と重心の上下方向の動きを示す．床反力鉛直方向成分は，2つの山と1つの谷をもつ波形となる．この山と谷の関係は，重心の上下動と関連している．グラフの縦軸にある体重レベルとは，重力とつり合う床反力のレベルである．床反力が体重レベルのときは，重力とつり合っているため，重心の上下動は起こらない．また，床反力は上向き，重力は下向きの力であるため，床反力が体重レベルよりも大きいと重心は上向きの加速度を持ち，小さいと重心は下向きの加速度をもつ．

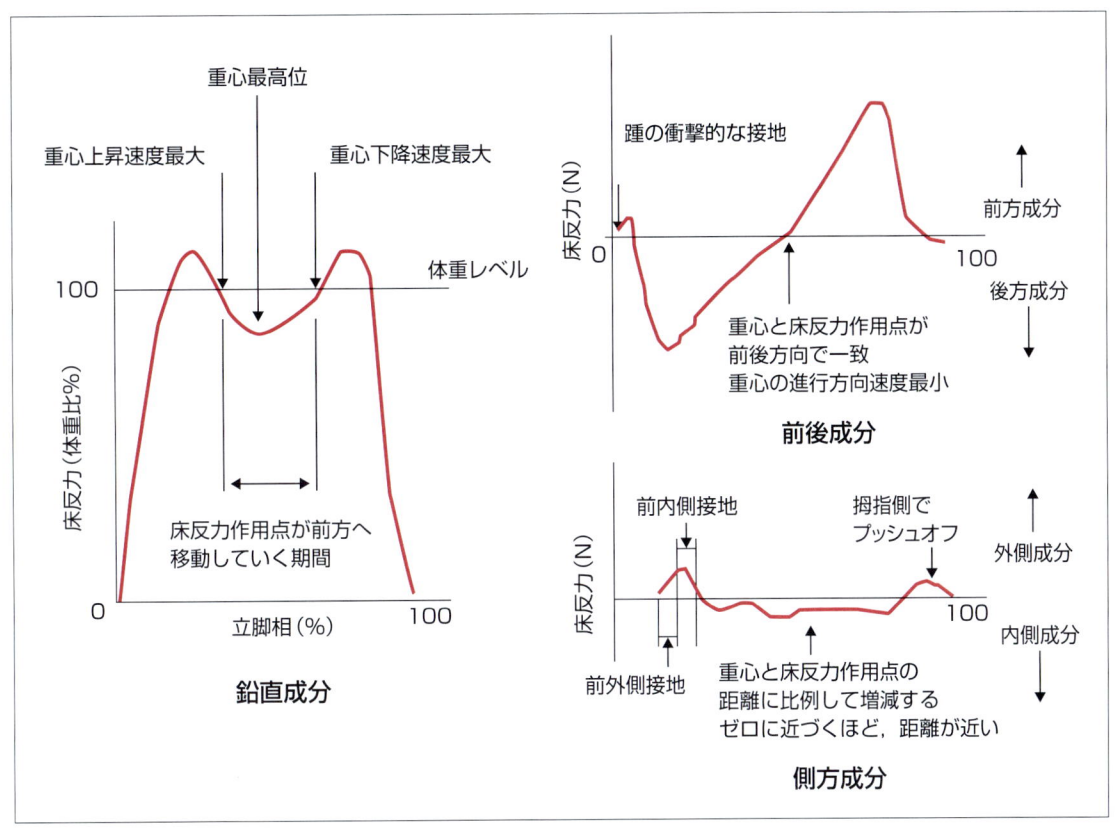

図5　床反力の各成分

　立脚初期において，左右の合成床反力鉛直方向成分が体重レベルを上回る時点で，重心の位置は最も低くなっている．床反力鉛直方向成分の第一の山は，重心が下方に降下し過ぎないように上向きの力を大きくして，重心の落下にブレーキをかけていることによって生じている．荷重応答期で，この上向きの力によって重心は上方にもち上げられ，立脚中期に最も高い位置に達する．このとき，床反力は体重レベルを下回る．床反力を体重レベル以下にすることで，重心の上方への移動を減速させている．立脚後期において，再び床反力が体重レベルを上回り，第二の山が出現する．これは足関節底屈によって，前方への回転軸が足関節からMP関節へ移動し，重心の前方への回転運動の軌道が上方へ修正されることで出現する．

③歩行中の床反力前後方向成分

　図5に，歩行中の前後方向成分を示す．前後方向成分の大きさは，床反力作用点と重心から下ろした垂線の距離に比例する．床反力作用点が重心よりも後方にある場合，前後方向成分はプラスとなり，前後方向成分がゼロレベルにある場合，床反力作用点と重心の位置は鉛直線上で一致し，からだへの回転力が作用していないことを表す．立脚初期において，前後方向成分がマイナスとなっているときは，進行方向への加速度に制動をかけており，立脚中期において重心が最も高い位置に来たときに進行方向成分がゼロレベルとなる．その後，立脚後期において，前後方向成分がプラスとなっているときは，進行方向への加速度を増加させていることを示す．

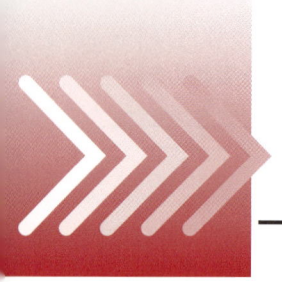

第4章 歩　行

第2節　歩行における相別の機能

湯田健二

▶ 1. はじめに

　歩行の各相において必要な機能は異なっており，それぞれ役割が明確である．一側の下肢が接地してから次の接地までを一歩行周期といい，歩行周期は立脚相と遊脚相に分けられる．立脚相は一歩行周期の60％を占め，遊脚相は40％を占める（図1）．前節の歩行のバイオメカニズム概説においては，歩行中における身体重心（COG）の軌道や床反力に関して解説されており，本項ではランチョ・ロス・アミーゴ国立リハビリテーションセンター（RLANRC）が提唱している定義，用語を用いて歩行を相別し，各相における下肢の役割とそのメカニズムについて解説していく．

①立脚相
①初期接地：イニシャルコンタクト（IC）
　下肢が地面に接触する瞬間であり，歩行周期の0％．
②荷重応答期：ローディングレスポンス（LR）
　初期接地から反対側の下肢が地面から離れる瞬間までであり，歩行周期の0～12％．
　初期接地から荷重応答期までは両脚支持である．
③立脚中期：ミッドスタンス（MSt）
　反対側の下肢が地面から離れた瞬間から，観察下肢の踵が地面から離れる瞬間までであり，歩行周期の12～31％．この相より単脚支持となる．
④立脚終期：ターミナルスタンス（TSt）
　観察下肢の踵が地面から離れた瞬間から反対側の初期接地までであり，歩行周期の31～50％．
⑤前遊脚期：プレスウィング（PSw）
　反対側の初期接地から観察下肢のつま先が地面から離れる瞬間までであり，歩行周期の50～62％．この期間は両脚支持となる．

②遊脚相
①遊脚初期：イニシャルスウィング（ISw）
　観察下肢のつま先が地面から離れた瞬間から両側の下肢が矢状面で交差した瞬間までであり，歩行周期の62～75％．
②遊脚中期：ミッドスウィング（MSw）
　両側の下肢が矢状面で交差した瞬間から，観察下肢の下腿が地面に対し直角になった瞬間までであり，歩行周期の75～87％．
③遊脚終期：ターミナルスウィング（TSw）
　観察下肢の下腿が地面に対し直角になった瞬間から初期接地までであり，歩行周期の87～100％．

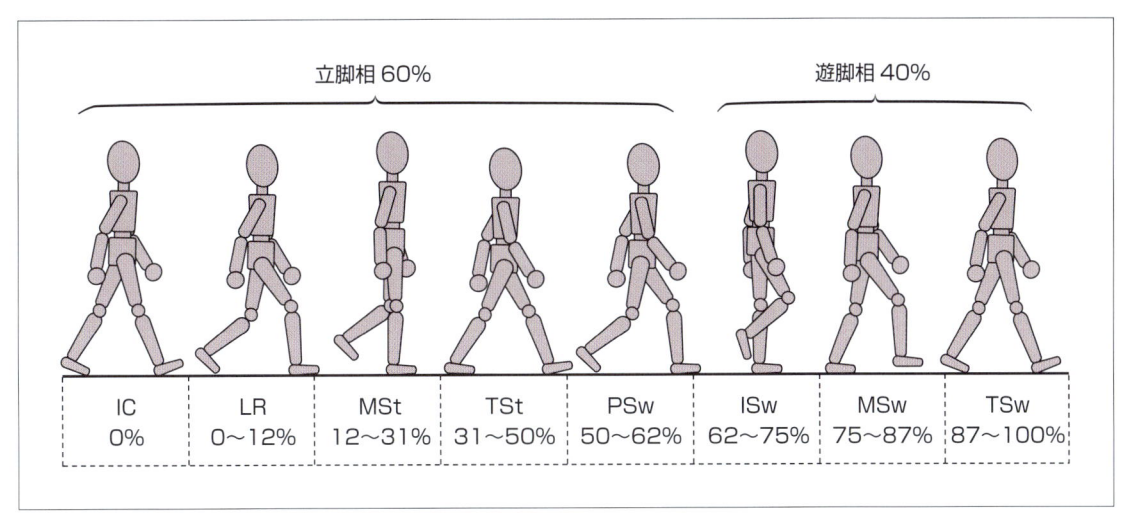

第4部　動きを観る前に—動きの相と機能的意味—

図1　歩行周期の各相

▶ 2. 各相における下肢の役割とメカニズム

①立脚初期から荷重応答期（IC～LR）

　歩行周期中COGが最も高いMSw（反対側はMSt）から落下を続け，最も低い位置となる相であり，下方への落下の速度が最も大きく，次の相となるMSt（単脚支持期）に向け上方への動きに変換される時期である．ジェットコースターが頂上から加速を続け最も低い位置を通過する瞬間のようである（図2）．この変換期には，落下による衝撃を緩衝しながらCOGを上方へ押し上げることが重要となる．この相において下肢に課せられる課題は，衝撃緩衝，下肢の安定，さらには単脚支持期のミッドスタンスへ向けCOGの動きを前上方へ変換させることとなる．また，後方の下肢よりCOGを受けいれ始める時期であり，リレーに例えれば後方の下肢からバトンを渡されるタイミングである．

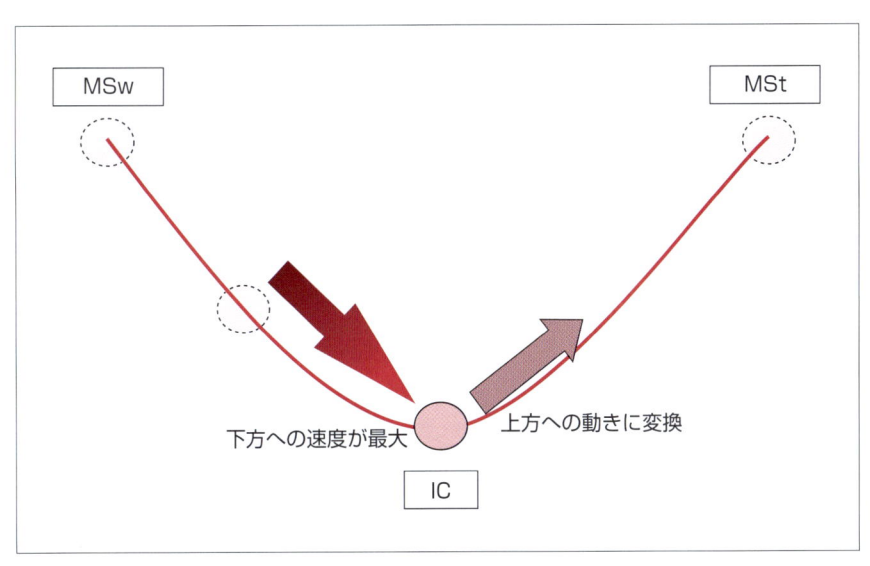

図2　ICからLRにおけるCOGの軌跡

> **Reference**
> **立脚初期の衝撃**
> COGは遊脚終期の終わりに自由落下をしているが，遊脚側下肢の踵と床との間にはまだ約1cmの距離があり，ICでは床との衝撃が急激に起こる．このときに床反力の鉛直成分は身体重量レベルを超えることになる．
>
> 📖Check→ Jacquelin Perry：歩行分析―正常歩行と異常歩行，pp9-28，医歯薬出版，2009．

1）メカニズム①（衝撃緩衝と下肢の安定）

ICからLRにかけての衝撃緩衝は，踵の皮膚の弾性によって緩衝されながら，足関節の背屈筋である前脛骨筋の遠心性収縮によって足部がゆるやかに地面に接地することで実現される（図3）．また前脛骨筋の収縮によって下腿が前方へ回転することにより膝関節が屈曲し，大腿広筋群の遠心性収縮が行われることで膝関節も衝撃緩衝に作用する．ここで重要なことは膝関節の過度な屈曲を制御することであり，大腿広筋群の遠心性収縮とともに大腿の後方回転が制御されなければ，膝関節は過度な屈曲を強要されることとなる（図4）．膝関節の単関節筋である広筋群の活動と同様に，荷重応答期にピークを迎える大殿筋下部線維と大内転筋の活動によってその大腿の後方回転（股関節の屈曲）が制御されることで，下肢の安定がはかれると同時に膝関節による衝撃緩衝が可能となる（図5）．ハムストリングスも股関節の伸展に作用するが，この相では膝関節が屈曲していくため大きな活動はみられない．

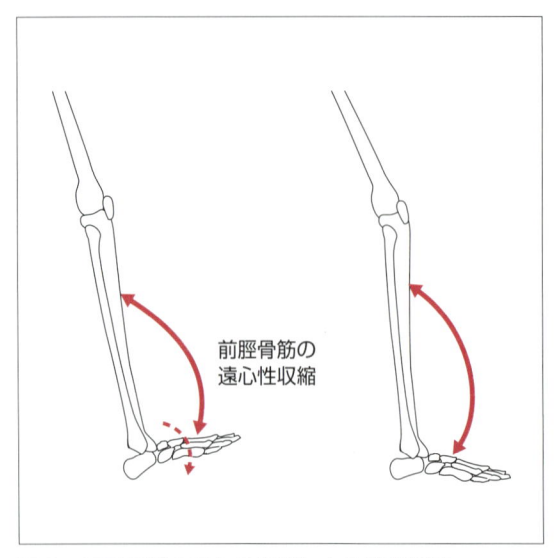

図3 前脛骨筋の遠心性収縮による衝撃緩衝
前脛骨筋の遠心性収縮によって足部がゆるやかに接地．

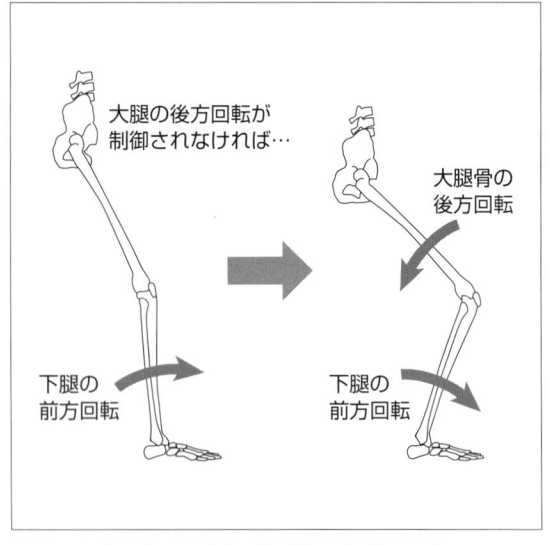

図4 大腿の後方回転と膝関節の過度な屈曲
下腿が前方回転しているLRにおいて大腿の後方回転が制御されなければ膝関節は過度な屈曲を強要される．

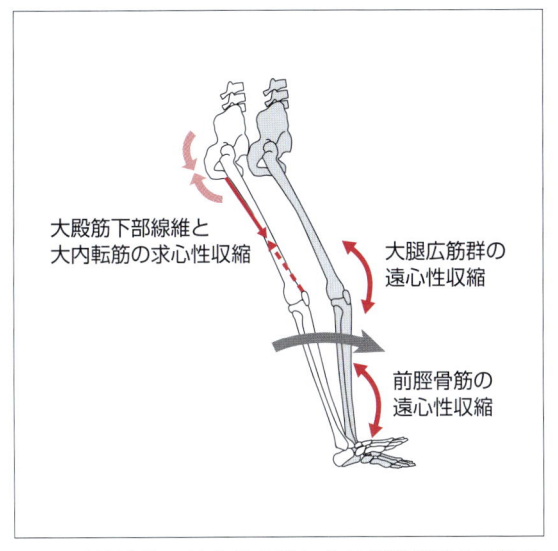

図5　大腿広筋の遠心性収縮による衝撃緩衝と下肢安定化メカニズム

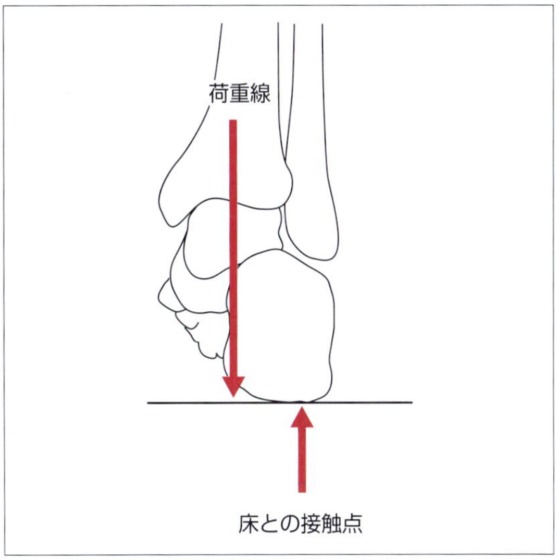

図6　踵骨の床との接触点と荷重線

> **なるほど**
>
> **膝関節の衝撃緩衝メカニズム**
>
> IC から LR にかけて，下腿の前方回転に対して大腿の空間角度はあまり変化がないため，膝関節の屈曲はわずかで済むことになる．このわずかな屈曲が膝関節による衝撃緩衝であり，大腿の角度変化を制御しているのが股関節の伸展モーメントである．下腿の前方回転に対して大腿の角度が大きく変化すると膝関節には過剰な制御が必要となるため，立脚初期での股関節伸展活動は膝関節の衝撃緩衝を効率よく行うために重要となる．

　この相での衝撃緩衝を実現させるもう１つのメカニズムが，距骨下関節の回内と横足根関節（距舟関節と踵立方関節）のゆるみである．図6に示すように踵骨の床との接触点と荷重線はずれているため，荷重時には距骨が底屈，内転し距骨下関節が回内することで衝撃緩衝を行う．また距骨下関節の回内に伴い距舟関節と踵立方関節の関節軸は平行化し横足根関節がゆるまり衝撃緩衝に作用する（→p227「図11　内側縦アーチへの刺激による体幹への影響」参照）．この時期の前脛骨筋と後脛骨筋の遠心性収縮により過度な回内が制御される．

2）メカニズム②（COGの動きを前上方へ変換させる）

　COGの急激な落下を制御しながら，次のMSt（単脚支持期）に向け前上方へ押し上げる作用がこの相では必要となる．COGの動きを前方への動きに変換させる機能をロッカーファンクションといい，「第1節　歩行バイオメカニクス概説」（→p159）にて解説されている．

　立脚の最初にみられる回転軸は，踵骨の形状によって出現するヒールロッカー機能であり，この回転軸が存在することで，COGの前方への動きが実現される．またLRでピークを迎える大殿筋下部線維と大内転筋の求心性収縮によって，COGを上方へ押し上げることが可能となる．この2つのメカ

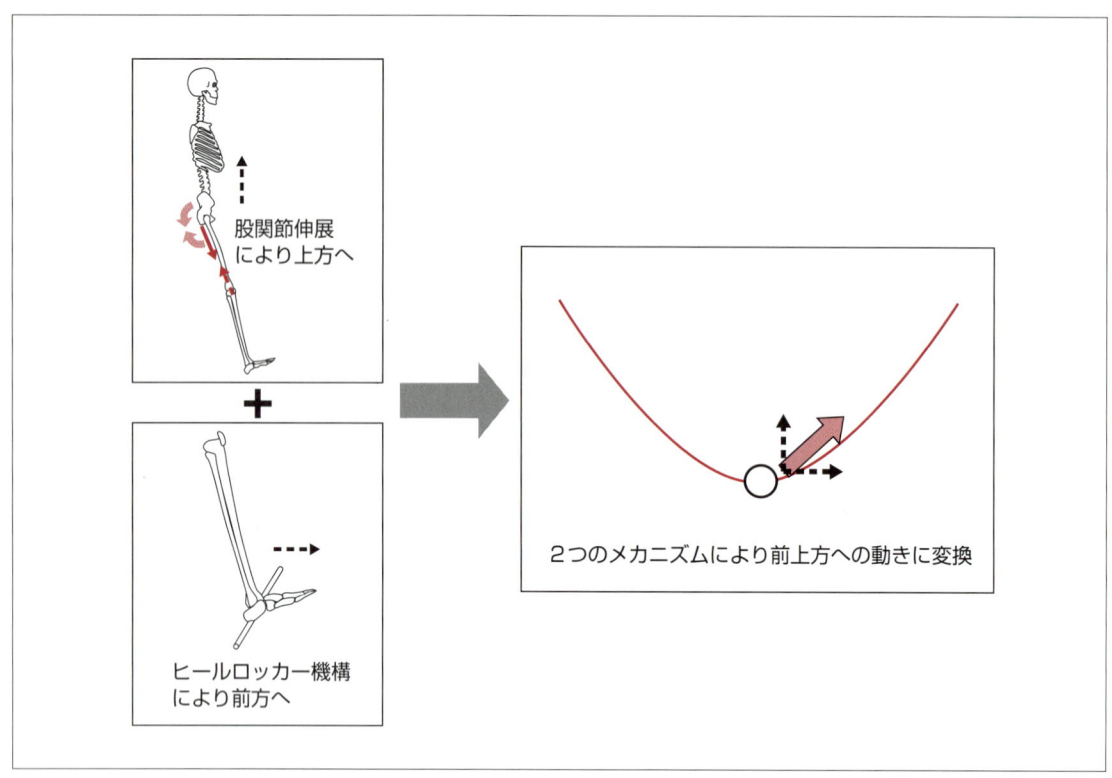

図7　COGを前上方へ変換させるメカニズム

ニズムによりCOGの動きを前上方へ変換させることができる（図7）．特にこの相での股関節の伸展は体幹を直立位に保つために重要である．このときに二関節筋である大腿直筋が収縮してしまうと股関節は屈曲し体幹は前方へ倒れてしまうため，大腿直筋の活動のタイミングは広筋群とは著しく異なっており，TStからPSwにかけ活動する（後述）．

3）メカニズム③（COGの受け入れ）

　後方の下肢からのCOGの受け入れは，前述した矢状面上での衝撃緩衝のほか，前額面上での股関節運動によって行われる．股関節は大殿筋下部線維と大内転筋の作用により伸展，内転していくが，これらの筋は同時に股関節内転の作用を有しているため，この相において股関節は内転する．股関節が内転することにより支持側下肢にCOGが近づきながら，後方の下肢からCOGを受け継ぐことになる．後方の下肢からCOGを受け入れた直後，支持側下肢は図8のように反対側への回転を制御しなくてはならなくなり，ここでの筋活動が大腿筋膜張筋と大殿筋の上部線維，中殿筋，小殿筋の遠心性収縮である．

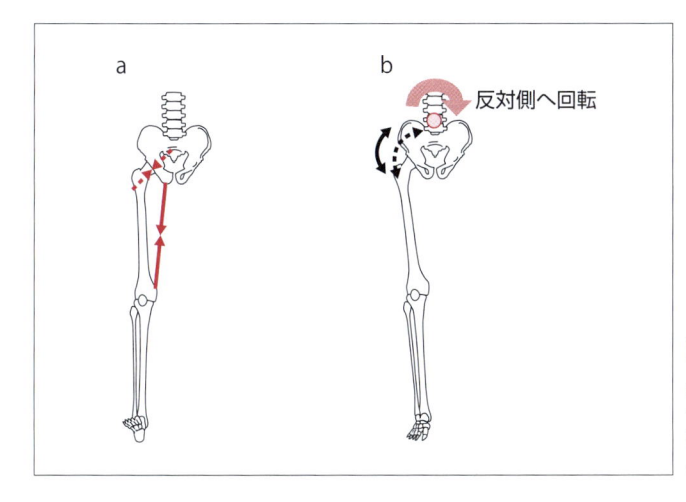

図8 IC から LR にかけての COG の受け入れ
a：大殿筋下部線維と大内転筋によって股関節は伸展、内転していく。
b：大殿筋の上部線維と大腿筋膜張筋、中殿筋、小殿筋によって反対側への回転を制御。

> **なるほど**
>
> **荷重の受け入れ**
> IC にて大殿筋下部線維と大内転筋が収縮することで股関節が内転位となり COG が支持側に近づき荷重を受け入れることになる。その後骨盤、体幹の反対側への回転を制御するために大腿筋膜張筋と大殿筋の上部線維、中殿筋、小殿筋の遠心性収縮が必要となる。
>
> Check → 井原秀俊他編：多関節運動連鎖からみた変形性関節症の保存療法―刷新的理学療法、pp149-159、全日本病院出版会、2008.
> Kirsten Gotz-Neumann：観察による歩行分析（月城慶一他訳）、pp68-75、医学書院、2005.

②立脚中期 (MSt)

　LR から MSt の大きな変化は両脚支持から単脚支持へ移り変わることである。ここで発生している股関節の外転モーメントは前額面にて骨盤の側方回転を制御する。

　また、LR にて前上方への動きに切り換わった COG は、立脚中期中に最も高い位置となった後に下方への動きに変換される。COG が最も高い位置になるのは支持脚下肢の直立化によって実現するが、この期において下肢の直立化がなされなければ COG は上方へ移動されず、反対側下肢のクリアランスに支障をきたすため、その代償として体幹の側屈や骨盤の引き上げ、下肢のぶん回しなどの動きが出現し効率のよい歩行からは逸脱してしまう。

　下肢が直立化した後、前方への慣性力に、からだの重さによって生じる下方への動きが加わり COG は前下方へ移動を続けるため、下肢はこの動きを制御しなくてはならない。この相において下肢に課せられる課題は、COG の上方への押し上げ、下肢の直立化、COG の前下方への動き制御と体幹後方回転の制御である。

1) メカニズム①（COG の上方への押し上げと下肢の直立化）

　荷重応答期に足底全体が接地した後に前脛骨筋の瞬時の求心性の収縮が加わることで下腿が直立方

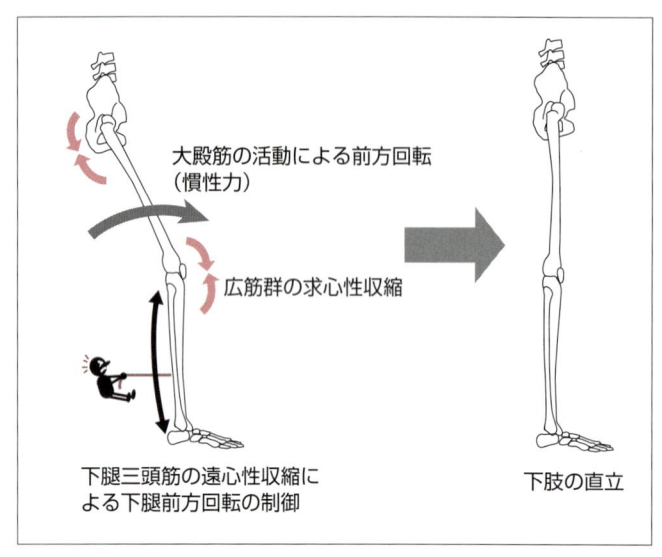

図9 下腿の前方制御と大腿の前方回転（慣性力）による下肢の直立化

向へ回転を続ける．その後，下腿三頭筋が遠心性収縮を始め，下腿の前方回転を制御していく．一方大腿はICからLRに出現する股関節の伸展活動後の慣性力によって前方へ回転し，膝関節の単関節筋である広筋群のわずかな活動とともに下腿の上で大腿が直立化することになる（図9）．この下腿と大腿の動きにより下肢が直立化することでCOGは上方へ押し上げられる．

Check→ 石井慎一郎：レクチャーノート　歩行の臨床バイオメカニクス，pp9-p12, 南西書店, 2011．

下肢が直立位に近づくにつれ，股関節，膝関節周囲の筋活動は急激に減少していき，股関節は前方，膝関節は後方の受動要素によって下肢の直立が制御される．受動要素とは靱帯の張力などによって生じる制御機構のことであり，ここでの制御で主となる靱帯は，股関節では腸骨大腿靱帯，膝関節では後十字靱帯となる．また石井（2008）は前額面での下肢の直立化のメカニズムについて，主に大腿広筋群と前脛骨筋，大殿筋下部線維，大内転筋によってもたらされると報告している（図10）．

直立化した下肢を支えるためには，安定した足部システムが必要である．ICからLRにかけ回内した距骨下関節は，この時期に回内が減少していき距舟関節と踵立方関節の関節軸にずれが生じることで横足根関節の剛体が形成され足部は安定する．この時期における距骨下関節の回内減少は反対側下肢の振り出しによる骨盤回旋によって実現される（→p196「図13　遊脚側の前方振出によって，立脚側の下肢に外旋運動が誘発される」参照）．

なるほど

前額面での下肢の直立化メカニズム

ICからLRにおける前脛骨筋の活動により，下腿が床に対し直立化し，大殿筋下部線維，大内転筋の活動により大腿が下腿の上で直立化することで，前額面における下肢の直立化が実現する（図10）．

Check→ 井原秀俊他編：多関節運動連鎖からみた変形性関節症の保存療法—刷新的理学療法，pp149-159, 全日本病院出版会, 2008．

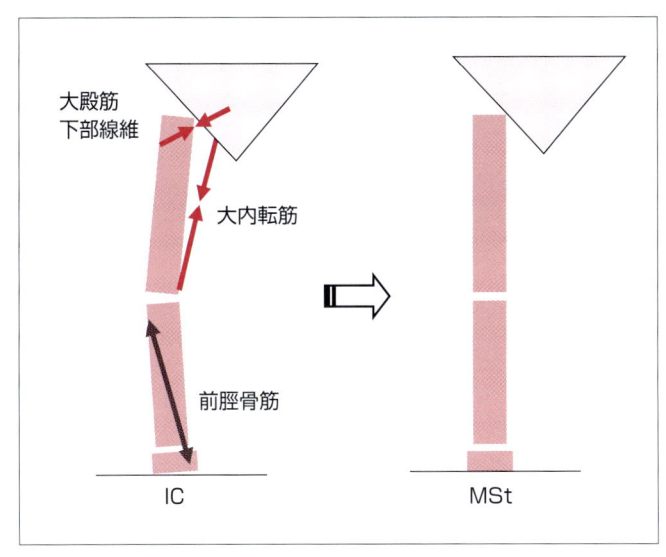

図10 前額面上での下肢直立化メカニズム
(井原秀俊他:多関節運動連鎖からみた変形性関節症の保存療法—刷新的理学療法,全日本病院出版会,2008より改変)

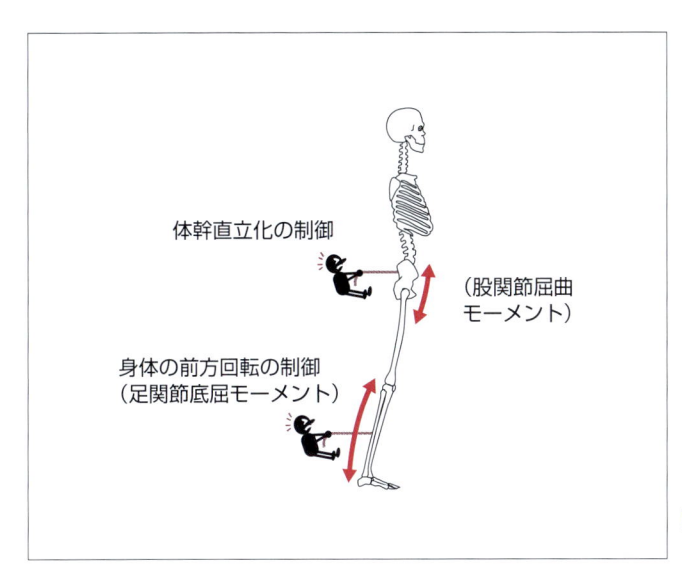

図11 COGの前下方への動きの制御と体幹直立化の制御

2) メカニズム②(COGの前下方への動きの制御と体幹後方回転の制御)

　下肢が直立化した後,前方への慣性力にからだの重さによって生じる下方への動きが加わりCOGは前下方へ移動を続ける.COGの前下方への動きの制御は直立化した下肢の前方への回転を制御することであり,それは足関節底屈モーメントの増大(下腿三頭筋の遠心性収縮)に委ねられることとなる.足底接地後のこの前方への回転の動きがアンクルロッカーの機能であり,アンクルロッカーを制御しているのが下腿三頭筋である.またCOGの前下方への動きに対し体幹を垂直位に保とうとするわけであるが,ここで必要な機能は股関節屈曲モーメントを増大させることであり,それは股関節前面の受動要素と腸腰筋の伸張により実現する(図11).体幹を垂直位に保つためには両側の股関節が関与しており,そのメカニズムに関しては本項の最後に解説する.

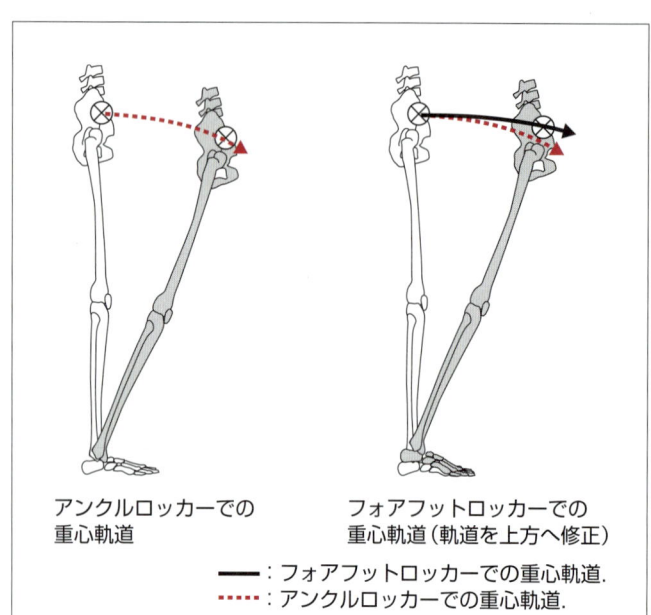

図12 フォアフットロッカーにおけるCOGの軌道修正
（石井慎一郎：レクチャーノート　歩行の臨床バイオメカニクス．南西書店：2011 より改変）

アンクルロッカーでの重心軌道
フォアフットロッカーでの重心軌道（軌道を上方へ修正）
──：フォアフットロッカーでの重心軌道．
┄┄：アンクルロッカーでの重心軌道．

③立脚終期（TSt）

　MStにて下腿三頭筋の遠心性収縮によって前下方への落下を制御されているCOGは，回転軸が足関節となるアンクルロッカーから中足趾節関節へと移行するフォアフットロッカーによって軌道をわずかに上方へ修正される．この時期において反対側下肢は接地を迎える時期となり，COGの上方への軌道修正がなされなければ，反対側下肢の振り出す時間が十分につくり出すことができずに歩幅が確保されないまま接地してしまうことになる（図12）．

📖Check→ 石井慎一郎：レクチャーノート　歩行の臨床バイオメカニクス，p14，南西書店：2011．

　また，この時期に下肢を振り出すための動力源が股関節，足関節に蓄積されることが重要である．MStの後半からこの相にかけてCOGは反対側へ送り出されることになる．この相において下肢に課せられる課題は，振り出しの動力源の蓄積，フォアフットロッカーへの移行，反対側へのCOGの移動である．

1）メカニズム①（振り出しの動力源の蓄積とフォアフットロッカーへの移行）

　下腿の前方回転を制御する下腿三頭筋の遠心性収縮と，MStでの下肢の直立化から始まる股関節前面の受動要素の伸張および腸腰筋の遠心性収縮は，体幹を直立位にしたままCOGが前方へ進むにつれさらに強調されることになる．次のPSwにおいてこの2つの伸ばされたバネ（股関節前方の受動要素と腸腰筋，下腿三頭筋）の縮む力が振り出しの動力源となる（図13）．

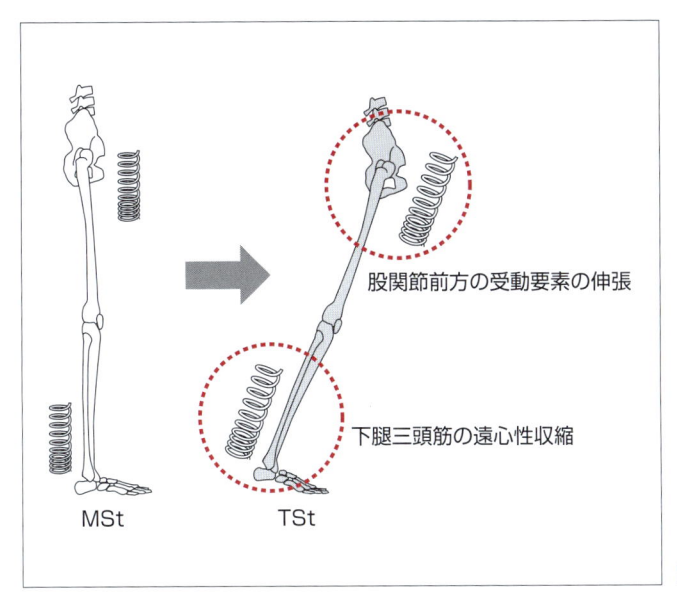

第4部 動きを観る前に―動きの相と機能的意味―

図13 2つのバネの伸張

> **なるほど**
>
> **下肢振り出しのための2つのエンジン（伸ばされたバネ）**
>
> 下肢の振り出しは股関節と足関節の2つのエンジンによって行われる．それがMStからTStにかけて発生する股関節屈曲モーメントと足関節底屈モーメントである．この時期に下肢が伸展位をとることで2つのバネが伸ばされることとなり，そのバネが縮む力が振り出しの動力源となる（図13）．

　MStと同様，伸展した下肢を支えるためには足部の安定化が必要であるため，距骨下関節の回内はさらに減少していく．横足根関節が剛体を形成することで前方回転の支点は一気に中足指節間関節へ移動し踵が地面から離れることになる．横足根関節が剛体を形成する上で重要なのは立方骨が外反し踵立方関節をロックさせることである（→p193「図8　横足根関節のロッキング」参照）．踵立方関節のロック機構はTSt初期に足関節底屈と距骨下関節の回外を同時に行うヒラメ筋によって一時的に維持されるが，その後の立方骨の外反によってより強固に踵立方関節のロック機構を実現しているのが長腓骨筋であり（図14）このロック機構によりフォアフットロッカーへの移行が実現される．

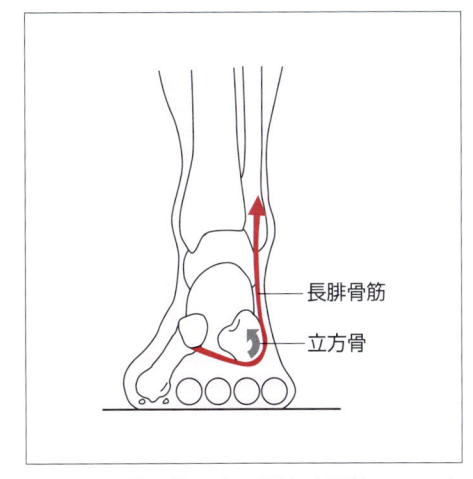

図14　長腓骨筋による踵立方関節のロック機構

（Thomas C. Michaud：臨床足装具学―生体工学的アプローチ（加倉井周一訳），医歯薬出版，2005）

2）メカニズム②（反対側への COG の移動）

前額面では MSt の中間で COG の側方への移動が最大となる（前述）．その時点で COG は支持脚下肢の直上ではなく内側に位置するため，からだの重さによって生じる内方への動きにより COG は反対側へ移動していき，股関節は受動的に外転することになる．この時に大腿筋膜張筋は骨盤安定のために作用するが，中殿筋や大殿筋の活動は減少していく．

④前遊脚期（PSw）

この相では反対側の下肢が立脚初期をむかえ，単脚支持から両脚支持に移り変わる．足先はまだ接床しているが，膝関節のすばやい屈曲により遊脚相への準備がなされる．このとき膝関節には約 40°の屈曲が出現するが，この動きを実現させているのが以下に述べる股関節と足関節の機能と慣性力となる．この相において下肢に課せられる課題は，前方への推進と遊脚期への準備（離床の準備）である．

1）メカニズム①（前方への推進と遊脚相の準備）

前方への推進は前述した股関節と足関節の2つのエンジンによって実現される．踵離れの直後，反対側の下肢の接地により両脚支持が開始されると，MSt から TSt にかけて引き伸ばされていた股関節前方の受動要素が縮む力に，股関節屈筋群のわずかな収縮が加わり股関節は屈曲するため，大腿は股関節を中心に前方へ回転していく．同様に足関節においては下腿三頭筋が遠心性収縮から求心性収縮に変換されることで下腿が後方へ回転をしながら蹴り出しが行われ，前方への推進が可能となる（図 15）．また，遊脚相に向けて足先は離床しなければならないが，この動きを実現させているのが慣性力である．慣性力とは物体が運動状態を持続する性質のことをいう．例えば，図 16 のように角度計の把持している側を急激に回転させると，上方部分（黒い部分）は前方向へ加速度が生じ，加速度を受けた下方部分（白い部分）はそれに対抗するような慣性力を受けることになる．まさに遊脚相の下肢の動きがこの慣性力によるものである．この相における股関節と足関節の作用に慣性力が加わることにより膝関節は屈曲していき，遊脚相の下肢の振り出しが可能となる．このとき膝関節の屈曲が急激に起こった場合は大腿直筋の活動により制御される．

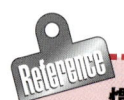

> **Reference**
>
> **慣性力**
> 物体は慣性の法則により，その運動状態を維持しようとする性質がある．慣性力とはそのような性質に起因する見かけの力である．例えば，電車が急発進すると，乗っている人は電車の加速度とは逆向きに力を受ける．この力が慣性力である．慣性の法則とは静止していた物体はいつまでも静止しており，運動していた物体はその速さで等速直線運動を続けることをいう．

⑤遊脚初期（ISw）

この相では，股関節を中心に大腿が前方へすばやく回転し足が離床する．下肢の振り出しにおけるいわゆる加速期である．この相において下肢に課せられる課題は，振り出しの加速と，つま先と床とのクリアランス（隙間）の確保である．

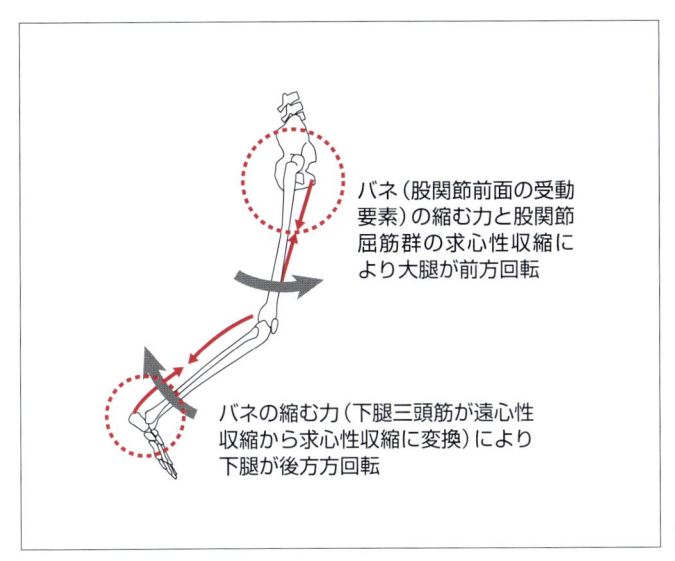

図15 前方への推進と遊脚相の準備

バネ(股関節前面の受動要素)の縮む力と股関節屈筋群の求心性収縮により大腿が前方回転

バネの縮む力(下腿三頭筋が遠心性収縮から求心性収縮に変換)により下腿が後方方回転

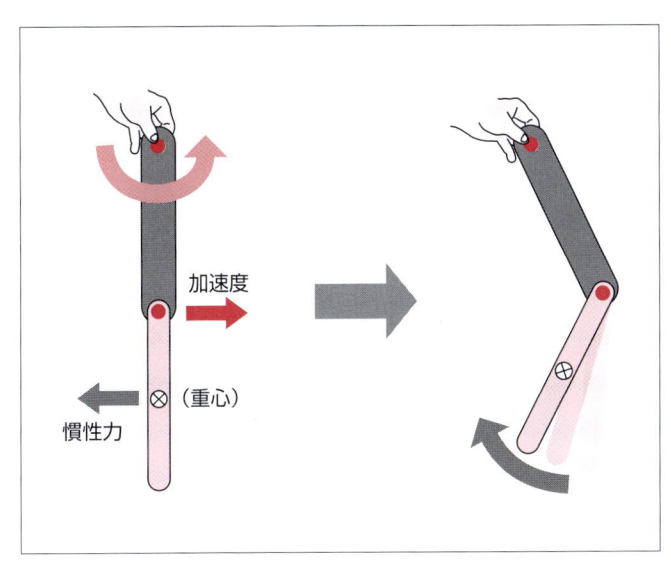

図16 慣性力
把持している点を中心に回転させると、下方部分は反対側へ回転を始める.

加速度
(重心)
慣性力

1) メカニズム①(振り出しの加速とクリアランスの確保)

　PSwにて出現した股関節の受動的な屈曲による大腿の回転の勢いに加え、単関節筋である長内転筋と腸骨筋のほかに、二関節筋である薄筋と縫工筋が求心性に収縮し、股関節と膝関節が同時に屈曲することになる.また大腿二頭筋の活動も膝関節屈曲に作用する.これらの能動的な筋活動と慣性力により膝関節は約60°屈曲しながら下肢は前方へ加速していく.足部に関しては前脛骨筋が足関節を背屈させるために求心性収縮を行い、長母指伸筋と長指伸筋の求心性収縮により足指は伸展する.このとき足関節はわずかに底屈位であるため、前述の膝関節の屈曲がつま先と床とのクリアランスには重要となる(図17).

```
二関節筋である薄筋と縫工筋の
求心性の収縮が股関節と膝関節
が屈曲に関与していく

前脛骨筋の求心性収縮

長母指伸筋と長指伸筋の求心性収縮
```

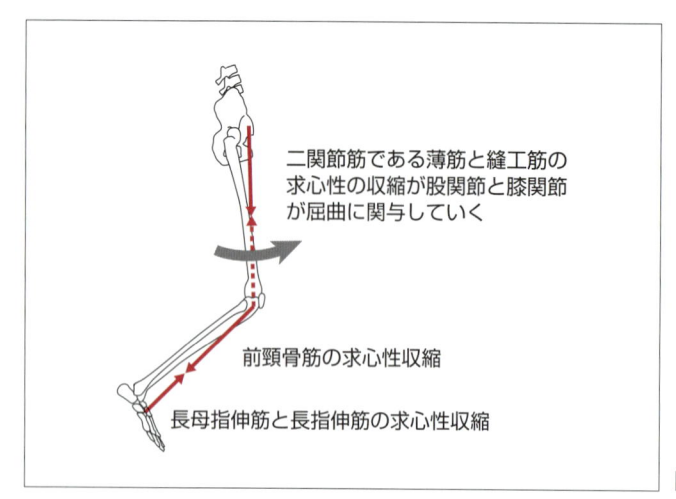

図17 クリアランスの確保

⑥遊脚中期（MSw）

　PSwからISwにかけ発生した股関節屈曲の勢いが継続的にみられるが，大腿の前方への動きは徐々に減速していく．同時に下腿は前方への回転に変わり膝関節は伸展していく．下腿は床に対し直角になる．矢状面において振り出し側下肢が支持側下肢を越えて前方へ前進することは体幹を前に運ぶ一助となる．この相において下肢に課せられる課題は，下肢の前進，クリアランスの継続である．

1）メカニズム①（下肢の前進とクリアランスの継続）

　この相においての股関節屈曲活動はほぼ受動的なものとなり，薄筋だけがわずかに収縮を続ける．またISwにて後方へ回転していた下腿は，重力の作用により前方へ回転することになり，膝関節もほぼ受動的に伸展しながら下肢が前進することになる．MSwの後半ではその受動的な膝関節伸展をハムストリングスの遠心性収縮によって制御し始める．このハムストリングスの活動は股関節屈曲の制御にも関与する（図18）．
　床とのクリアランスは前脛骨筋の求心性収縮によって足関節背屈約0°となることで保持される．

⑦遊脚終期（TSw）

　この相は遊脚相から立脚相への移行期である．前方へ振り出された下肢は徐々に減速し，次のイベントである立脚相に備えなければならない．またこの相から活動を始める股関節伸展に関与する筋活動によって体幹前方回転の制御が行われる（図19）．この相において下肢に課せられる課題は振り出しの減速，立脚の準備と体幹垂直位の制御である．

1）メカニズム①（振り出しの減速，立脚の準備と体幹垂直位の制御）

　股関節を中心とした大腿の前方への回転は，この相で活動がピークとなるハムストリングスの遠心性収縮によってブレーキがかけられる．慣性力によって前方へ回転をしていた下腿も同様にブレーキがかけられ，振り出しの減速が行われることになる．
　立脚の準備として，立脚初期の衝撃緩衝に必要な筋が活動を開始し始める．股関節では大殿筋，大内転筋，大腿筋膜張筋，中殿筋，膝関節では大腿広筋群，足関節では前脛骨筋である．

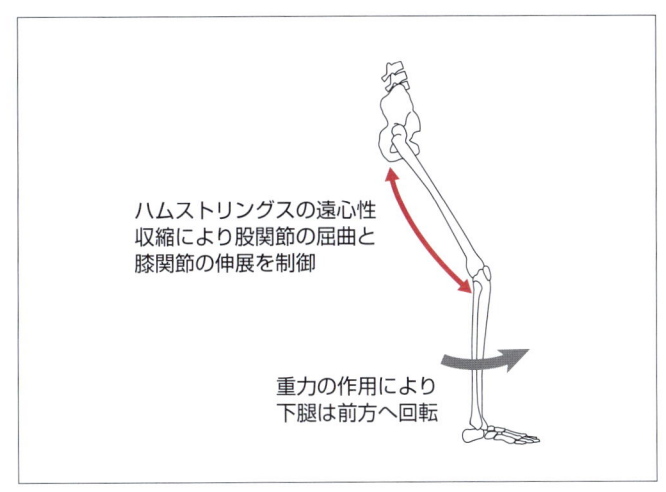

第4部 動きを観る前に—動きの相と機能的意味—

図18 下肢の前進

　この相において出現する股関節伸展モーメントによる体幹の前方回転の制御と，反対側下肢のTStにて出現する股関節屈曲モーメントによる体幹後方回転の制御が同時に行われることで体幹が垂直位に保たれることになる（図19）．

> **なるほど**
>
> **体幹安定のための股関節両側性活動**
>
> 歩行時に体幹をより安定した状態で前方へ運ぶことは下肢の役割の1つであり，両脚接地時に出現する股関節モーメントは体幹の安定化にかかわる．TSwからICにかけて出現する股関節伸展モーメントは体幹の前方回転の制御をし，反対側下肢のMStからTStにて出現する股関節屈曲モーメントは体幹後方回転の制御をする．この活動が同時に行われることで体幹が垂直位に保たれることになる（図19）．

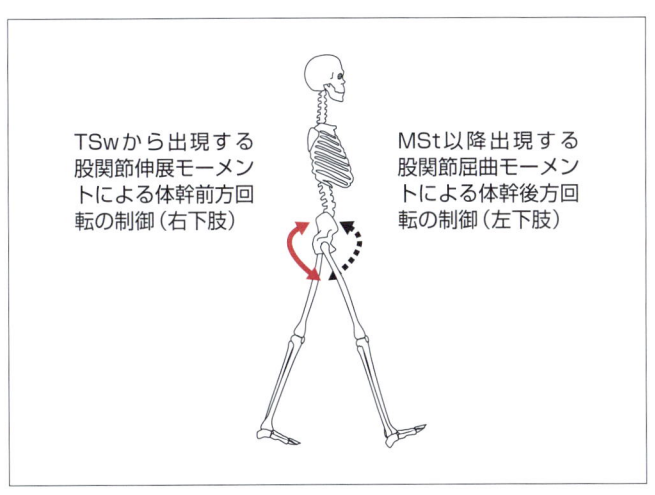

図19 股関節両側性活動による体幹垂直位のための制御機構

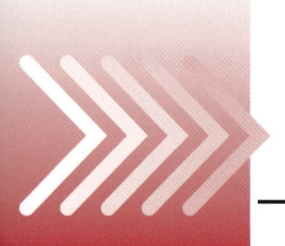

第4章 歩 行
第3節 神経学的視点から

金　誠煕

▶1. はじめに

　普段われわれが歩くときは，周囲の環境や目の前の課題に応じて，例えば物を運んだり，話しながら歩いたりするなかでも，姿勢やリズムをあまり意識せずに変えることができる．行っている課題には集中しているが，歩くこと自体はあまり意識していないことがほとんどである．歩行は目的活動を遂行する際に，その目的の場へ移動し効率よく達成するための重要な手段の1つである．周囲の環境や状況，課題（目的）に応じて，安全性・効率性を保ちながら，歩容，スピード，方向，歩幅，リズムなどを制御することができる．

　なぜ，このようなことができるのか，歩行の基本的神経機構を理解し，どのように分析を進めるか例をあげながら説明していく．

▶2. 歩行とは

　移動手段の1つである歩行は，左右下肢の交互の振り出し運動によって新しい支持面をつくり身体重心をその支持面方向に移動していくことである．両脚で支持している安定した状態から，片脚で支持する不安定な状態をつくり，また安定状態へという交互運動により生み出される．つまり周期的な運動のなかでバランスの消失と回復を繰り返す運動であり，自動性と随意性の両者の性質を備えた全身運動であるといえる．歩行の開始時と停止時は随意的に行われるが，歩行が開始されると自動的に制御されるため，自分のからだに注意を向けずに運動を継続することが可能となる．

> **Reference**
>
> **移動運動を成功させる3つの基本的条件**[1]
> **前進 progression**：からだを進む方向に動かすことができる基本的な移動機構パターンの確保や，移動運動を開始・停止する能力
> **安定 stability**：重力に抗してからだを支持したり，予期される力あるいは予期されない力に抗するような安定性を維持する能力
> **適応 adaptation**：移動運動を個体の目標と環境要求に合致するように適応する能力
>
> **Check→** 1) Anne Shummway-Cook：移動性の正常な制御．モーターコントロール─運動制御の理論から臨床実践へ，第3版（田中　繁他監訳），医歯薬出版，pp300-332，2009.

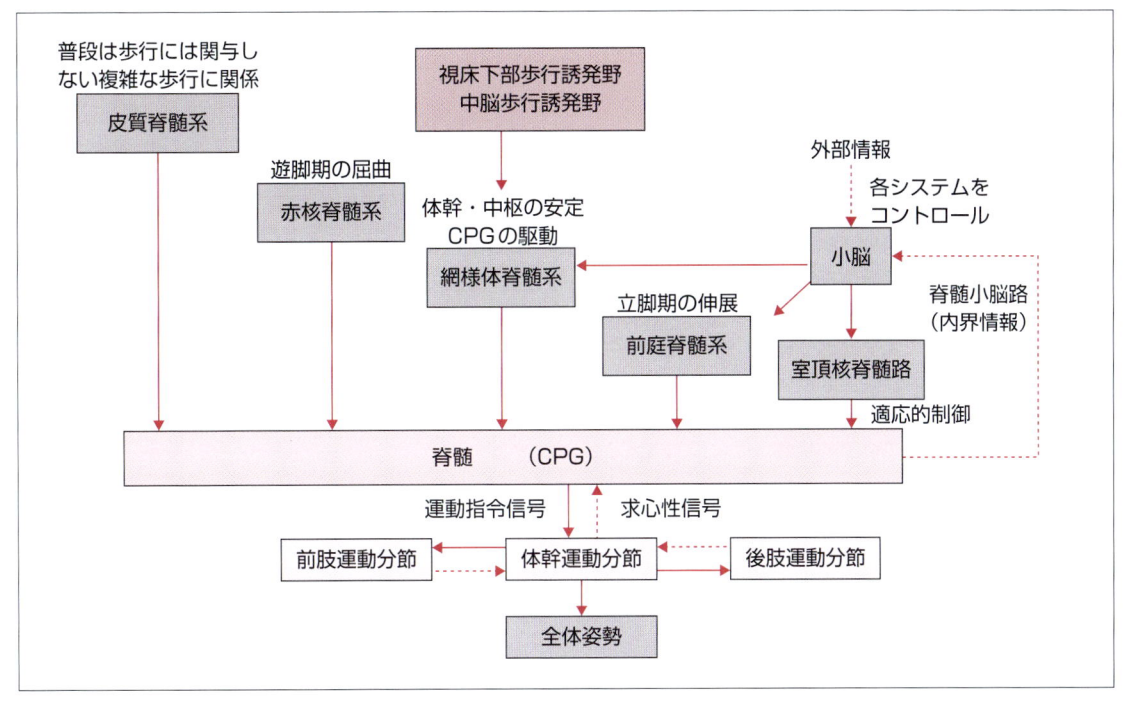

図1 歩行の制御
視床下部歩行誘発野，中脳歩行誘発野から下行する歩行発動信号は網様体脊髄路の起始細胞群に投射する．脳幹からは姿勢と運動を制御する赤核脊髄路，網様体脊髄路，前庭脊髄路が脊髄に投射する．歩行において，前庭脊髄路は立脚期の伸展を，赤核脊髄路は遊脚期の屈曲を，網様体脊髄系は体幹や中枢部の姿勢保持と歩行パターン生成機構（CPG）の駆動への影響をもつ．皮質脊髄系は，歩行のリズム・速度・方向を調整，筋出力を調整，環境に合わせ歩行を調整する役割を果たす．小脳では，外部情報そして内部情報のほぼすべての感覚・運動情報が収斂する．閉鎖回路により，歩行の自動性を保持し，歩行運動時の歩容を適応的に制御する役割を果たす．
（曽根政富：評価から治療手技の選択．中枢神経疾患編（丸山仁司他編），pp231-239，文光堂，2006）

▶ 3. 歩行の神経機構

　歩行に関与する中枢神経系の構造は，大脳皮質諸領域，基底核，小脳，脳幹，脊髄など広範囲にわたっており，これらが複雑に連携し合うことで正常な歩行が可能となっている．これらの領域のどの部分が障害されても歩行障害は生じる可能性がある．

　実際の歩行では上位の中枢が下位の中枢を制御するように働いており，階層的な制御が行われている．大脳皮質，基底核などの上位中枢は，歩行の開始・停止や障害物を避けるなどの環境に応じた歩行の調節に活動し，脳幹，脊髄などのより自動的な歩行活動に関与する下位の中枢を修飾している（図1）．

　基本的な歩行パターンの形成には，脳幹に存在する歩行誘発野と，伝導路としての網様体脊髄路，脊髄介在ニューロン群のパターンジェネレーターが重要な役割を担う．歩行は一定のリズムによるパターン運動であるが，両下肢の協調性の高い制御が要求される．そのためには，歩行誘発野と脊髄介在ニューロンを基本的機構としながらも，小脳や大脳基底核，大脳皮質を含めた多くの神経機構が必要となる．

> **Reference**
>
> **脊髄下行路**[2]
>
> 上位の神経機構から脊髄へ情報を伝達する脊髄下行路は，内側運動制御系（腹内側系）と外側運動制御系（背外側系）と呼ばれる2つの運動制御システムに分類できる．
> ①内側運動制御系には，網様体脊髄路（延髄網様体脊髄路，橋網様体脊髄路），前皮質脊髄路，前庭脊髄路（外側・内側），視蓋脊髄路が含まれる．中枢神経系が運動を制御する際に基本的な系として機能し，主に体幹・四肢近位部の姿勢制御や運動中の姿勢調節に関与する．
> ②外側運動制御系には，外側皮質脊髄路，赤核脊髄路が含まれる．内側運動制御系の制御機能に対してさらなる精度を付加する系として機能し，主に四肢遠位部の随意運動に関与する．
>
> 歩行は，頭部・体幹の姿勢と四肢あるいは下肢の律動的な運動が統合された全身運動である．脊髄下行路の機能を考慮すると，歩行制御には，腹内側系と背外側系の協調的な機能発現が必要であることが理解できる．
>
> **Check→** 2) 高草木薫：歩行の神経機構 Review．Brain Medical19(4)：7–15, 2007.

　歩行の基本的な神経機構は，歩行誘発野からの信号が橋，延髄にある網様体脊髄路を経由して，脊髄内にある歩行パターン生成機構（CPG）（→ p184「Reference『歩行の神経機構』」参照）を駆動する．その結果，一定のリズム運動が生じ，筋骨格系のリズム運動によって生じる末梢からの体性感覚入力と上位中枢からの下行性入力より歩行が生じる．

　歩行誘発野は複数の領域が存在する．現在まで，中脳歩行誘発野，視床下部歩行誘発野，小脳歩行誘発野の3領域が同定されている．

▶4. 歩行における随意的側面と自動的側面

　歩行にはいくつかの側面がある．歩行時の開始と停止は随意的に行われることは前に述べたが，目的の場所に向かって歩き出したり，歩いているときに障害物を避けたりする場合は，意図や意思が必要な「随意的な歩行」である．一方，瞬時に危険を察知して逃避する歩行は「情動行動」の1つである．随意的，情動的に関係なく，歩行時における手足のリズミカルな動作や歩行時の姿勢制御は「自動的側面」にあたる（図2）．

①自動的な歩行運動の制御[3]

　中枢神経系に存在する複数の歩行誘発野は，「歩行リズム生成系」と「筋緊張制御系」を駆動して歩行を誘発している．脳幹と脊髄に存在するこれらの2つの系の協調的作用により，歩行の自動的側面であるリズミカルな肢運動，頭頸部・体幹・上下肢のアライメントや筋緊張の調節が行われている．

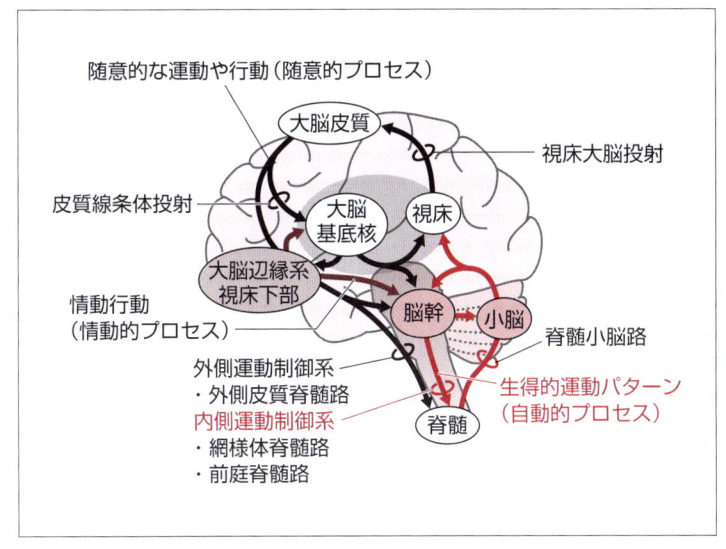

図2 運動制御のしくみ
(高草木薫：脳幹・脊髄の神経機構と歩行，Brain and Nerve 62(11)：1117-1128, 2010)

1) 歩行リズム生成系

延髄網様体から下行する「網様体脊髄路」と脊髄の「CPG」から構成され，リズミカルな肢運動を誘発する．

2) 筋緊張制御系

歩行にはリズミカルな肢運動に加えて姿勢の制御が必要である．歩行の開始には姿勢セットが先行し，これにより歩行に必要な筋緊張レベルが設定される．筋緊張は「促通系」と「抑制系」から構成され，促通系と抑制系のバランスにより維持される．これには脳幹内での相互抑制作用が重要である．

また，促通系と抑制系はともに脊髄に下行して，歩行のリズムやパターン生成に関与する介在細胞群と運動細胞群にも作用する．

②随意的な歩行運動の制御[3]

外界や個体内部からの感覚情報は，情動的な行動や随意的あるいは認知的行動を生成する．感覚情報が大脳辺縁系や視床下部に作用すると，大脳皮質の活動を介することなく，情動行動としての歩行（逃走など）が発動される．

一方で，体性感覚や視覚などの感覚情報が大脳皮質に作用すると，大脳皮質の連合野で処理され，大脳皮質と基底核そして小脳を結ぶ神経回路の働きにより，行動の計画や運動プログラムが生成される．大脳皮質からの指令は，脊髄，脳幹，基底核，小脳に伝達される．そのなかで脳幹，特に網様体への投射は，随意的な歩行運動に先行する姿勢制御に関与すると考えられている．これは随意的な運動に先行随伴する，先行随伴性姿勢調節（APA）（→p203「第5部 第3章 姿勢調節の話」参照）と考えられる．

Check→ 3) 高草木薫：運動機能の神経機構．シリーズ移動知第2巻身体適応．（土屋和雄他編），オーム社, pp1-24, 2010.

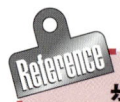

> **Reference**
>
> **歩行の神経機構**
> 歩行の神経機構を簡潔にまとめると以下の通りになる．
> ①**歩行誘発野～脳幹**：基本的な歩行の神経機構が内在する．
> ②**脊髄（CPG）**：脊髄には歩行リズムを生成するパターン発生器が存在する．
> ③**基底核**：大脳皮質と脳幹に働き，歩行の開始や停止，歩行時の筋緊張や歩行速度を調節する．
> ④**大脳皮質**：随意的な歩行の開始や外乱に対して制御する．
> ⑤**辺縁系・視床下部**：情動行動としての歩行を誘発する．
> ⑥**小脳**：感覚性フィードバックを用いて正確に歩行を調節する．

5. 視覚と歩行

　移動を成功させる3つの条件として「前進」「安定」「適応」について述べたが，移動運動が環境に適応していくためには，「視覚」についても考慮しなければならない．

　ヒトの姿勢制御には，視覚，前庭感覚，体性感覚が複雑に影響し合っている．そのなかでも主として視覚からの情報を用いて環境を理解している．視覚は環境に適応するためのさまざまな情報を与え，歩行動作の安定性には視覚情報の役割が非常に大きいと考えられている．

　動きのなかで発生する知覚情報として，オプティックフロー（p104「第1章　第2節　神経学的視点から」参照）がある．オプティックフローとは，からだまたは物体の動きによって網膜上に生じる，規則的かつ工学的な変化のパターンを指す[4]．われわれが進行方向を見据えて空間を前進するとき，網膜上では進行方向の一点を中心として風景が拡大していく．この拡大率は，中心から遠くなるほど大きいため，中心から遠い位置ほど風景が早く通り過ぎていくようにみえる．例えばいすに向かって歩行している場合，目標であるいすを中心とした周辺領域は接近に伴い徐々に拡大して見えるが，いすを中心とした網膜に映る周辺領域は，自分から近い周辺領域ほど拡大率が大きくなる．自動車の運転中や，電車の車窓からの眺めからオプティックフローを体験することができる．オプティックフローを知覚することで，さまざまな情報を獲得する．空間を直進する場合，フローの拡大中心が移動方向となる．等速度で運動する場合は空間にある物体に対して到達する時間を特定することができる．歩行のような空間移動行動の場合は，オプティックフローを知覚することで，歩行の制御に必要な情報の多くを獲得することができると考えられている．

　視覚情報を取り込むためには，視線を動かすことが必要である[4]．歩行や上肢動作など，日常行為の遂行中の視線の移動パターンとからだの動きパターンには，時間的，空間的関係があることが明らかになっている．適切な身体運動の実現のためには，適切な視線行動が必要である．

　歩行中の視線は自分の進むべき方向，あるいは目標到達点や障害物などに対して停留する．また，目の前の情景をくまなくサーチするような非効率的な動きではなく，個々の状況における歩行の目的達成に必要な情報に対して選択的に向けられる．

　オプティックフローの考え方に基づけば，最適な進行方向に視線を固定することは，対象への到達時間を特定するための光学的な情報を利用でき，安全な空間移動のための非常に効果的な視線行動といえ

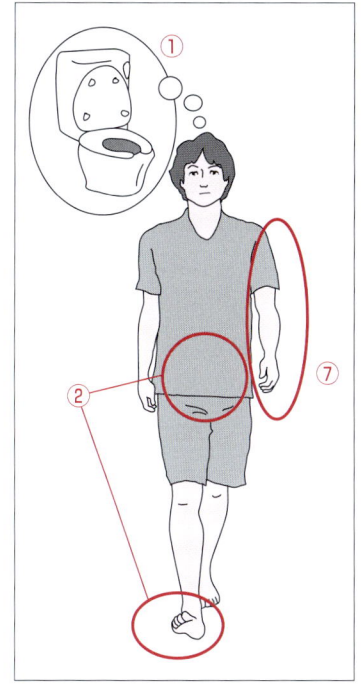

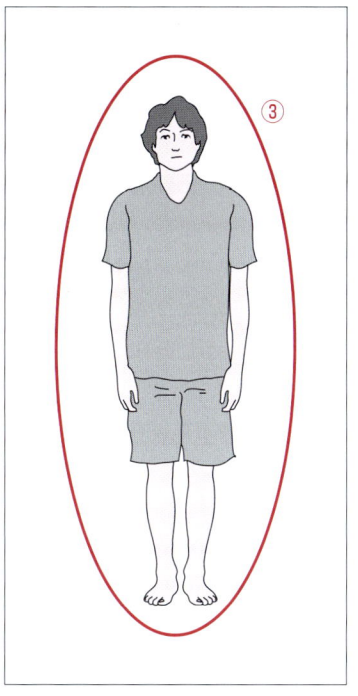

図3　歩行の神経学的背景1　　図4　歩行の神経学的背景2　　図5　歩行の神経学的背景3

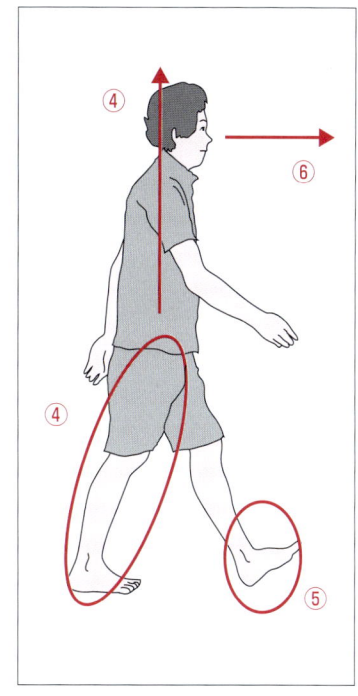

る．

　視線を正しく制御することは，空間内の重要な対象物の視覚情報処理のために不可欠である．

Check→ 4) 樋口貴広：知覚運動系という考え方．身体運動学．三輪書店，pp78-108，2008．

▶6. 歩行の神経学的メカニズム

　歩行における神経学的解釈から，実際の歩行ではその背景にどのようなシステムが潜んでいるかを簡潔に捉えてみたい．

①歩行は目的をもった移動になる．目的に適した歩行を選択できているかということである．随意的側面がかかわり，上位中枢となる大脳皮質，基底核，小脳，大脳辺縁が歩行の調節に活動する（図3）．

②中枢の安定性と末梢の運動性という関係で捉える．神経学的には中枢部は内側運動制御系，末梢は外側運動制御系がかかわるので「内側制御系と外側制御系の協調性」という観点になる．中枢となる体幹・骨盤のアライメント不良があると，末梢となる足部に過緊張が見られることがある．末梢の運動（下肢の振り出し）に先行，随伴して起こる中枢の運動制御（支持側への体重移動）であるAPAを考える（図3）．

③開始姿勢となる立位姿勢の傾向を助長しながら歩行する．特に歩行開始は随意的側面があり上位中枢の活動がかかわる．立位の姿勢セットから歩行を開始するために姿勢セット（APA）をつくり出す（図4）．

④歩行の自動的側面ではCPGが機能することが必要である．CPGの活動は上位中枢からの下行性入

185

力，筋骨格運動のリズム運動によって生じる末梢からの体性感覚入力の影響を受ける．求心性フィードバックには下肢，体幹のアライメントが影響する．股関節屈筋の伸張される筋感覚が下肢の遊脚を誘発することも知られており，麻痺側を後方に維持したステップ姿位をとること，体幹は抗重力伸展（垂直伸展）を保持することである．体幹，下肢が伸展活動を維持するためには網様体脊髄路系の働きも関係する．さらに支持した側の体幹や下肢の伸展には前庭脊髄路系が関与する（図5）．

⑤歩行時は足底からの床反力の情報により姿勢制御を行う．立脚での足部の状態がその上に積み重なる体節のアライメントに影響を及ぼす．歩行は立脚と遊脚の交互の連続動作なので，立脚のアライメントがその後の遊脚相に影響を及ぼす（図5）．

⑥頭頸部の運動を制御することで視線を制御することにつながる．適切な空間移動を行うために必要な知覚情報を取り込む（図5）．

⑦歩行時の上肢の動きが体幹の回旋運動に影響する要因になりうる．上半身（頭部，頸部，体幹，両上肢：パッセンジャーユニット）の負荷が最小限で，受動的に骨盤と両下肢（ロコモーターユニット）によって運ばれる状態が効率のよい状態といえる[5]．上半身のアライメントは，骨盤，下肢の筋活動を左右する要因となる（図3）．

Check→ 5) Jacquelin Perry：ペリー歩行分析（武田　功他監訳），医歯薬出版，pp9-29，2007．

なるほど

治療のヒント

どのように治療を進めるかを考えるためには，リハビリテーション室だけでなく，さまざまな環境での実際の歩行を観察することが大切である．自動的な側面だけでなく，随意的な側面も評価することが治療につながる．
視覚的な分析の解釈を簡単に提示したが，臨床場面では実際にどうなっているかは触れてわかることも多い．実際の歩行分析では，「観て，触れて，感じる」ことが治療に直結する．

第5部

動きを診るための基礎知識

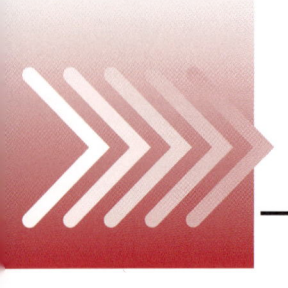

第1章　足の基礎的バイオメカニクス

泉　有紀

▶ 1. はじめに

　日本において医学部，歯学部があるように，米国では医学部，歯学部にならび，足病医学部が存在する．足病医学部は，脛骨骨粗面より末梢に起こる障害に対し，投薬，外科的処置を含む診療を行う足病医（DPM）を養成する大学院課程である．

　下肢障害の診断・治療において，下肢バイオメカニクスの知識は不可欠であり，下肢バイオメカニクスを無視した診断・治療は，必ず障害の再発・増悪などの報いを受ける．それは，足底筋膜炎やシンスプリントなど，反復的な過度の負荷によって引き起こされる慢性障害のみならず，一見，バイオメカニクスとは無関係と思われがちな疾患においても同様である．例えば，壊死した母趾の切断は，単純に切り落とせばよいというものではなく，残される足部のバイオメカニクスを考慮せず，離断する腱，残すべき腱を取り間違えると，術後の筋バランス不良により，残された足部にさらなる変形を来して足潰瘍の再発リスクを高めてしまう．

　このように，下肢，および足部のバイオメカニクスは，下肢障害の診断と治療の根幹にかかわり，かつ，足病医の特異性を高めるものとして，足病医学教育において重要視されてきた．そのため，各養成機関では，機能解剖および下肢バイオメカニクスの教育に多くの時間を割く．本項では，理学療法士の方々が運動連鎖を考える際の一助になればとの願いから，米国の足病大学院で履修する基礎的な足部のバイオメカニクスについて紹介したい．

▶ 2. 足部バイオメカニクスの特異性

　足部のバイオメカニクスが特異である理由として，足が地面と接するということがあげられる．そこで，足が地面に接するがゆえに求められる機能がある．それは，①衝撃吸収，②力の緩衝，③不整地面への適応，④効率的な力の伝達であり，以下にその詳細について述べる．

①衝撃吸収

　足はからだの最下端に位置するため，直接，床反力を受ける面となる．床反力は，中枢からの重力および能動的に伝わる力に対して生じる反作用の力であるため，その大きさは常に変化する．もちろん，膝関節や股関節の屈曲など，これらの衝撃を吸収する機能は他の身体部位にも認められるものの，力が最初に加わる部位として，足内部にも独自の衝撃吸収能が必要となる．この足部の衝撃吸収能力は，足構造の「柔軟性」に深くかかわる機能であることから，足内部には，適切な衝撃吸収を行うための柔軟性を確保する機構の存在を意味する（図1）．

第5部　動きを診るための基礎知識

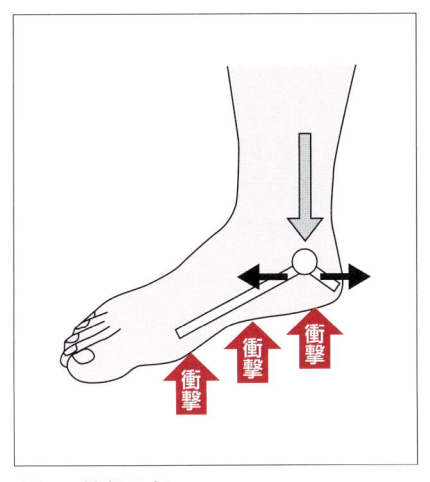

図1　衝撃吸収

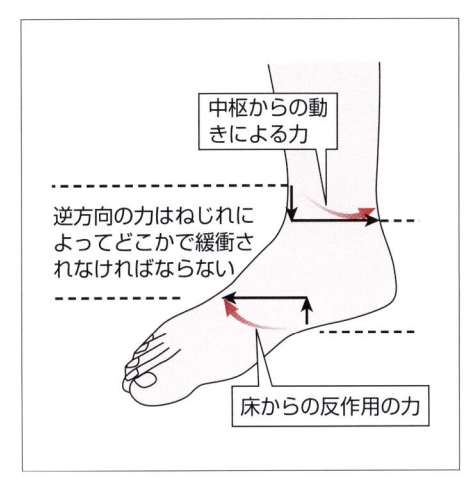

図2　力の緩衝

②力の緩衝

　身体上部から伝わる重力や能動的な力は，シンプルな垂直方向の力のみならず，x，y，z軸，すべての方向への力を複合した力である．例えば，上半身を臍の位置から左側に大きくねじったとしよう．すると，骨盤が反時計周りに回旋し，それに連なる右大腿，下腿，足部に内旋・内転方向の水平方向の力が伝わる．結果，足底面には重力による垂直下方向の力と水平面上の内旋方向の力が伝わる．すると，足底面にかかる反作用の力は，重力に抗うための上方向の力と内転方向の力に抗う，外転方向の力が働くこととなる（図2）．

　この際，上下の力は，互いに衝突するように働いているのに対し，水平面上の力は，互いに離れる方向に働いていることに注目しよう．この離れる方向に働く，逆方向の力は，その双方の力をねじれとして許容する機構を必要とする．またこの機構は，水平面のみならず，矢状面，前額面上の力においても対応できなければならない．このように，常に地面からの反作用にさらされる足部には，三平面上のすべての動きをねじれとして許容できる機構が必要であることがわかる．

③不整地への適合

　参道の砂利道を歩く，山登りでごつごつした岩の道を歩く，といった特別な機会でなくとも，知らぬ間に何かを踏んでしまうということはよくあることである．その際，われわれの足底が，ただの平らな不動の面であるならば，たちまち重心のバランスは崩れ，より転倒しやすくなるであろう．また，足底の不整地の形状は，前後方向の凹凸であれば対応できるが，左右方向の凹凸には対応できない，などと選べるものではないことからも，この機能においても，すべての軸方向への適応を可能にさせる機構が必要であることがわかる．

④効率的な力の伝達

　前述の①〜③の機能は，地面から加わる力に対する受動的な反応能であることに対し，効率的な力の伝達という機能は，中枢部で生成された力を，どれだけ効率的に地面に伝えることができるかという能動的な機能である．最も基礎的な運動である歩行において，効率的に前方推進を行うためには，筋によって生み出された力と，重心の動揺から生じた勢いを，いかに逃さず足底から地面に伝達させること

ができるかがカギとなる．そのためには，柔軟性を要する衝撃吸収に対し，効率的な力の伝達には「剛性」が求められることがわかる．そのため，足内部にはこれらの相反する機能をもつとともに，動作目的に応じてその機能を変換させる必要がある．

このように，足に求められる機能を発揮するには，足には「三次元上の運動性（mobility）」が必要で，「柔軟性」と「剛性」を合わせもち，遂行する運動目的に応じて，適切なタイミングで柔軟性と剛性の「機能変換」をさせなければならない．それでは，これらの機能を備えた構造はどこにあるのであろうか？

もちろん，実際には足内のすべての関節の共働によって，これらの機能を可能にしているが，本項では，そのなかでも最も重要な関節として，距骨下関節と横足根関節について紹介する．

▶ 3. 足部の機能解剖―距骨下関節と横足根関節

①距骨下関節（図3）

1）関節の構造

距骨下関節とは，距骨と踵骨からなる関節で，後・中・前の関節面からなる．後と中・前の関節面の間には足根洞があり，足根洞には，距骨と踵骨をつなぐ靱帯のみならず，血管，神経，固有受容体の受容器が含まれている（図4）．これらの関節面は複雑な位置関係を有し，距骨下関節内で，横揺れ，縦揺れ，回旋という3平面の運動を可能にする．

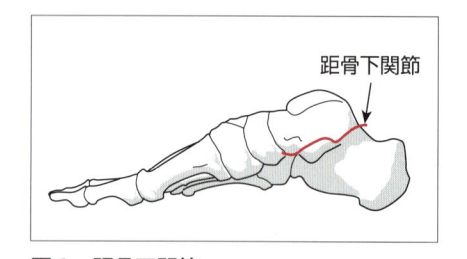

図3　距骨下関節
（Henry Gray：Anatomy Descriptive and Applied, Lea & Febiger, 1913）

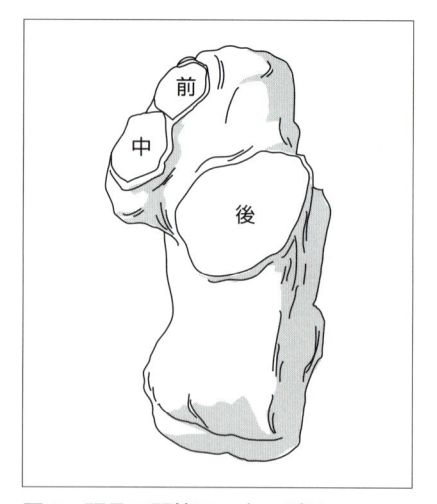

図4　距骨下関節面　右・踵骨
（Henry Gray：Anatomy Descriptive and Applied, Lea & Febiger, 1913）

📖Check→ A. I. Kapandji：カパンジー機能解剖学Ⅱ下肢，原著第6版（塩田悦仁訳），p192，医歯薬出版，2009．

膝関節や足関節も厳密には3平面運動を行うが，その関節軸の位置は前額面，水平面に対して平行に近く，そのため膝関節や足関節で生じる主な運動は矢状面上の屈曲・伸展である．これは，足関節，膝関節の運動の優勢面（plane of dominance）が，矢状面であると表現することができる．しかし

ながら，距骨下関節の関節軸の位置は，矢状面と水平面に対し，それぞれ，16～23°，42°の位置をなしていることから，矢状面，水平面，そして前額面のすべての身体面上で動きが生じる．下肢において，特に，これだけの前額面，水平面への運動性をもつ関節はほかにないことから，下肢に加わる前額面，水平面の動きや力の多くは，この関節に引き受けられるということがわかるであろう．

Check→ Ronald L. Valmassy：Clinical Biomechanics of the Lower Extremities，pp1-57，Mosby，1996.

なるほど

優勢面によって生じる個人差

同じ距骨下関節においても，個人でその優勢面（plane of dominance）は異なる．水平面の動きが前額面より優勢な人もいれば，前額面の動きが優勢な人もいる．このような個人差は，個人の足の形状が，立位の状態で異なって見える原因の1つとなっている．

2) OKCにおける関節の動き

踵骨が地面に接せず，自由に動くことができる場合，固定された距骨に対し，踵骨が回内・回外する．回内・回外は3平面運動が複合された動きで，距骨下関節の関節軸の周りを運動する．その動きを各身体面の構成運動で表すと，［背屈-外転-外反：回内］と［底屈-内転-内反：回外］となる（図5）．

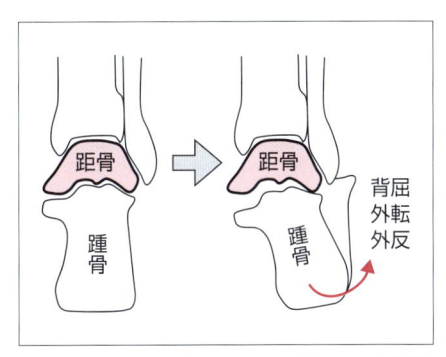

図5 OKCにおける距骨下関節の回内運動

なるほど

OKCとCKCでは動く骨が異なる

OKCでは，固定された距骨に対し，踵骨が自由に動くことができる．そのため，回内・回外運動のすべては，固定された距骨に対する踵骨の動きである．したがって，OKCにおける回内・回外運動では中枢方向への動きの連鎖は誘発されない．また，距骨下関節より末梢の関節においても，OKCでは足部に外力がかからないため，踵骨の動きに付随して動くのみである．

3) CKCにおける関節の動き

荷重した状態では，踵骨は中枢からの下方向の力で押さえられながら，同時に地面からの上方向の力を受けるため，その運動性は劇的に低下する．それでも，日常的な動作を行えば，たとえ荷重状態であろうとも，水平面上の動きや前額面上の力は容赦なく距骨下関節に伝わってくる．それでは，CKCの状態で，距骨下関節にはどのような動きが起こるのであろうか．

踵骨の底面の横幅は細く，丸みを帯びた形状をもつ．そのため，荷重がかかり，上下から押さえつ

けられた状態でも内反-外反方向には比較的容易に動くことができる．しかしながら，水平面上の内転-外転や，矢状面上の底屈-背屈の動きは，地面からのずり応力を強く受けるため，これらの方向には動くことができない．

そのため，荷重した状態では，踵骨の代わりに，水平面，矢状面上で「距骨」が動く．それによって，距骨下関節の3平面運動を確保する．すなわち，荷重負荷時の距骨下関節の回内においては，踵骨の外反に加え，距骨が底屈-内転することによって，結果，距骨下関節に相対的な回内姿位をつくり出しているのである（図6）．

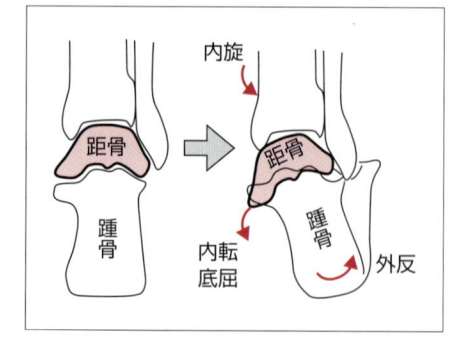

図6 CKCにおける距骨下関節の回内運動

距骨下関節の回外においては，その逆で，踵骨は内反し，距骨が背屈・外転する．このように，CKCでは，地面からの外力の影響によって，踵骨，距骨の双方が動いて回内・回外運動を可能にする．

> **なるほど**
>
> **中枢への運動連鎖は距骨の動きがカギ**
>
> OKCとCKCの距骨下関節運動の最も大きな違いは，距骨が動くか，動かないかである．距骨が動くことによって，距骨に連なる下腿-大腿と中枢方向への動きの連鎖を誘発するため，OKCとCKCの違いは，中枢方向に動きの連鎖を誘発するかしないかである，ともいえる．下腿への動きの連鎖は，大腿，骨盤，脊柱の動きを誘発するため，足が地面に接した状態における足部，特に距骨の動きは，からだ全体に波及することから，全身の動きを観る際の重要なポイントとなる．

ここで，これらの運動を表現する際，気をつけなければならない事項について紹介する．

それは，CKCにおける距骨下関節の運動で述べた踵骨の動き（内反，外反など）は，「脛骨に対する踵骨の運動」であり，「床面に対する運動ではない」ということである．例えば，O脚の人の足を後ろから見た場合について考えてみよう．下腿は床面に対して内反状態に位置するが，ほとんどの場合，踵骨は床面に対して垂直に立っている．しかし，脛骨に対する踵骨の位置を考えると，これは外反位にあるといえよう．距骨下関節の位置は，脛骨，距骨，踵骨の位置関係によって決まるため，この場合，踵骨が床に対して垂直にあったとしても，その脛骨と踵の位置関係から，踵骨は外反，距骨は底屈・内転しており，距骨下関節は回内位にあるといえる．一般的に，足が回内した状態にある足は，床面に対して踵骨が外反している足と誤解されているため，ここで示したような例では，回内足として認識されないことが多い．しかしながら，前述したCKCにおける踵骨と距骨の動きは，「脛骨に対する動き」であることを覚えておくと，踵骨が垂直であろうとも，距骨下関節が回内しているのであれば，回内足として捉えることができる．

このように，踵が外反していなければ回内足ではないと思われがちな原因としては，一般的な回内足の見本として，必ず床面に対して外反している足が用いられることによる．本項の図6においても，一般的な書籍に習い，踵骨は床面に対して外反した図を掲載しているが，実際の臨床所見では，踵骨が垂直より外反位にある足を見ることは非常にまれである．また，そのように見える足であった

としても，踵骨底面の脂肪身体が外側に突出しているために踵骨が床面に対して外反位に見えるだけで，実際の骨は，床に対して垂直である例が多いとし，図6に示したような図に異議を唱える専門家も存在する．そのため，ここで紹介する踵骨の動きは，すべて脛骨に対しての動きであり，床面に対する動き，位置ではないということに留意すべきである．床面に対して踵が外反していなくとも，踵骨が脛骨に対して外反位であれば，距骨は内転・底屈し，それに連なる下腿，大腿を通じて中枢に運動連鎖を生じることが可能である．

②横足根関節（図7）

1）関節の構造

横足根関節は，踵立方関節，距舟関節の2関節から構成され，一般的にはショパール関節と呼ばれている（図7）．横足根関節において，その運動軸は縦軸と斜軸の2つがあり，縦軸は［内反］-［外反］の動きを，斜軸は［背屈・外転］-［底屈・内転］の動きを行う．

踵・立方関節では，立方骨を踵骨に対して外反させると，立方骨の突起部分が踵骨に衝突し，それ以上外反できない構造になっている（図8）．この状態を，横足根関節が「ロックした状態」と呼び，前足部が後足部に対して，非常に安定した状態であるといえる．それは筋の出力に頼らず，骨の構造で安定した状態をつくり出すことから，後足部と前足部間の力の伝導に非常に有利であることがわかる．歩行や走行において，このロック状態を蹴り出し時につくり出すことができなければ，力の伝導が正しく行われず，それによって蹴り出しの効率性は著しく低下する．

図7　横足根関節
（Henry Gray：Anatomy Descriptive and Applied, Lea & Febiger, 1913）

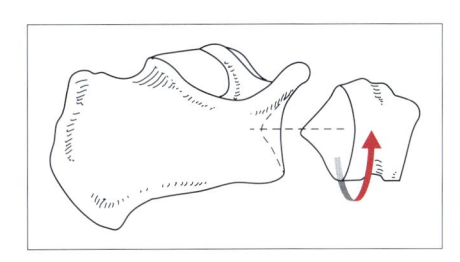

図8　横足根関節のロッキング
踵・立方関節における立方骨の外反
（Thomas C. Michaud：臨床足装具学―生体工学アプローチ（加倉井周一訳），医歯薬出版，2005）

Check → Thomas C. Michaud 著：臨床足装具学―生体工学アプローチ（加倉井周一訳），pp1-24, 医歯薬出版，2005.

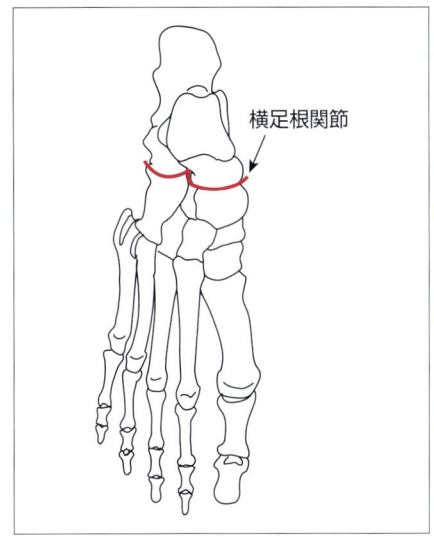

2）OKC の動き

体重をかけていない状態での横足根関節では，後足部と前足部の間にねじれを生じさせるように動く．全体の動きとしての組み合わせは，縦軸の"外反"と斜軸の"背屈・外転"と，その反対の縦軸の内反と底屈・内転である．

3）CKC の動き

荷重位において，横足根関節は，それに連なる距骨下関節の動きの影響を受ける．
距骨下関節がCKCの状態で回内すると，前述のとおり，距骨は底屈する．すなわち，距骨頭に下

方向の力が加わるため，地面に接した前足部には，上方向の反作用の力が働く．そのため，横足根関節の斜軸において背屈が誘発される．同時に，距骨の内転は，距骨頭への内側方向への力を生み出すことから，反作用的に横足根関節の斜軸に外転の動きが誘発される．そして距骨が内転・底屈するということは，距骨頭が内側下方に倒れ込むことであるため，前額面上では，内反方向の反作用の力が前足部底面に加わる．

よって，荷重した状態で，距骨下関節が回内運動を行うと，横足根関節は，縦軸で内反，斜軸で背屈・外転の動きが生じる（図9）．反対に，距骨下関節が回外にある場合では，縦軸で外反，斜軸で底屈・内転が誘発される．このように，CKCにおいては，横足根関節は，距骨下関節の姿位の影響と床反力によって受動的に動かされる関節ということがいえよう．

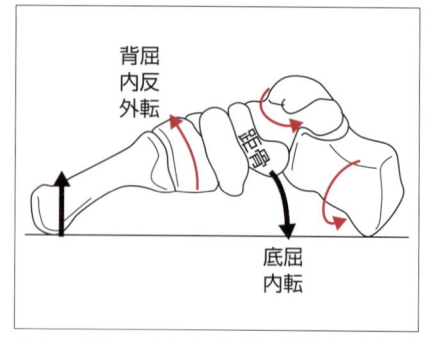

図9　CKCにおける距骨下関節回内運動に伴う横足根関節の運動
（Ronald L. Valmassy：Clinical Biomechanics of the Lower Extremities, Mosby, 1995）

> **なるほど**
>
> **実は足の中で最も重要な関節（!?）―横足根関節**
> 横足根関節は，距骨下関節の動きと，それに対する足にかかる床反力を緩衝するように，それによって生じたねじれを許容する構造となっている．

③距骨下関節と横足根関節の共働

CKCにおいて，距骨下関節と横足根関節は，隣り合う関節として連鎖するだけでなく，その他の関節にも影響を与える．

距骨下関節の回内位では，距骨頭は踵骨から離れるように動き，それに応じて，これらがつながる舟状骨，立方骨も左右に解離する．この状態は「ゆるみの姿位」と表現され，足部全体が柔軟性を帯び，足部内にある他の関節の可動性が高まるといわれている（図10）．

一方，距骨下関節の回外位では，距骨は踵骨の真上にのり，同時に舟状骨，立方骨間の距離も縮まる．この状態を「締まりの姿位」と呼び，足内部の関節の可動性が低下するという（図11）．

📖Check→ Donald A. Neumann：筋骨格系のキネシオロジー（嶋田智明他訳），p516，医歯薬出版，2002.

このことから，距骨下関節の位置が，他の関節の可動域を増やしたり（足が柔軟性を帯びる），減らしたり（強固になる）させる要因であることがわかる．すなわち，距骨下関節の位置を変えることで，足を柔軟にさせたり，強固にさせたりすることができるといえる．

それでは，横足根関節のゆるみと締まりの位置はどうであろうか？　前足部が後足部に対して外反することが，横足根関節がロックした状態であり，前足部と後足部間の力の伝動効率がよいということについて前述した．また，CKCでは，距骨下関節が回外すると，横足根関節において外反運動が誘発さ

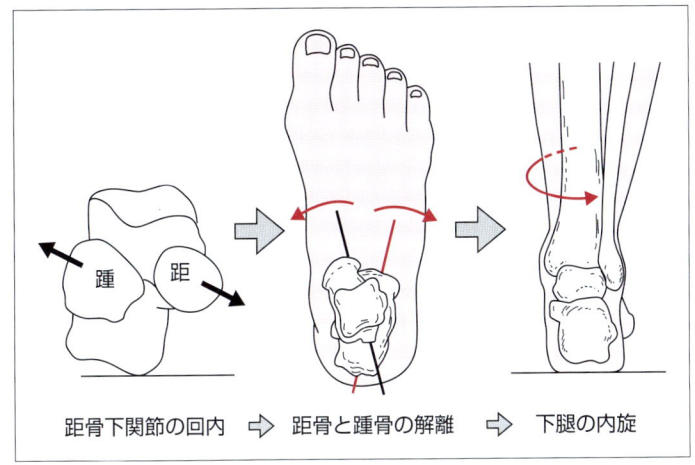

図10 距骨下関節回内運動における踵骨と距骨の乖離
(Ronald L. Valmassy：Clinical Biomechanics of the Lower Extremities, Mosby, 1995)

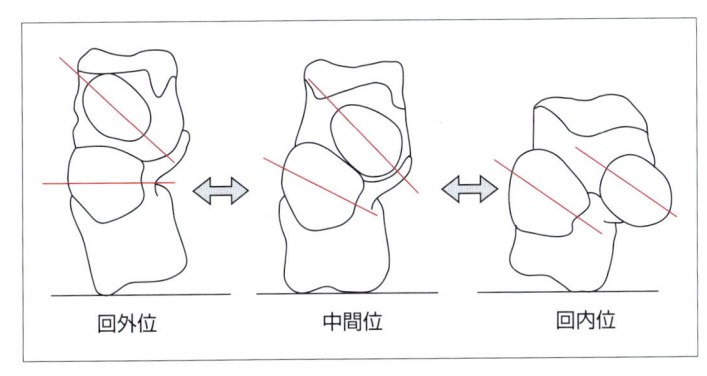

図11 距骨下関節の姿位と距骨・踵骨の位置関係
(Ronald L. Valmassy：Clinical Biomechanics of the Lower Extremities, Mosby, 1995)

れると説明した．これらを合わせて考えると，距骨下関節のCKCにおける回外は，距骨下関節の位置関係から他の足関節の可動性を低下させるだけでなく，横足根関節をロックさせる方向にも働いていることがわかる．また反対に，距骨下関節が回内位にあると，足の関節の可動性が増大するだけでなく，横足根関節もアンロック（ロックをかけない）状態にさせてしまう．

このように，CKCにおいて，距骨下関節と横足根関節は，それぞれ同じ目的に合致した状態の足をつくるべく，共働していることに気づく．

▶4. 歩 行

それでは，「機能の変換」はどのようにもたらされるのであろうか？ 足が柔らかくなるべきときに柔らかく，硬くなるべきときに硬くなる，そのように機能を変換させるしくみは存在するのであろうか？ これらを考えるためには，足に求められる機能を歩行周期の立脚相にあてはめて考えてみるとよい．

衝撃吸収，力の緩衝，不整地への適応などの機能を発揮するためには，足は柔らかい状態であることが望ましい．これらの機能を必要とするのは，主に歩行の立脚相の初期，接地-荷重応答期である．反対に，硬い足，すなわち，効率的な力の伝達が必要になる時期は，立脚相の後半，推進期であろう．すなわち，これまでの説明から，接地-荷重応答期には，距骨下関節は回内運動をする必要があり，推進期には距骨下関節が回外する必要があるともいえる．それでは，距骨下関節の回内運動と回外運動が，

これらの適切なタイミングで起こるべきときに起こるしくみは存在するのであろうか？

まずは，接地期について考えてみる．通常，われわれの足が最初に接地するのは，踵の外側からである．足の中心よりも，外側で接地するということは，接地時の床反力は，踵を外反方向に動かす力として働く（図12）．すなわち，踵接地時に，距骨下関節には回内方向の力が加わり，そのまま荷重を続けると，距骨下関節は回内運動を行い，前足部もアンロック（ロックが外された状態）され，全体的に，ゆるみの姿位へと導かれる．この一連の動きは，接地期から荷重応答期に必要とされる足の機能に，非常によく合致している．それでは，距骨下関節の回内運動は，どのようにして回外運動へと変換するのであろうか？

立脚中期に入ると，反側の遊脚相側の下肢の前方振り出しが始まる．遊脚相の下肢の前方振り出しは，骨盤の回旋運動を誘発する．骨盤に回旋運動が起こると，立脚中期にある立脚側の大腿骨には外旋方向の力が働く．この外旋方向への動きは，そのまま下に連なる下腿の外旋運動を誘発し，下腿の外旋運動は，距骨の外転運動を誘発する（図13）．

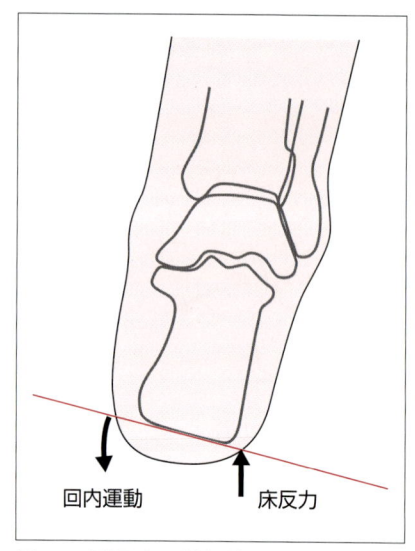

図12　踵骨底面外側接地による距骨下関節の回内運動の誘発

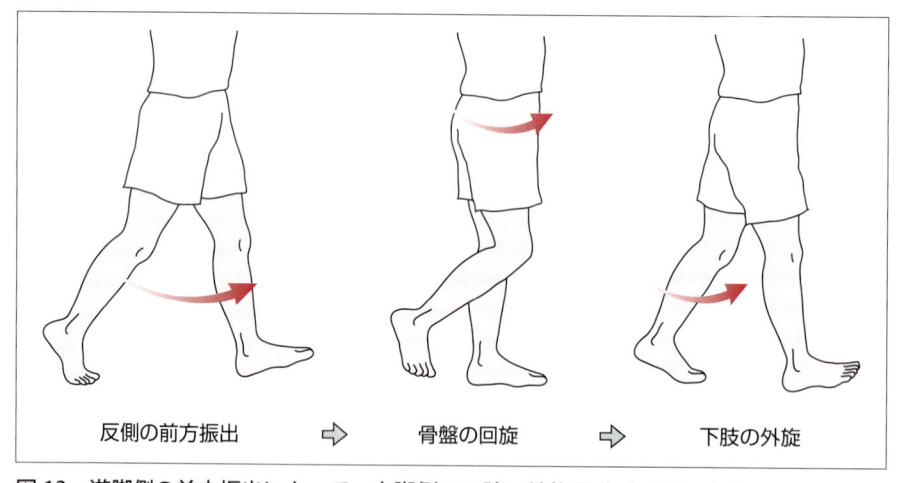

図13　遊脚側の前方振出によって，立脚側の下肢に外旋運動が誘発される
（Ronald L. Valmassy：Clinical Biomechanics of the Lower Extremities, Mosby, 1995）

ここで，距骨の外転運動は，CKCにおける距骨下関節の「回外」運動の構成要素であることを思い出そう．中枢部から伝わった下腿の外旋運動は，距骨に外転方向の力を加え，距骨が外転運動を始めると，距骨下関節は，回内運動から回外方向に運動の向きを転じることになる．距骨下関節が回外運動を行い回外位になると，他の足部関節の関節可動域は低下し，前足部はロックされ，蹴り出しをスムーズ

に行える硬い足に変わっていく．これが，荷重応答した柔らかい足を，次の蹴り出しを効率的に行う硬い足へと変換するしくみである．

> **なるほど**
>
> **適切なタイミングで適切な足の機能を発揮するためには**
>
> 柔軟性が高く，衝撃吸収能力に富んだ足をつくり出す連鎖運動の機転は，踵骨外側部の接地である．そして，硬く，効率的な蹴り出しができる足をつくり出す連鎖運動の機転は，反対脚の前方振出しに伴う骨盤の回旋運動である．これらが，足の機能転換を可能にするしくみである．

▶5. 終わりに

　米国足病医学部で履修する，基礎的な足部バイオメカニクスの一部を紹介した．三次元の運動連鎖を，文章で理解することは非常に難しい．しかし，本項によって，細かい動きは理解できなくとも，足というからだの小さな一部に，このような精巧なしくみが備わっていることが伝われば本望である．

　本項では，正常な機能解剖・歩行について紹介したが，これらはあくまで理想的なしくみであり，個人のレベルでは，骨の配列や筋バランス不良などによってこれらのしくみが正しく発揮されないことも多い．足部における病的なバイオメカニクスは，さまざまなパターンの中枢方向への運動連鎖を誘発し，全身の動きに影響を与える．また，その逆に，中枢の病的バイオメカニクスが足部機能を妨げる場合もある．本書の主題「動きのとらえかた」を考えるにあたり，ここに紹介した足部の基礎バイオメカニクスが，理学療法士の方々の動きを捉える一助になることを願う．

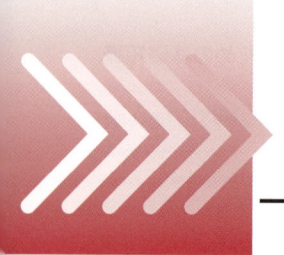

第2章　コアスタビリティ

前角滋彦

　重力下の地球上において安全かつ効率的な動作の遂行には安定的な質の高いパフォーマンスの獲得が不可欠である．その基盤となる体幹機能は昨今，「コアスタビリティ」として広く知られつつある．ここでは，このコアスタビリティの捉えかたについて私論とともに説明する．

▶1. コアとは？

　本項ではコアを「体幹」と定義づけた上で，コアスタビリティは体幹の安定性として捉えていく．体幹は胸郭と骨盤を脊柱により連結した一塊とした骨格構造である．胸郭は胸椎，肋骨，胸骨で構成された胸部の骨格．ヒトでは12個の胸椎と12対の肋骨，1個の胸骨とからなり，心臓，肺，食道などの内臓器官を保護し，呼吸の際には胸部筋と連動する．骨盤は寛骨，仙骨，尾骨に囲まれ，膀胱，生殖器，直腸を保護する骨格構造をなす．脊柱もまた，多数の椎骨の連結であり，これらも多くの分節を構成している．通常，力学的に骨格構造により一定の支持性は保たれるが，腹部周囲についての骨格構造は非常に脆弱であり，コアスタビリティにはほど遠い状態であるということである（図1）．

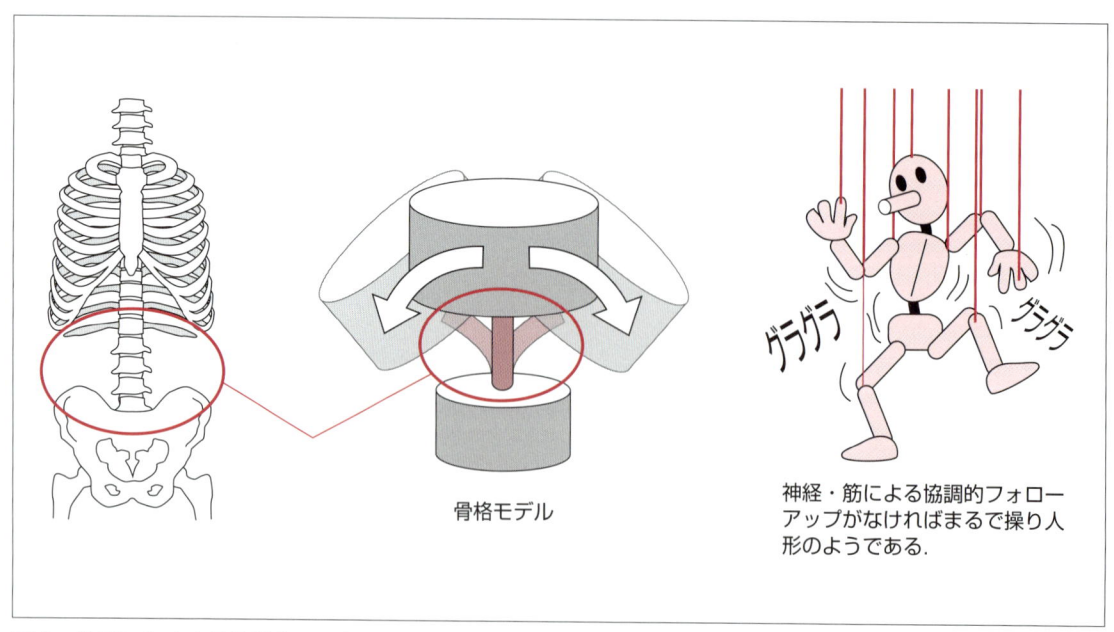

図1　体幹における骨格構造の弱点

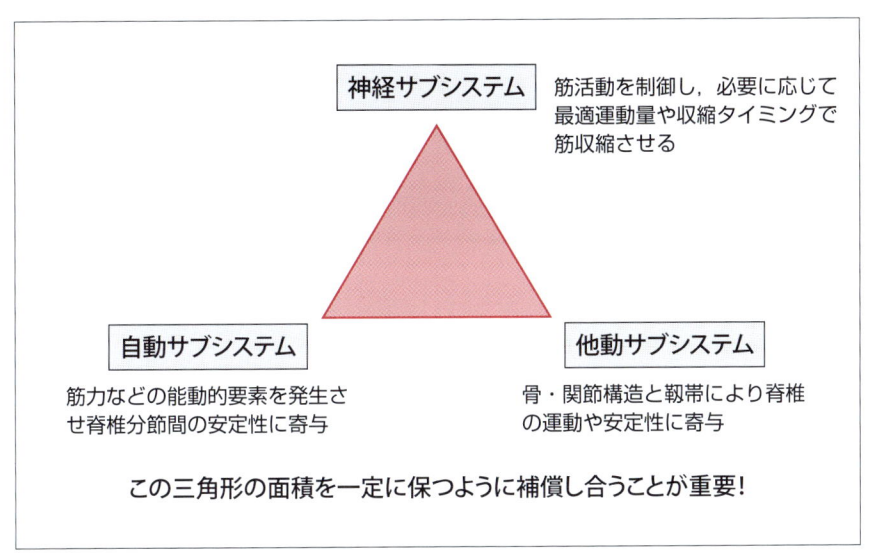

図2 安定性のサブシステム

神経サブシステム：筋活動を制御し，必要に応じて最適運動量や収縮タイミングで筋収縮させる

自動サブシステム：筋力などの能動的要素を発生させ脊椎分節間の安定性に寄与

他動サブシステム：骨・関節構造と靱帯により脊椎の運動や安定性に寄与

この三角形の面積を一定に保つように補償し合うことが重要！

2. どのように補償する？ 補償で保障？

では，安定性とはどのように決定（保障）づけられるのであろうか．身体において，安定性を得るためには関節のいくつかの要素が必要となる．それは筋による自動サブシステム，骨・関節構造や靱帯による他動サブシステム，そしてそれらを調整している神経サブシステムであり，コアスタビリティとして考えた場合，胸椎，胸郭，骨盤といった骨格構造の適切な可動性と同時に，神経・筋によるフォローアップが体幹安定化のカギとなりうる．これら自動・他動・神経サブシステムが三位一体となり互いに補償し合うことにより姿勢は制御され（補償），さまざまな動作の質的保証につながる（図2）．これらの協調性が保たれず，互いに過不足が生じ始めた結果，どこかでは過緊張（hypertonia）や過剰運動性（hypermobility）などを生み出し，負のスパイラルに陥りやすい（→p2「第1部　第1章　動きを観るわけ」参照）．

> **なるほど**
>
> **補償するっていいこと？　わるいこと？**
>
> 身体のどこかに機能的問題が生じた場合，合目的的に動作を行えるように動作を補償するシステムが備わっている．そして，治療場面において，われわれ理学療法士はその補償システムをいかに活用すべきかを模索していく必要がある．つまり，これらの補償システムはさまざまな環境下における身体動作において重要な機能であるといえる．しかしながら，こうした相互的な機能は，場合によっては恒常的に過負荷を生じさせ，どこかに二次的障害を生じさせる「不合理な代償システム」として発生しうることも考慮しなければならない．われわれ理学療法士にはこうした質的要素の問題に対し，的確に対応できるスキルが必要とされる．

3. コアスタビリティに欠かせない姿勢制御システム

これらコアスタビリティの欠如（以下，コアインスタビリティ）はどのような弊害をもたらすであろ

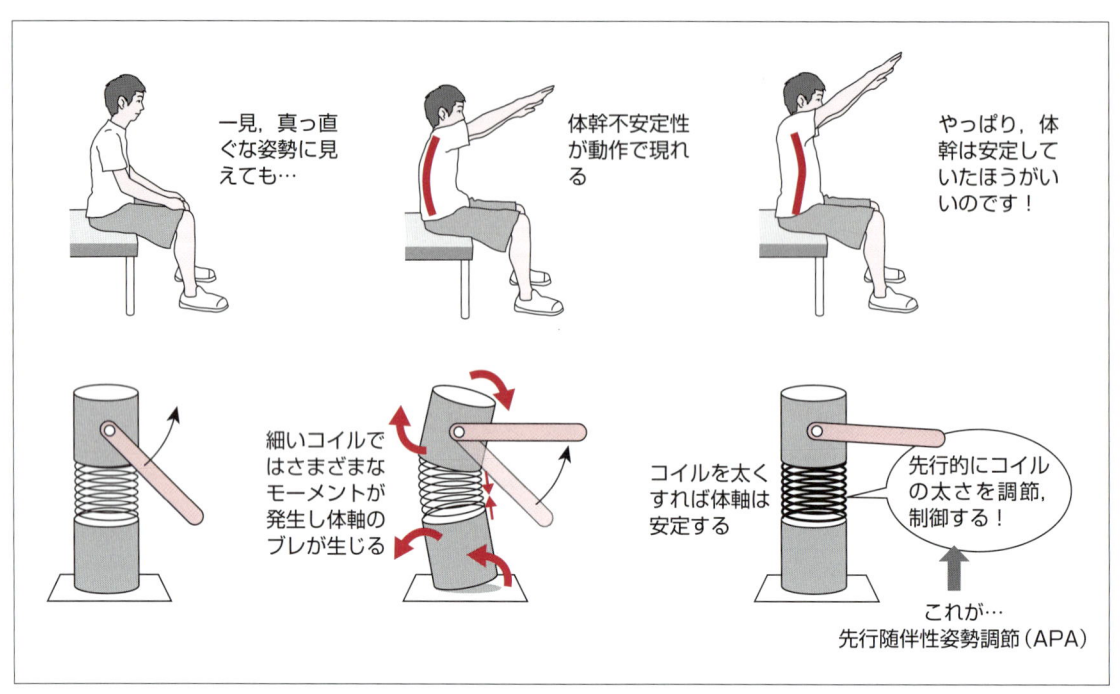

図3　上肢運動における姿勢制御

うか？　このシステムの破綻はそこに連結する四肢の運動の際にも現れ，例えば，単純な座位での上肢挙上運動にもコアインスタビリティとして現れる（図3）．コアユニットに問題が生じると，上肢の運動により発生する体幹へのモーメントを制御できず，「不安定な上肢挙上運動」が確立してしまう．コアインスタビリティが恒久的に存在するということは関節や靱帯などに過剰な負荷をかけると同時に，他分節に連鎖的に波及しさまざまな疼痛の要因となりうる．

　よって，動作の前には，その動作を協応して合目的的かつ合理的に遂行するための前駆反応としての姿勢制御が必ず存在する〔先行随伴性姿勢調節（APA）〕．動作の観察の際にはそうしたAPAの問題をいかに見抜くかということも重要となる（→p20「第2部　第2章　第1節　共通する観かたとコツ」参照）．しかし，ここで忘れてはならないのはこれらの活動は非随意的であり，意識に上らないものであるということである．誰でも動作の際に「腹に力を入れよう！」などと意識はしないはずである．

Reference

忘れてはならない先行随伴性姿勢調節（APA）―コアスタビリティには不可欠！

主動作筋に先行して働き，動作の遂行中も姿勢を制御する非随意的システムであり，コアスタビリティーに必要な主要な機構である．セラピストは目的動作そのものの可否のみにとらわれず，APAsが適切に機能した上での動作であるかどうかを的確に判別する必要がある．また，APAsは感覚入力や運動学習により変化するものであり，これらを加味しながらさまざまな状況設定をしながらアプローチすることは理想的なパフォーマンスの獲得に重要である．

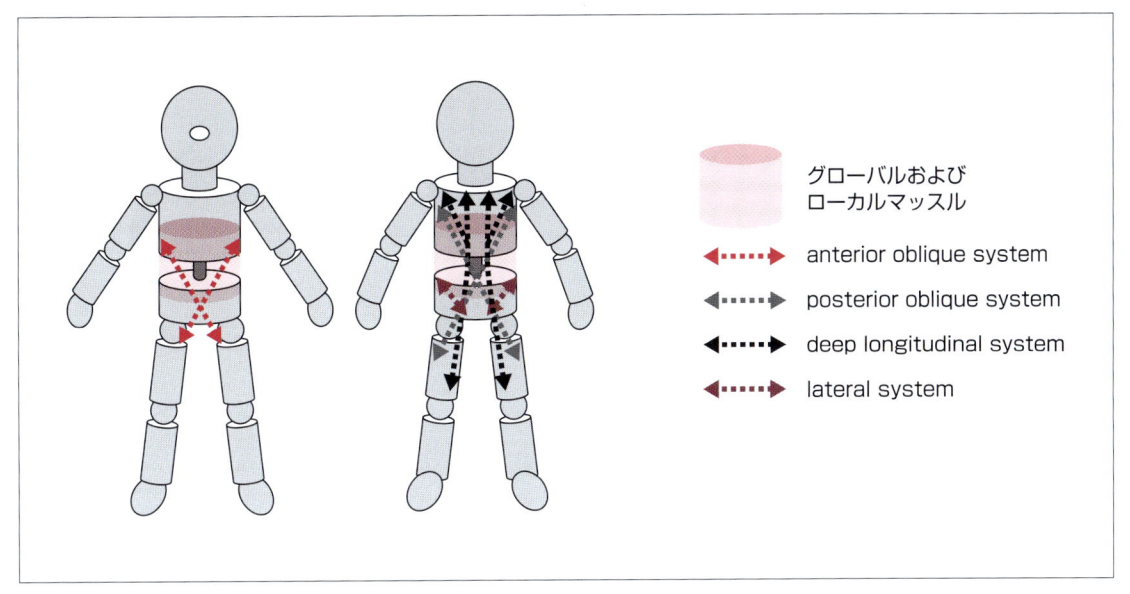

図4 コアユニット
グローバルマッスル：主に腹直筋，外腹斜筋，腰腸肋筋の胸部線維
ローカルマッスル：主に腰部多裂筋，大腰筋，腰方形筋，腸肋筋の腰部線維，最長筋，腹横筋，横隔膜，内腹斜筋
anterior oblique system：前腹筋鞘を介して腹斜筋と対側の股関節内転筋群を結ぶ
posterior oblique system：広背筋，大殿筋，胸腰筋膜で構成．大殿筋は胸腰筋膜を介して対側広背筋と連携する
deep longitudinal system：柱起立筋から胸腰筋膜深層，仙結節靭帯を経由し大腿二頭筋と連携する
lateral system：一側の中殿筋，小殿筋と対側の股関節内転筋群からなる

4. コアユニット—脊柱の安定と骨盤帯の安定

　コアスタビリティはコアユニットとされる，脊柱そのものの動的安定性（グローバルマッスルとインナーマッスル）とそれを取り巻く骨盤帯の動的安定性（アウターユニットとインナーユニット）に寄与する（図4）．コアユニットにより適材適所で協調的に対応すること（筋収縮のタイミングやスピードなど）によりさまざまな安定した動作を可能とする．

5. コアスタビリティの役割

　スポーツのように高度なパフォーマンスを要求される場合にもコアユニット機能が重要となる．ここでのコアの役割は，体幹そのものの機能を補償するだけではなく，連結する他分節との間で適切な位置で筋収縮のタイミングやスピードを制御しながら，全身的でスムーズな連鎖運動をつくり出すことである（図5）．

①閉鎖的運動連鎖（CKC）でのコアスタビリティ
　例えば，足底が接地し，支持基底面を確立するような野球における投球動作では，竹のようなしなりにより蓄えられた力は安定したコアによる効率的な力の伝達を可能にし，連鎖的に伝達された力は強い反発力を生み出す．投球におけるコアの役割は下肢→体幹→上肢へと力の伝達に重要となる．

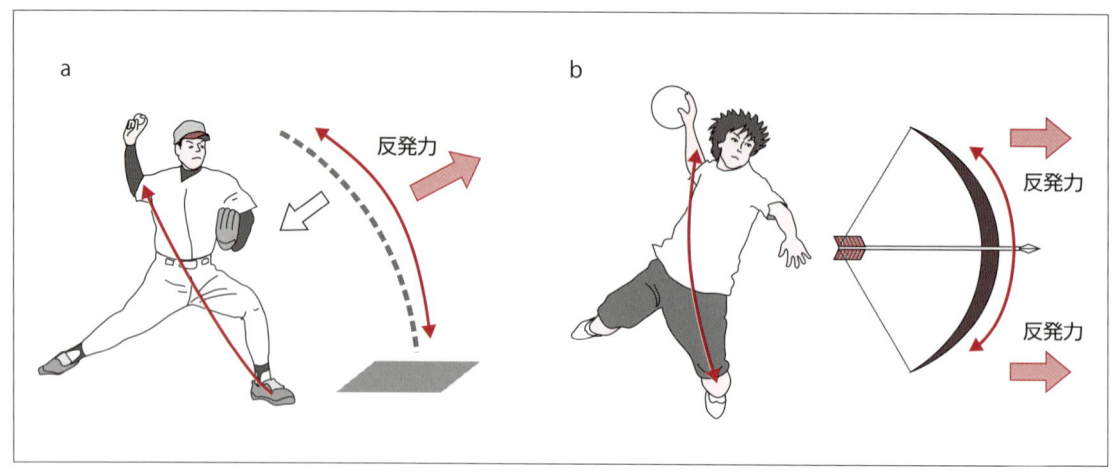

図5 コアと他分節の連携
a：閉鎖的運動連鎖（CKC）でのコアの役割
下肢が接地し，安定した支持基底面を確立することで竹のような運動連鎖による効率的な「力の伝達」が可能となり，強い反発力を生み出す．
b：開放的運動連鎖（OKC）でのコアの役割
空間での弓のようなしなりはより強い反発力を生み出し，「力の産生」に寄与する．

②開放的運動連鎖（OKC）でのコアスタビリティ

ハンドボールにおけるシュート動作やバレーボールでのアタック動作では，地面との接地が存在しないため，末梢からの連鎖波及は発生しづらい．つまり，より強力なシュート動作を実現するためには空間において力そのものを産生する必要がある．

Check→ 運動連鎖を学ぶにはこれ！
嶋田智明他編：実践MOOK理学療法プラクティス　運動連鎖〜リンクする身体，文光堂，2011．

▶ 6. 終わりに

コアの機能の重要性はコアのみにあらず，他分節との協調を保ちながらパフォーマンスの質そのものに大きく関与している．したがって，さまざまな動作の特性をつかみ，理想的なパフォーマンスをイメージし，その際にどのようなコアスタビリティが必要かを推測しながらアプローチすることが重要である．そして，その現象がどのように波及していくかを先行して予測できるとより実用的なコアスタビリティの獲得につながるものと思われる．

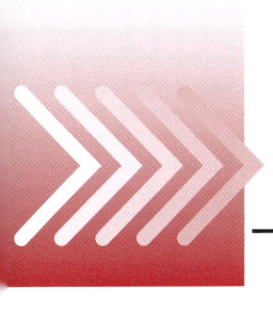

第3章　姿勢調節の話

竹前秀一

▶1. 姿勢は影のように運動に寄り添う〜シェリントン

　1920年代の神経生理学者によると，姿勢は運動に随伴しており切り離せないと表現している．また，「寄り添う」と控えめに表現された姿勢は運動を支えているような存在ということを感じさせる．しかし，例えば日常生活を振り返ってみると，われわれが寝ぼけながらも朝起きてベッドから起き上がり，階段を上がり下りしたり，人ごみでぶつからずに歩いたりと，さまざまな場面で姿勢制御がなされているということに気がつく．姿勢制御とは，前庭系・体性感覚・視覚などの感覚に加え，加速度・慣性力などの変化に合わせて姿勢を保持し，立ち直り反応や平衡反応のように姿勢変化に対して起こる運動と捉えることができる．

　本項では単に外乱に対して姿勢を立て直すための姿勢制御でなく，動作を上手に成立させるための運動制御の一部として，あらかじめ不安定性を回避するように姿勢制御が働いているということを強調しておく．

▶2. 手足を自由に動かしてもバランスが崩れないでいられるのは何が保障されているからなのか？

　日常生活では，たくさんの運動を組み合わせて動作をしている．例えば，更衣動作でズボンを履くときには，ズボンをタンスから取り出し，立位で脚を交互にバランスをとりながら履いているのではないだろうか．

　この際，上肢のリーチ動作（ズボンを取る）や操作活動（ズボンを脚までもっていき，腰まで引き上げる），脚を通して履くときの下肢の交互運動などバランスを崩すことなく手足の運動が行えるのは動作のための姿勢が調節されているから手足が自由に動かせるのではないか．

　動作においてバランスを崩すことなく成立させるためには姿勢調節が必要であるとともに，作業を行う手足などの操作活動（リーチ）も保障される必要がある．こうした姿勢調節と操作活動によって運動制御されていることによって日常生活動作が上手に行われているのである．

　図1に示した運動制御を2つの側面から捉えると，身体近位部の安定性をつくり出す姿勢調節（スタビリティ）と遠位部の運動性をつくり出す操作活動（モビリティ）を併せもつ．

　さらに姿勢調節にも2つの側面がある．1つ目は姿勢を保持するような静的な役割をもつ姿勢安定性（バランス），2つ目は運動性を保証するための構えなどをつくる動的な役割も併せもつ姿勢定位である．さまざまな環境に合わせて動作を遂行していくため支持基底面（BOS）内で単にバランスを保つことはもちろん必要であるが，そのなかで動的なバランス能力も必要である．例えば，四肢の運動前の準備としての構えや方向転換，体位変換などが想定され，バランスを保ちながら運動前の準備状態をつくるので，姿勢安定性と定位は同時並行的に機能している．

　次に姿勢安定性と姿勢定位について例をあげる．

203

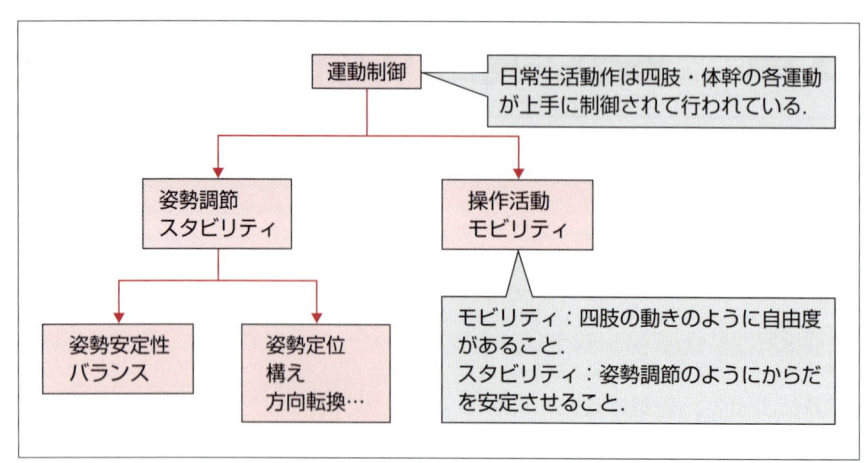

図1　動作と姿勢の役割

▶ 3. バランスとしての姿勢安定性について

安静時の姿勢制御は無意識に行われていることが多いと思われるが，姿勢保持にはバランスを保つ必要がある．重心動揺計を用いたバランスのイメージを紹介する．身体動揺を表す圧中心点（COP）移動面積の大きさに比べ，BOS内で実際に使用できる範囲である安定性限界が大きいほど，COPが安定性限界から外れて姿勢を崩し転倒する頻度は少なくなる．また，COPの位置が安定性限界の中央部にあるほど，姿勢の安定性は高くなると考えられている（図2）．

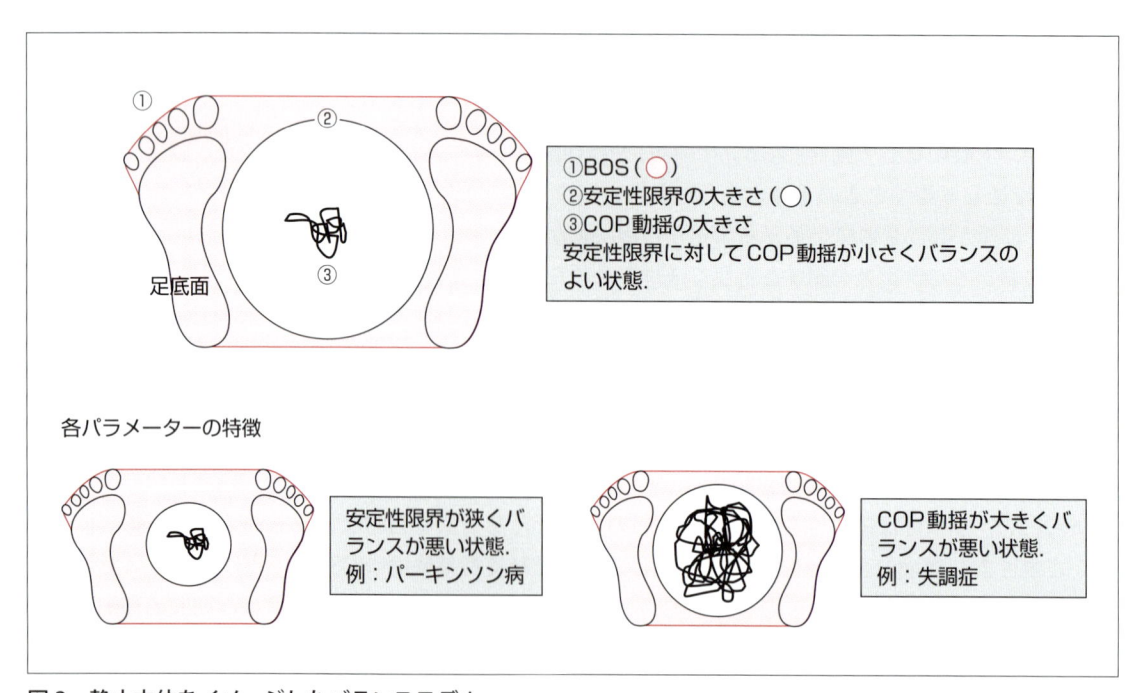

図2　静止立位をイメージしたバランスモデル
（望月　久：バランストレーニングの基本．PTジャーナル42（3）：231-239，2008より一部改変）

第 5 部　動きを診るための基礎知識

> **なるほど**
>
> **COP 動揺計**
> 重心動揺計では重心の動揺を計測することはできない．実際は計測可能である COP の動揺を計測していることになる．

> **Reference**
>
> **圧中心点（COP）**
> BOS から受ける数多くの床反力を合成した点．

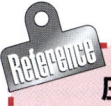

Check→ 1）望月　久：バランストレーニングの基本．PT ジャーナル 42（3）：231–239，2008．

▶4. 構えとしての姿勢定位

　姿勢定位とは，向かう運動に関係した構えをはじめとして，からだの向き，動作の開始・終了，加速・減速，方向転換などがあり，姿勢安定性よりは意識的な運動となる．

　図 3 左図は，全身的に協調して遠位も近位もこれからの運動に向かっている．中枢部の体幹は上肢をリーチする方向へ重力に抗して伸展しながら上肢の運動性を確保するように向かっている．反対に図 3 右図ではどうであろうか．近位部の体幹が上肢挙上という運動性を保障できる状況になく，支持面である殿部の筋活動が得られず骨盤が後傾位へと崩れている．また，遠位部の上肢を固定的に使っているため肩甲帯の挙上という代償が入り，向かおうとしている動きを感じ取れない状況であり，また，外界に対して消極的な印象さえ受ける．

　これら外界に対して 2 つ（ポジティブ，ネガティブ）の様相を呈す構えの違いから，運動麻痺や痛みにより運動が制約されたからだでは姿勢アライメントや姿勢筋緊張が変化している様子が見て取れる（図 4）．

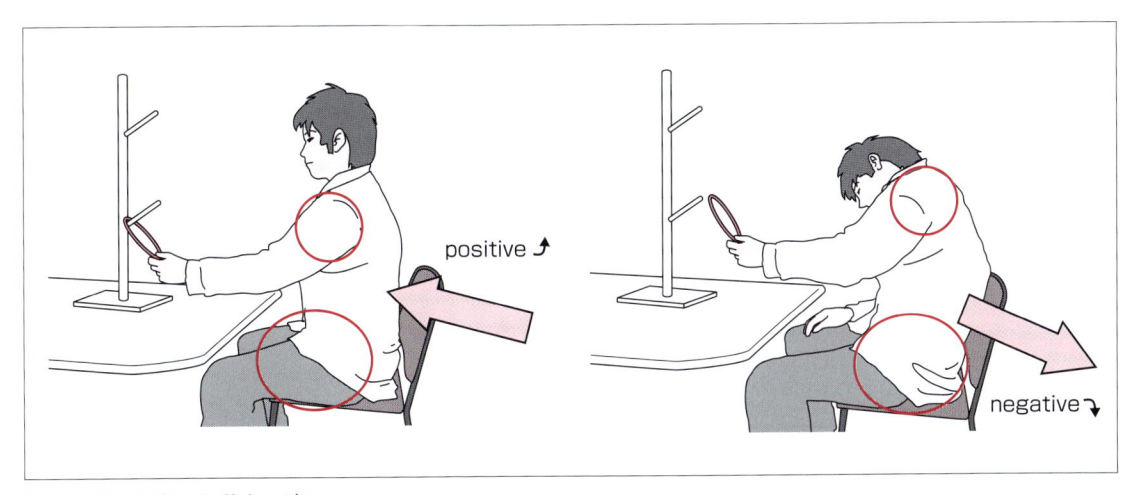

図 3　構えの違いと動きの違い

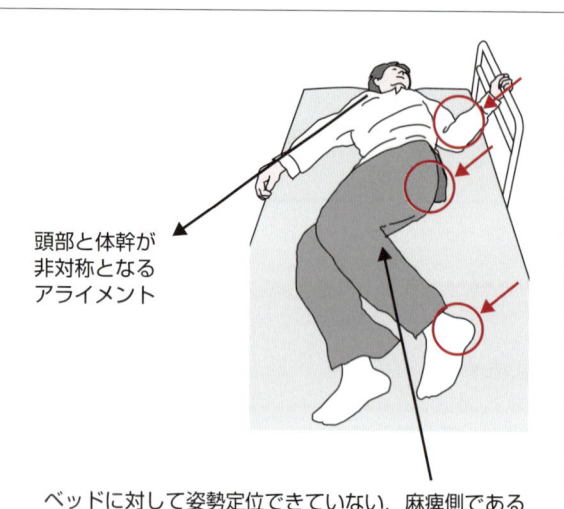

図4 身体機能と姿勢定位

急性期の片麻痺患者によくみられるこのような臥位姿勢は運動・感覚機能の低下，姿勢筋緊張の障害によりベッド上の環境に姿勢定位できずアライメントが崩れている．またそこから起こる寝返りなどの運動は自由度を保障できる構えをとれないので特定のパターンの運動しか起こせない状況となってしまう．

（図中注記）
- 頭部と体幹が非対称となるアライメント
- ベッドに対して姿勢定位できていない．麻痺側である右半身を押し込むように非麻痺側を過剰連結させからだを固定的にして安定を得ようとしている

5. 姿勢筋緊張とアライメント

　図3で示したようにこれから行う動作の前の姿勢によってその動作の安定性や効率性などに影響を及ぼしている．これは運動前の準備としての構えをとれているかどうかで決定される．すなわち静的姿勢が安定していない状態では基底面や重心が移動する動的なバランス能力は満たされていないということである．

　そのため，静的姿勢アライメントや姿勢筋緊張が重要視される．動作を全身運動として行うためには，筋収縮によって発生する反作用を見越して運動を調節する機構がなければ姿勢は簡単に崩れてしまう．このため，構えをつくるように先行的な姿勢調節が随意運動に先立って行われている．これは運動開始後も続き運動に伴って繰り返されている．近年ではこの非随意的なフィードフォワードシステムを先行随伴性姿勢調節（APA）と呼んでいる．

　上肢の運動前に端坐位姿勢が良好であることが求められるが，体幹の正中や左右のアライメント，筋の活動準備状態としての姿勢筋緊張が準備された状態を姿勢セットと呼んでいる．身体中枢部である体幹の安定性は姿勢のかなめであり運動性を保障するものである．下部体幹の安定性のことを特にコアスタビリティと呼んでいる（図5）．

> **なるほど**
>
> **動かす前に……**
> 動作分析などで姿勢を観るときは，関節可動域・筋力などの機能が確保されていることはもちろんであるが，加えて適切なアライメントや適切な筋の緊張状態も確認することで，運動を保障できる姿勢であるか確認することが重要である．

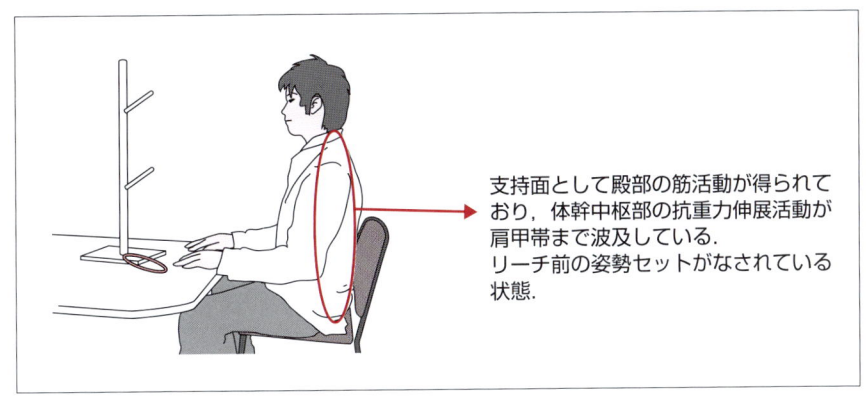

図5 運動性を確保するアライメント

支持面として殿部の筋活動が得られており，体幹中枢部の抗重力伸展活動が肩甲帯まで波及している．
リーチ前の姿勢セットがなされている状態．

▶6. 運動を上手に行うために無数にある筋骨格系の自由度のなかから，神経系はどのようにして最適な運動を導き出しているか

　最近では，中枢神経系は外部環境を知り利用するためのシステムとして捉えられている．

　そのため，個人と環境と課題の相互作用により自己組織化され，姿勢調節活動が発現するといわれている（図6）．環境・課題に合わせた姿勢調節により最適な運動が行われているのである．

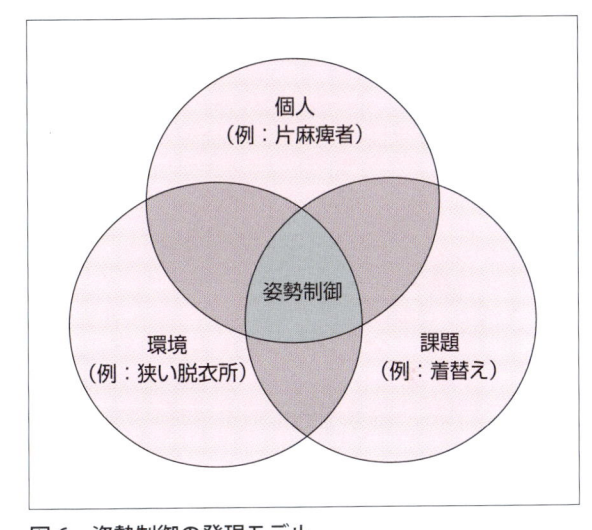

図6 姿勢制御の発現モデル
姿勢制御は個人と環境と課題の相互作用で発現される．

　図6の個人因子のなかには，筋力・可動域などのバイオメカニカルなシステムや視覚・前庭・体性感覚などを統合する感覚システム，反射・反応を制御するシステムなど姿勢制御システムモデルが概念化されている（図7）．

　課題や環境に合わせて必要な感覚（情報）を中枢神経系に送ることで随意運動・姿勢調節が構成され，最適な運動を導き出すために運動野へたくさんの情報を送ることが必要である．

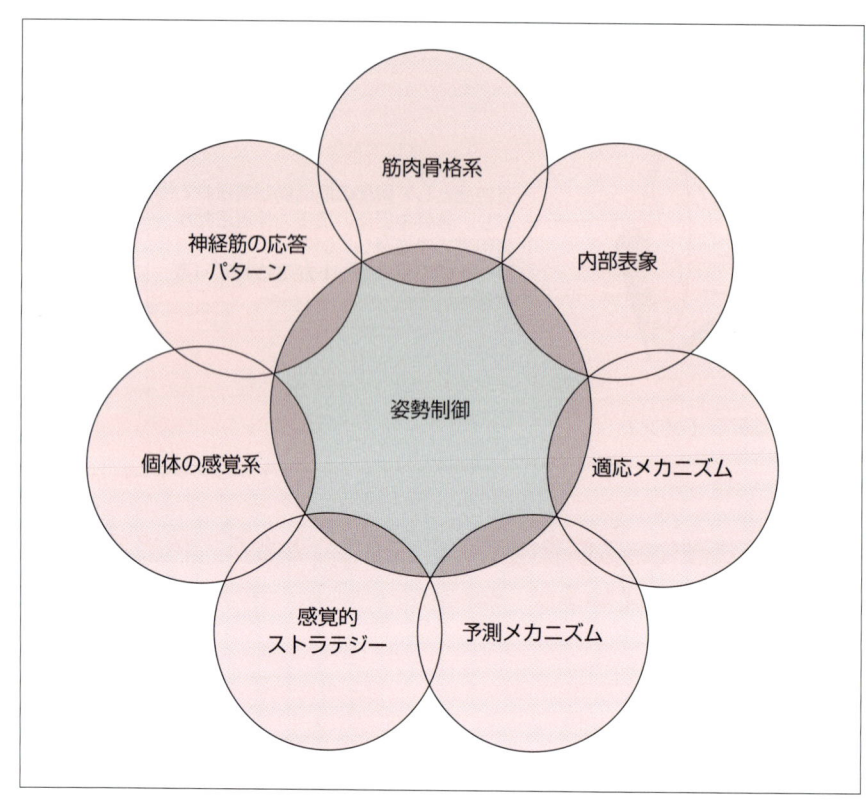

図7 情報交流システムモデル

各システムを用いてたくさんの情報を中枢神経に送る，それらの情報をもとに運動のプログラミングと実行を行うが中枢神経系は階層的にも制御されている．

（円：筋肉骨格系，内部表象，適応メカニズム，予測メカニズム，感覚的ストラテジー，個体の感覚系，神経筋の応答パターン，中央：姿勢制御）

Reference

シナジー（synergy）とは

シナジーとは，ある運動のための動筋を活動させたり拮抗筋を抑制させたり，筋群の活動順序を決定するなど運動出力のパターンをつくるとされている．また，意識されることなく運動に組み込まれており，自動性をもった下位中枢の機構として働いていると考えられている．

その他，一次運動野には体部位再現性があるがその部位の皮質細胞は，その部位の一つひとつの筋を支配しているのではなくシナジーのように運動パターンをもった機能単位として集まっている．そのため上位の中枢はシナジーを洗練，選択，形成するという役割を担っているとも考えられている．

Check→ 2) Shumway-Cook A, 他編, 田中　繁他監訳：モーターコントロール．医歯薬出版，2009．

7. 姿勢調節全体の流れ

　姿勢変化を起こそうとするときはからだ・環境の変化を知るために，感覚系を用いて中枢神経系に情報を送る．これにより中枢神経系では適切な身体図式が形成され，運動の企画に次いで，運動性

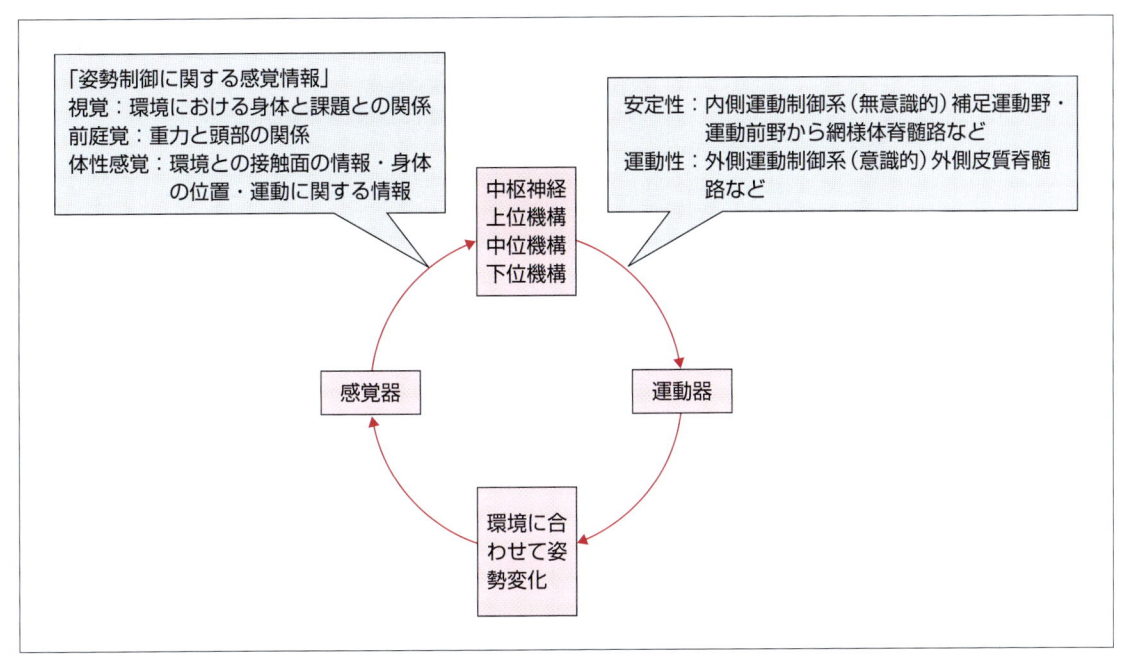

第5部　動きを診るための基礎知識

図8　感覚情報も運動結果も中枢神経に送られ，運動制御を繰り返している回路モデル

（mobility）と安定性（stability）それぞれの下行路に実行指令を送る．また，運動の企画に依存せずに感覚情報に基づき反射的に生じる安定性のシステムもあると考えられる．いくつもの運動の組み合わせにより動作がなされるので，このような流れが時には同時並行的に繰り返されている（図8）．

Check → 3）藤原勝夫編著：姿勢制御の神経生理機構．杏林書院，2011．

8. 中枢神経系の運動プログラミングと実行は階層的に制御されている

　先に示したように運動実行までには感覚情報をもとに中枢神経で情報処理を行い運動指示を下行線維に送っており，それと同時に階層的に運動・姿勢制御がなされている（図9）．
　頭頂葉は情報の統合を行っており，**情報は意識に上らなくても利用されている**．感覚は情報として中枢神経で処理され，情報は受け身に入ってくるのではなく探索されている．

> **Reference**
> **パターン生成機構（CPG）**
> リズミカルな関節運動を可能とし，動き始めると自動的に回り続けることができる神経回路のこと．脳幹・脊髄に存在するとされている．

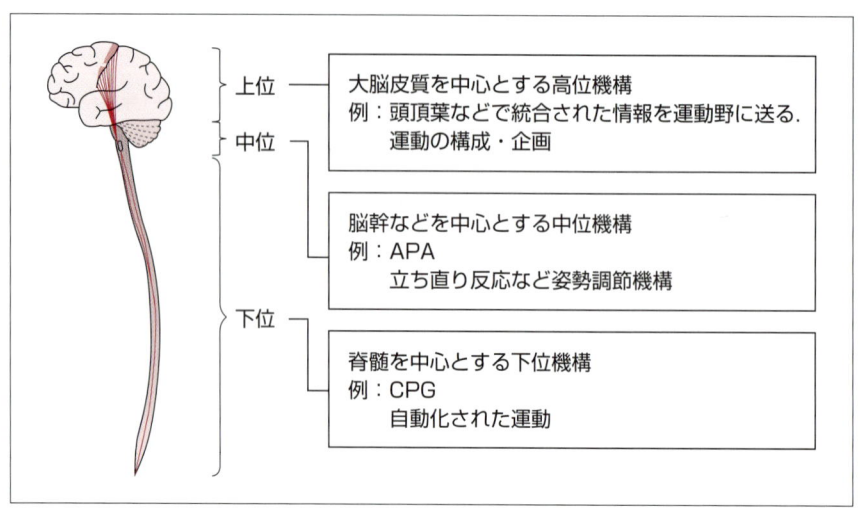

図9　中枢神経の階層性
小脳・基底核でモニターした情報を運動野に送り最適な運動をつくり出している．

▶9. 小脳・基底核ループ

　小脳・基底核は運動の実行過程をモニターし，出力情報を一次運動野に送り最適な運動のプログラミングの働きを支えている（図10）．

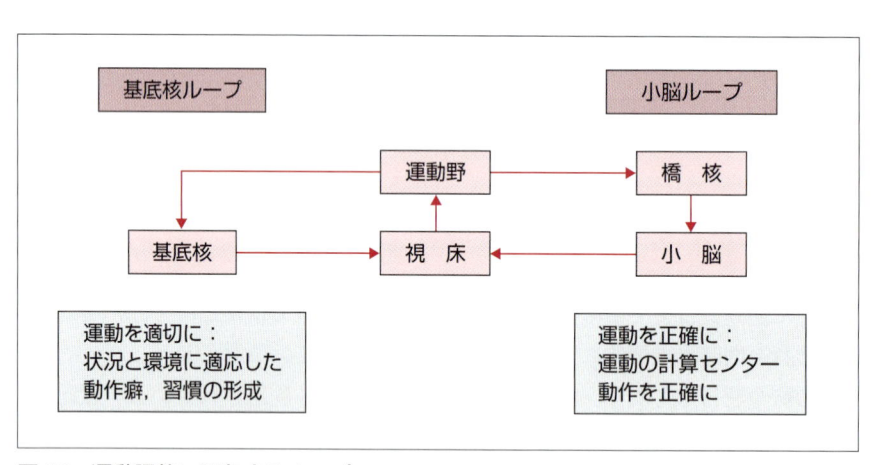

図10　運動調整に関与するループ

▶10. 運動・姿勢制御は多数の部位と対話をしながら成り立っている

　CPGを駆動させるためには網様体脊髄路など内側運動制御系の働きが必要であり，上位からの筋緊張調節というバックアップを受けている．その間は，脊髄前角細胞の活動性を高めるスイッチがオンになり自動化されるのである（図11）．

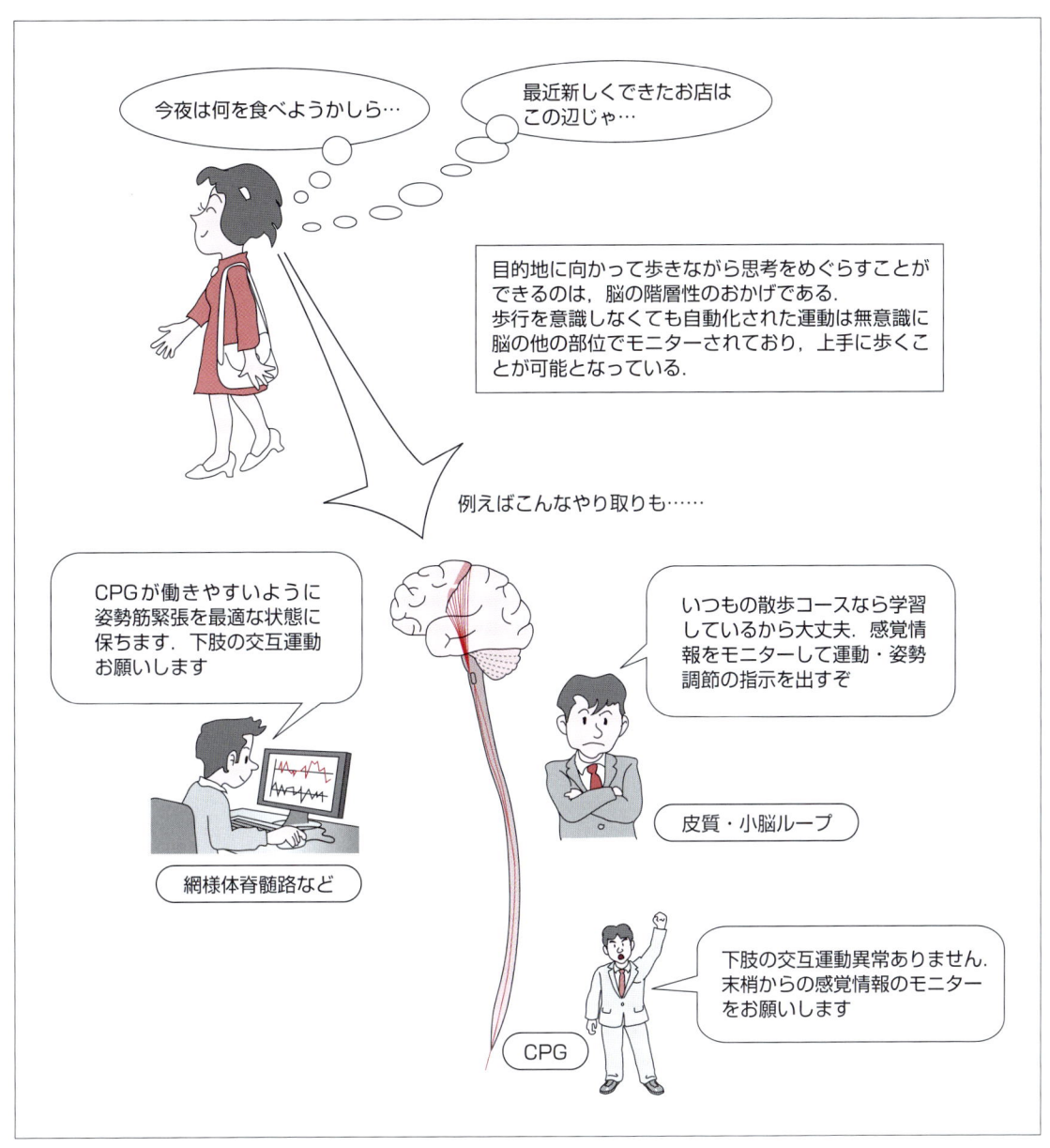

図11 神経系の役割と運動制御

📖Check→ 4）岩村吉晃：タッチ．医学書院，2005．
📖Check→ 5）丹治　順：脳と運動―アクションを実行させる脳．第2版，共立出版，2011．

▶11. 視覚情報とスタビリティ

　図12左の写真を右図のようにイラストにしても自分と向かいの人との距離感や廊下の奥行きが知覚できないだろうか．このように奥行きを知覚させる刺激のことを肌理（キメ）と呼んでいる．

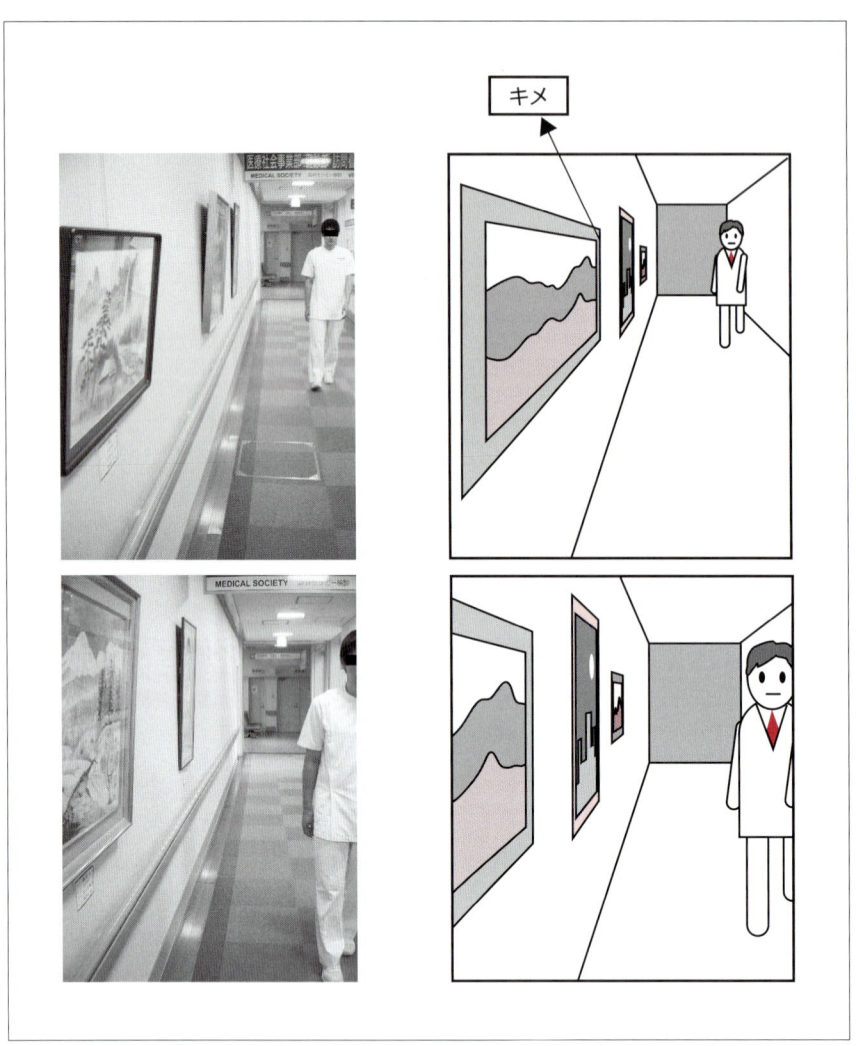

図12 フロー情報
壁近くのほうがキメなどの見えの変化が大きく情報を得やすいため,自分の動いた感じや遠近感がつかみやすい環境となる.

　奥行きの変化は,廊下奥(正面)の壁の拡大と,壁画(側面)の拡大により自己の移動距離,スピードなどを知覚する手立てとなる.また,向かいの人との距離感も相手の拡大や相手と壁画と参照することで算出でき,他者を知る手だてともなりうる.

　視覚情報により外界を知ることができるが,このような視覚情報はコアスタビリティによって姿勢が安定しているから保障される.立位が動揺していてはフロー情報も動揺し外界を知覚するための情報としては混乱を招いてしまうものとなる.

　臥位でも,片麻痺者など体幹と頭部のアライメントが崩れた状態では体性感覚と視覚情報の不一致により姿勢定位がなされない.そのため安定を求め身体を過剰に連結した状態に陥りやすく固定的に構えてしまう.固定的に利用された体節からは運動感覚入力が十分にフィードバックされず,これもまた運動を変容させてしまう(図4).

Check→ 6) 佐々木正人:アフォーダンス―新しい認知の理論.岩波書店,2007.

図13 主な神経経路（遠心路）

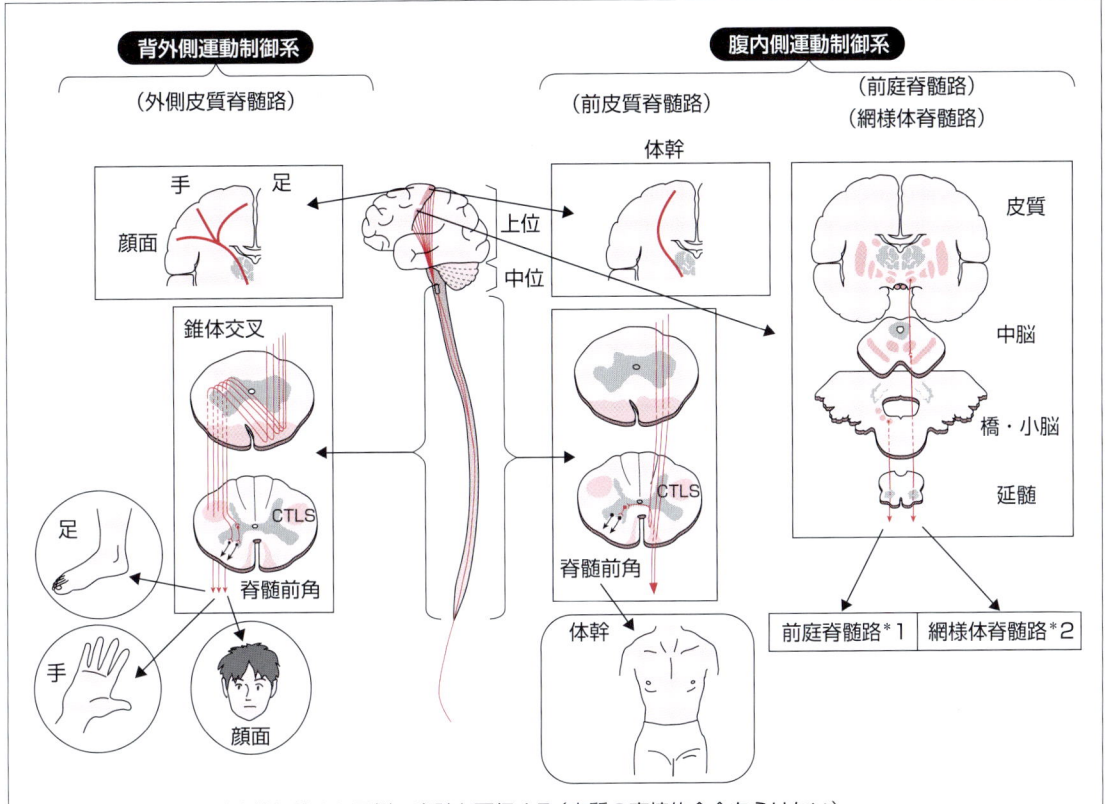

*1 前庭脊髄路：前庭神経核より同側の脊髄を下行する（皮質の直接的命令をうけない）．
*2 網様体脊髄路：延髄と橋の内側野から脊髄を下行し両側の灰白質に側枝を出す．中脳より上は網様体視床束として視床下核まで線維束が上行している．

▶12. 参考資料：代表的な神経経路と主な機能

①遠心路（図13）

　いわゆる錐体路は中心前域の4および6野より下降し延髄の錐体交叉で70～90％の線維が反対側へ行き外側皮質脊髄路をつくり，非交叉の線維は前皮質脊髄路をつくる．

　近年では，脊髄の外側を下行し体肢の遠位部を支配するような線維を背外側運動制御系と呼び，反対に内側を下行して体肢の近位部・体幹を支配するような線維を腹内側運動制御系と呼んでいる（図13）．

　背外側運動制御系に属する外側皮質脊髄路は屈筋を支配するニューロンに促進的に働くが，伸筋を支配するニューロンに対しては抑制的に作用する．腹内側運動制御系では逆に，屈筋を抑制し伸筋を活動させる．一方，腹内側運動制御系は，からだの姿勢と平衡のために重力に逆らう運動を調節している．これは，前皮質脊髄路のほか，前庭脊髄路・網様体脊髄路などが代表的であり，体幹や四肢近位部を支配している．このほか，腹内側運動制御系はさまざまなニューロン環をもち，皮質，基底核，小脳などと互いに情報交換し合って運動制御を行っている．

②求心路（図14）

　からだの末梢受容器に刺激が加わると末梢神経を通って脊髄に伝わる．脊髄から感覚経路を通って視

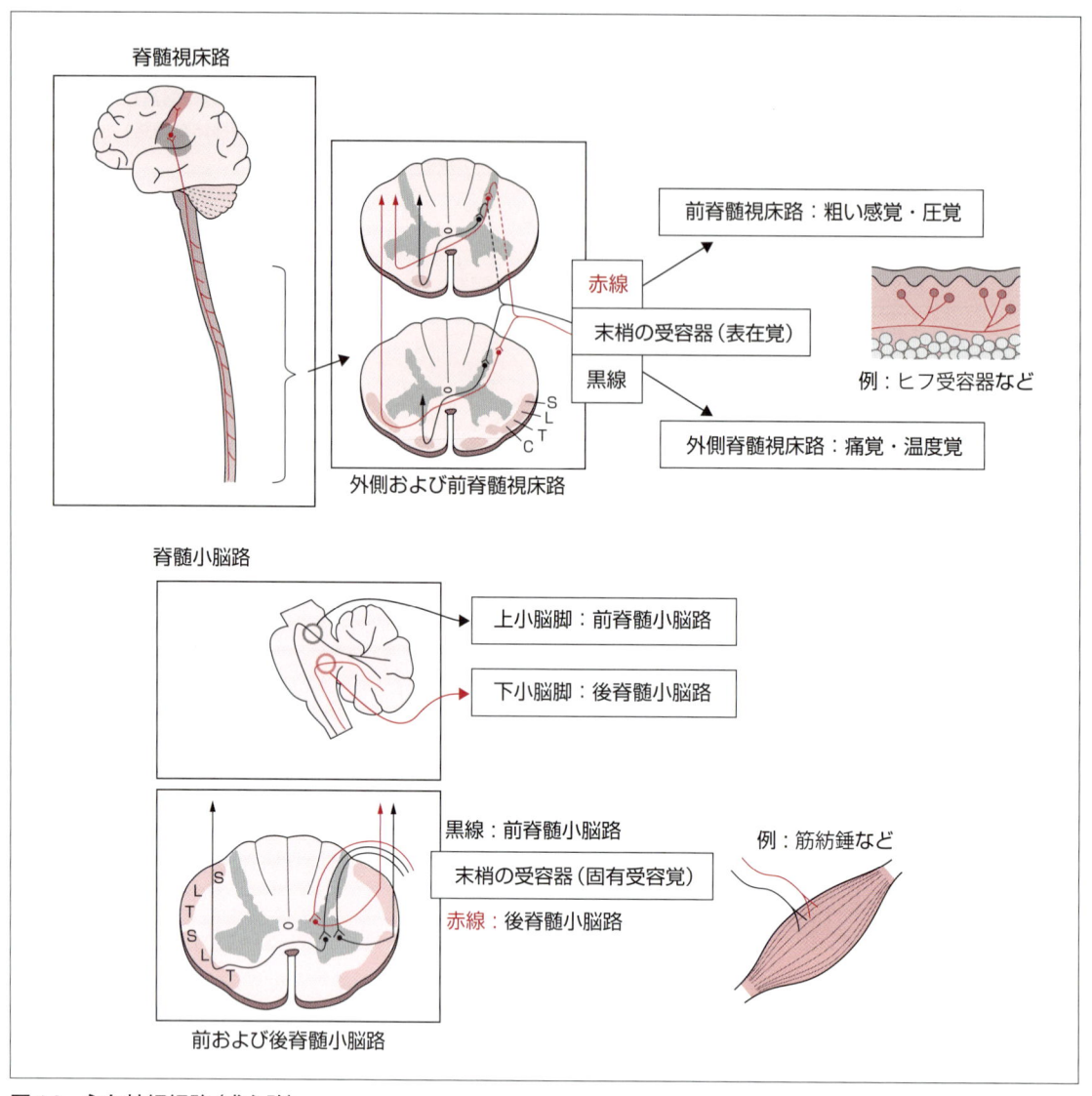

図14　主な神経経路（求心路）

床や小脳に伝わる．視床から大脳に上るものは意識することができるが，小脳では意識することができない．

　脊髄視床路は末梢受容器からインパルスが上行してきて脊髄内に入り，その後神経線維が上行枝と下行枝に分かれて後角細胞に終わる．その後交叉して反対側へ行き，視床まで上行する．視床からは大脳皮質の中心後回に投射する．脊髄内の前索を上行するものを前脊髄視床路，側索を上行するものを外側脊髄視床路と呼んでいる．いずれも温痛覚・触圧覚などの原始性の知覚とされている．

　脊髄小脳路は末梢受容器から脊髄後角までインパルスが伝えられ脊髄内に入り，神経線維を上行する（前脊髄小脳路は両側，後脊髄小脳路は同側を上行）．その後，小脳脚を通って小脳に入り苔状線維として前葉の中部と中間帯に終わる（前脊髄小脳路は上小脳脚，後脊髄小脳路は下小脳脚）．いずれも固有受容覚を伝えるとされる．

Check→　7）越智淳三訳：解剖学アトラス．文光堂，2007．

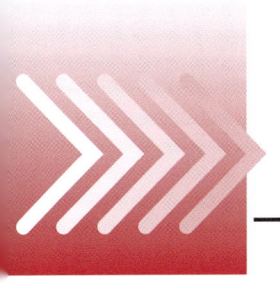

第4章　筋活動バランス

西村　晃

　筋肉には解剖学上，棘上筋，三角筋，大腿直筋など固有の名称がある．これらは単関節筋や二関節筋，インナーマッスルやアウターマッスルなど対義関係に表現されることがある．神経系の制御によって筋肉が活動することで骨格が動くわけだが，何のために単関節筋や二関節筋，あるいはインナーマッスルやアウターマッスルが存在するのであろうか？
　ここでは筋肉と骨格の関係について整理したい．

▶ 1. 優劣つけがたい関係

　人体の関節の多くは1つの関節運動に拮抗した関係で単関節筋と二関節筋が存在する（図1）．
　もし人体に単関節筋しかなかったら，あるいは二関節筋しかなかったらどうだろうか？　おそらく効率的には動けないことが想起される（図2）．
　単純な関節の屈曲・伸展では単関節筋の活動のみで足りる．しかし，人間は重力と床反力の狭間で活動している．そのため神経系を駆使して絶妙かつ巧妙に関節運動の筋出力と方向を調整しなければならない．その担い手が二関節筋である．しかし，これらは単関節筋との協調が前提となる．臨床では二関節筋優位の傾向があり，そのような場合，二関節筋と単関節筋の間で筋の遊びは低下しやすい．

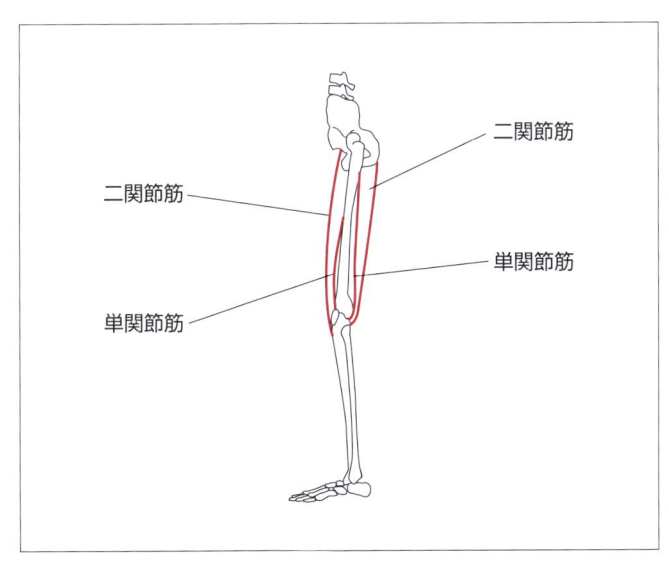

図1　膝関節の屈筋・伸筋には互いに単関節筋と二関節筋が存在する

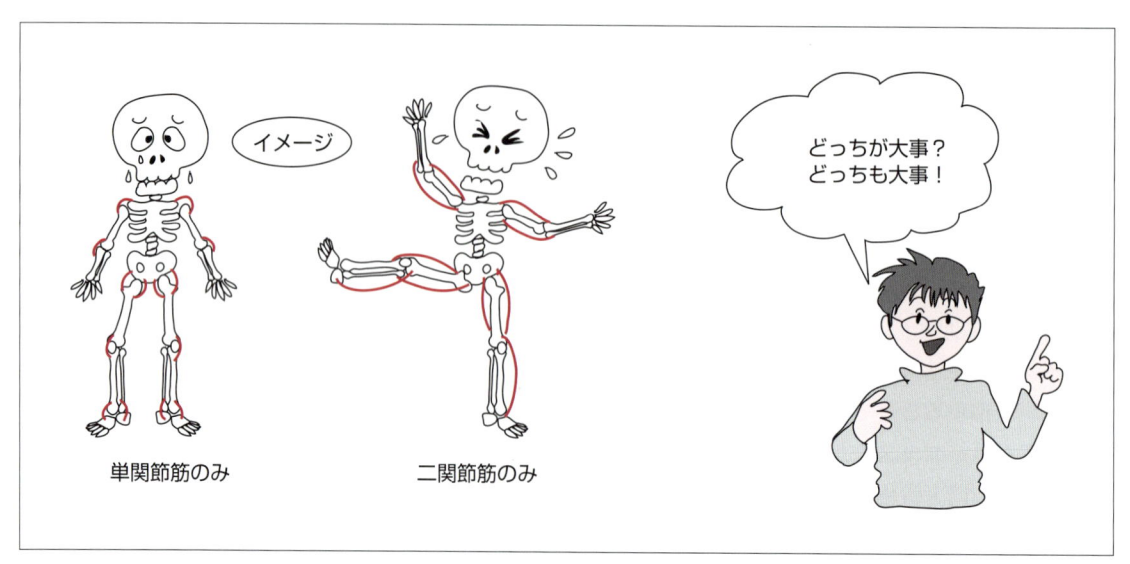

図2 単関節筋だけならあまり速く動けない？　二関節筋だけなら大きな動きしかできない？

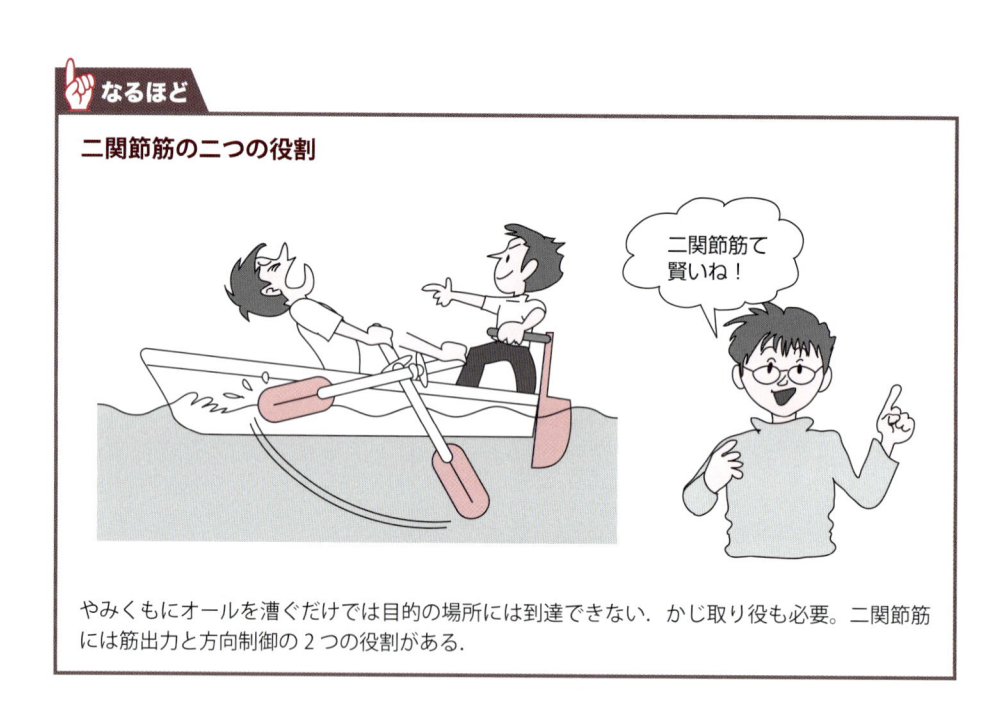

なるほど

二関節筋の二つの役割

やみくもにオールを漕ぐだけでは目的の場所には到達できない．かじ取り役も必要。二関節筋には筋出力と方向制御の2つの役割がある．

Check → 奈良　勲監：二関節筋―運動制御とリハビリテーション．医学書院，2008.
　☞ 関節運動の出力と制御の特性について単関節筋と二関節筋の両者の関係性を学ぶことができる．

　関節は深層にあるインナーマッスルと浅層にあるアウターマッスルの関係で構成されていることが多い（図3）．

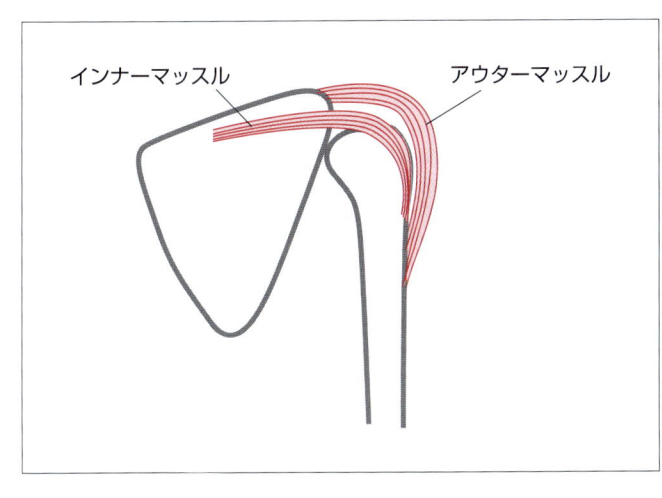

図3 深層のインナーマッスルと浅層のアウターマッスル

　インナーマッスルは支点となる運動軸に近く，アウターマッスルは運動軸から遠い位置に存在している．対義関係で表現されるが，人体が動くには優劣つけがたく互いがバランスよく働くことで運動が生じる．

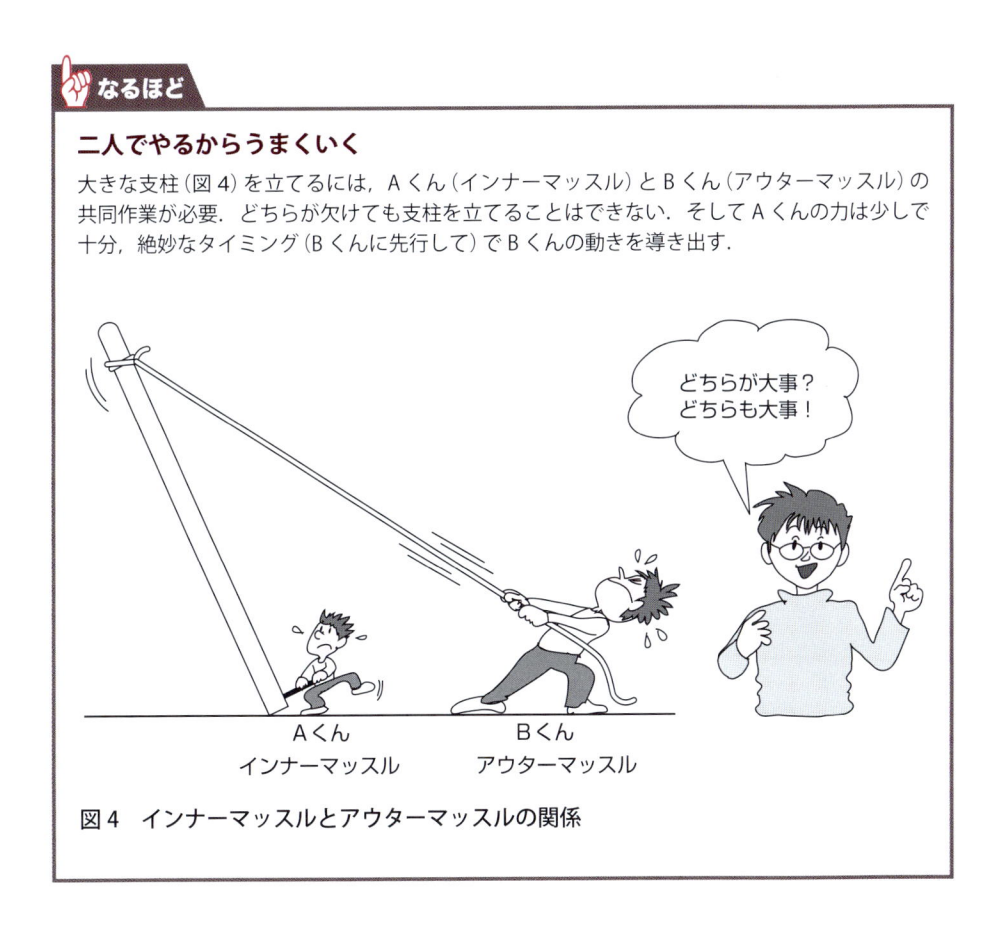

なるほど

二人でやるからうまくいく

大きな支柱（図4）を立てるには，Aくん（インナーマッスル）とBくん（アウターマッスル）の共同作業が必要．どちらが欠けても支柱を立てることはできない．そしてAくんの力は少しで十分，絶妙なタイミング（Bくんに先行して）でBくんの動きを導き出す．

どちらが大事？
どちらも大事！

図4 インナーマッスルとアウターマッスルの関係

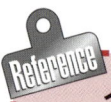

> **インナーマッスルを鍛える？**
>
> インナーマッスルは鍛えることが可能なのか？　よく紹介される運動は運動負荷を自覚しないほどの低強度で行われる．図4にあるAくんもあまり頑張って支点を提供している様子はない．つまり，逆にいうとその程度の収縮で十分に役立っているのである．インナーマッスルは鍛えるという発想よりもアウターマッスルと共同してアウターマッスルが収縮するタイミングを踏まえて働くことが重要である．鍛えるという発想にはどうしても随意最大筋力がつきまとい，アウターマッスルを動員する結果となる．また，随意最大となった途端に無意識に制御される姿勢や運動とはかけ離れたものとなってしまう．

2. 中枢側の安定が末梢側の運動を保障するというけれど…

　人間の骨格のどのあたりが中枢で，どのあたりが末梢なのだろうか．土台となるところが中枢で動きの生じるところが末梢とするならば，ブランコなどの遊具（図5）でいうと固定された支柱が中枢であり，振り子として動く鎖以遠が末梢という関係になる．この関係に従うならば人体の場合は一体どこを指すのであろうか？　より動く箇所といえば四肢が末梢であり体幹が中枢ということになる．しかし，遊具と異なる点は，人体では起立・立位や歩行などにおいて末梢効果器の上に中枢が存在していることである．つまり，体幹と四肢が関係性を築きながら目的に応じて全体として移動するのである．移動を伴うということは中枢も末梢によって動きや安定性を決定づけられているといえる．中枢と末梢の関係に体幹機能は重要であり，多くはコアスタビリティとして説明される（→p198「第2章　コアスタビリティ」参照）．

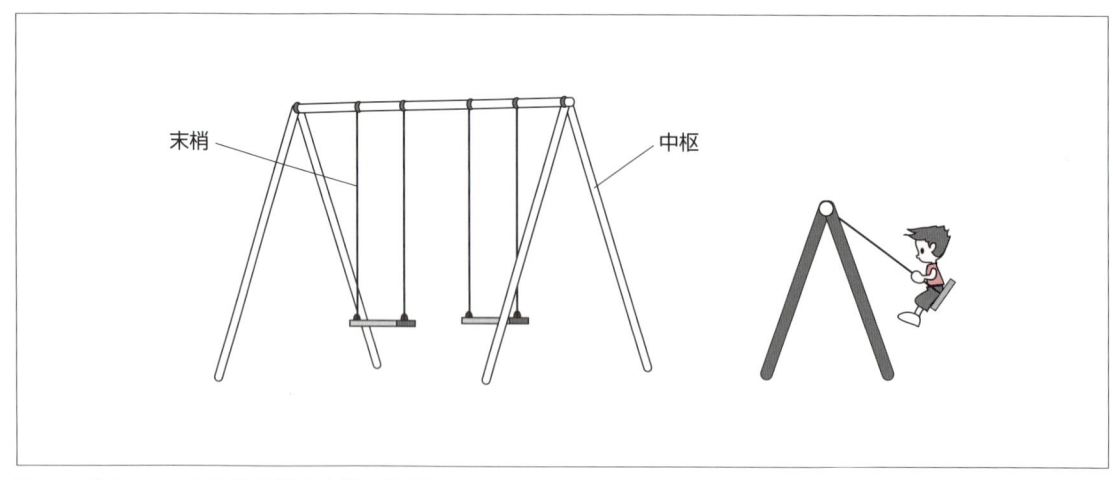

図5　ブランコにおける中枢と末梢の関係

> **なるほど**
>
> **中枢あっての末梢，末梢あっての中枢**
>
> 船頭と舟を中枢とするならば竹竿が末梢である．竿の先端が川底をしっかりと捉えて初めて中枢は安定した推進が可能となる．また，水上を漂う舟の上の船頭が安定してこそ力強く竿を押しこむことができる．OKCやCKCなどのいかなる状況でも中枢と末梢の適切な関係は重要である．
>
> どちらが大切？どちらも大切！

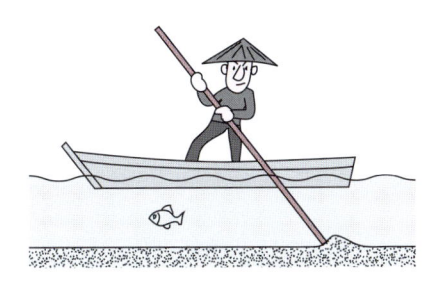

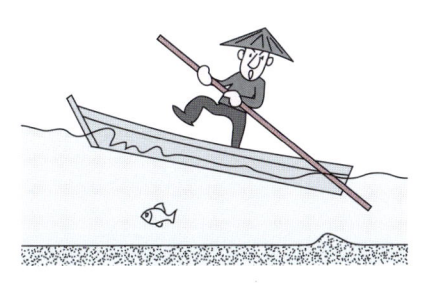

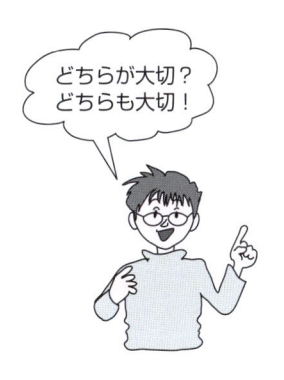

▶3. 終わりに

　インナーマッスルやアウターマッスル，単関節筋や二関節筋などの特徴を踏まえて動きを捉えることは簡単ではないかもしれない．また，書物には記載されていない関係性を自分で模索することで新たな発見やアイデアが生まれるかもしれない．しかし，いかなる時も解剖学に立ち返る姿勢をもとう．

第5章　動作に影響を与えるエッセンス

宮本大介

▶1. はじめに

　人間が日々行う動作のほとんどは"自然に"行われている動作である．例えば，今歩行している床面が非常に滑りやすいことを認識したとき，無意識に歩容を変化させ，転倒しないような方略をとる．また，心理なども大きく影響し，「怒り肩」という言葉があるように，他人が見てもその人の心理状況が確認できるほど，心理状況が姿勢や動作に反映される．
　本項では，人間の動作においてさまざまな要素がどのように影響していくかをいくつか紹介し，臨床と結びつけて考えていく．

▶2.「見る」と動作の関係

　フィードバックシステムは，人間が周囲の環境を統合し，動作につなげる内在機能である．そのなかでも特に視覚は重要な機能であり，動作を確実に遂行するためには周囲を「見る」ことが非常に重要である．しかし，逆に「見る」ことが動作を誘導することにもつながってくる．
　日頃，パソコンを使って仕事をする機会は多いと思う．図1を参照してほしい．図1aではパソコンに向かって仕事を開始しようとしている．図1bは熱心に仕事をしている最中である．熱心になるあまり，前傾姿勢になり，顔が画面に近づいている．このような経験はないだろうか．これは，一生懸命画面を見ようとしているためだろうか．しかし，仕事開始時は，体幹は正中位であっても画面は見えているはずである．では，なぜこのようなことが起こるのだろうか．人間は，ある方向に対して動作を遂行しようとした場合，動作に先行してその方向を見る性質をもつ．そしてそれは，ある一点を凝視すればするほどその方向に向かってからだが誘導されるのである．図1bは仕事を一生懸命やることで画面を

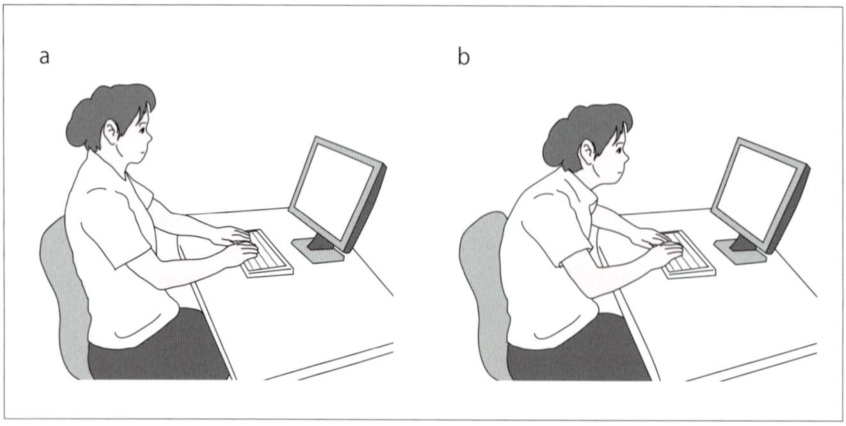

図1　凝視による姿勢の変化
a：仕事開始時．
b：仕事中．
顔が画面に近づき，前かがみの姿勢になっていることが確認できる．

第5部　動きを診るための基礎知識

「凝視」した結果，からだが前方へ誘導された結果であると考えられる．

　臨床の場面で考えてみよう．前方のある一点だけを見つめながら歩行している対象者がいたとしよう．つまりその対象者は一点を"凝視"しながら歩行を行っていることになる．この結果，確かにその目標物に向かって歩行は遂行されるが，"凝視"しながら歩行を行うことで，身体重心は前方へ偏倚し，姿勢は内旋・屈曲傾向となる．正常の重心より前方へ逸脱し，主動筋と拮抗筋のバランスが崩れた姿勢となるため，姿勢を維持するために過剰な筋活動が必要になりやすい（図2）．つまり，背側の筋を過剰に使うことで重心を正中位に保とうとする働きが起こる．そのため力を発揮するには非常に不利な状態である．この姿勢の状態で歩行を行うとさらに前方へ重心が偏倚し，前方への転倒のリスクが高まる．この歩行は前方への重心移動を過剰に抑え込み，歩行動作遂行における重要な要素である「慣性」を減少させる結果となる．

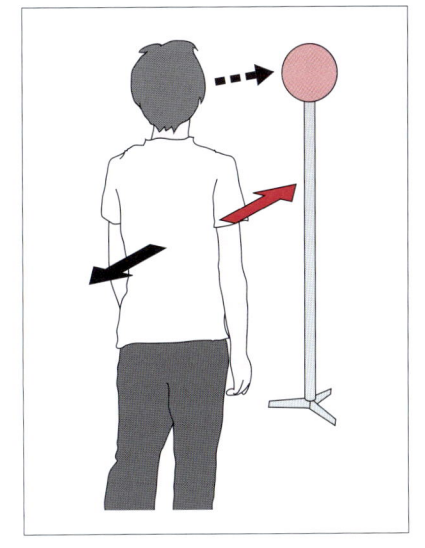

図2　凝視による歩行時の姿勢の変化
目標物を凝視する（点線矢印）ことによって身体重心は前方へ（色矢印）偏倚し，それを制御（黒矢印）する働きが起こる．

なるほど

視線とパフォーマンスの関係

マラソンや駅伝などの長距離を走る選手は多勢の選手のなかで走る機会が多い．その際，前方の選手を"凝視"しながら走る形になったらどうだろうか．走行は歩行以上に前方への慣性が必要になる動作であるが，凝視によってからだは前方へ大きく誘導され，前方へ転倒しやすくなる．そのため，過剰な姿勢制御を起こしながら結果的に後方に重心が残るように抑制しながら走行することになるため，最大のパフォーマンスを発揮できない状況となりうるのである（図3）．

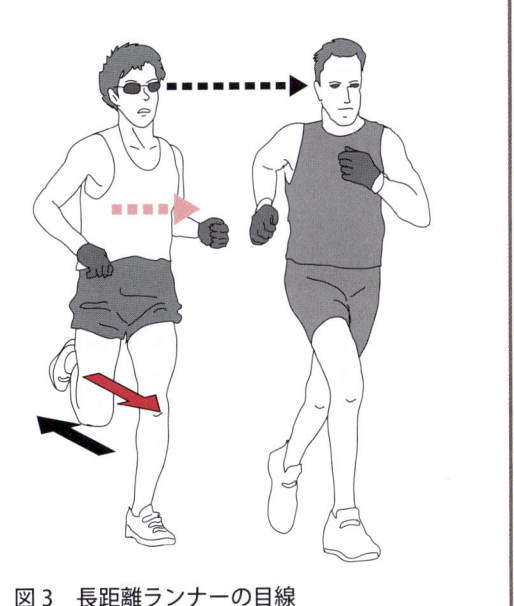

図3　長距離ランナーの目線

では,「凝視」ではなく,逆に「凝視しないように見る」ことでからだにはどのような影響が出るだろうか.「凝視しないで見る」ことは目標物周辺を"ぼやっと"見るようにする.「周辺視野」を使うことである.周辺視野を使うことで,動作の反応は非常に高くなる.これは,一点を凝視しないことで注意が一点に集中せず,周囲の環境を俊敏に把握し対応できるためである.この見かたは周囲に注意が分散することで,さまざまな障害物に対して反応できる.また凝視しているときと比較し,過剰な姿勢制御は必要ではないため円滑な動作遂行も可能になる.剣道の用語で「遠山の目つけ」という言葉がある.これは,遠くの山を見るように全体を見るという見方である.まさに周辺視野を現した言葉であるが,剣道のような一瞬で勝負が決まるようなスポーツでは,「見る」方法で勝敗が左右されてくると考えられる.

また,見るときの頭部の位置でも変化し,顎を引いた位置(フランクフルト平面)で見るのではなく,顎を少し上げた位置(カンペル平面)で,見る見かたが望ましいようである(図4).この2つの頭部の位置の違いを体験してほしい.それぞれの位置で眼球を左右に動かすことで大きく違いが確認できる.カンペル平面でのほうが楽に動かせたのではないだろうか.この位置は眼球にとって正中位となるため動かしやすくなる.正中位であるということは,過剰な筋緊張も出ず,"ぼやっと"見る上で非常に有利になる.

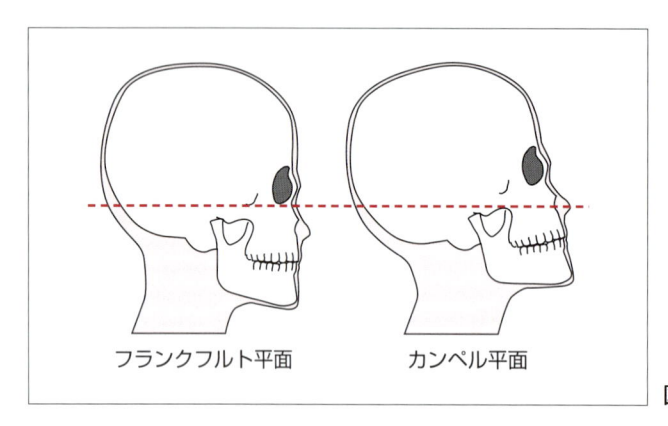

図4 フランクフルト平面とカンペル平面

Check→ 樋口貴広他:身体運動学─知覚・認知からのメッセージ.三輪書店,2008.

3.「意識」と動作の関係

人間は動作のほとんどを意識せずに行うことができる.これは,生まれながらにもつ機能や運動学習によるもので,いわば「自動化」されている状態である.しかしながら,何らかの障害をもったとき,その自動化されている運動プログラムは崩れ,動作の方略や障害部位の運動を意識して動作を行うことになる場合が多い.自動化されていない動作であっても意識することで遂行できるという事実は日常生活のなかで大きな価値がある.しかし逆にいえば意識しなければ動作が遂行できないということも重要な事実である.

臨床において,動作遂行が困難な対象者が障害部位を過剰に意識しながら,何とか動作を遂行させよ

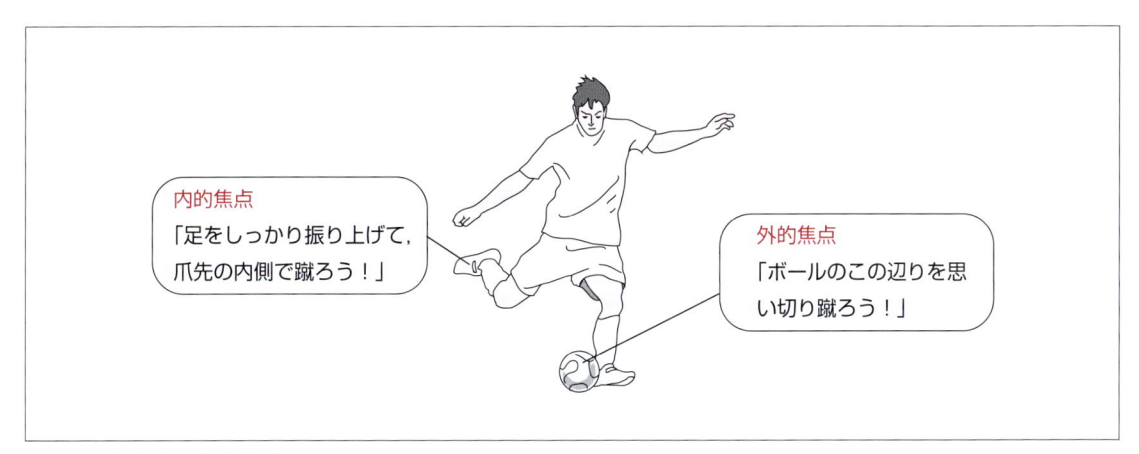

第5部　動きを診るための基礎知識

内的焦点
「足をしっかり振り上げて，爪先の内側で蹴ろう！」

外的焦点
「ボールのこの辺りを思い切り蹴ろう！」

図5　外的焦点と内的焦点

うとしている場面を多く観察する．しかもそれはリハビリテーション中のような「誰かに見られている」状況で頑張って動作を"上手に"遂行させようとしているときにはさらに顕著である．このような対象者はリハビリテーション室以外での環境下では動作の自立度が低下していることも多く見受けられる．これはリハビリテーション室内の意識化の動作から，日常の無意識下の動作に切り替わってしまった結果であるとも考えられる．

「意識」することはけっして悪いことではない．うまく「意識」を使えれば動作遂行に大きな効果をもたらす．動作を観察するなかで，**「どこに」意識を置き，「どのように意識して使っているか」**を評価することで，今行っている動作が「過剰な意識下」であるか，「自動化」の運動であるかが判断できると考えられる．

意識の場所として**自分の身体以外に意識をもつ外的焦点（external focus）と自分のからだのある部分に意識を置く内的焦点（internal focus）がある**．球技で例をあげると，「ボール」に意識を置くことが外的焦点，そのボールを操作する「四肢」に意識を置くことが内的焦点である（図5）．

輪投げを使った前方へのリーチ動作で骨盤の動きを2つの意識で考えてみよう（図6）．輪投げを使った動作において，どこに意識を置くかで動作が変化することがある．患者が「輪をかける」ことに意識を置いた場合，自分の身体内には意識は置かれない．これは「外的焦点」である．しかし，スムーズに連動した骨盤・体幹・肩甲骨の動きによって，円滑な動作が観察される．では，今度は「骨盤を前傾させて，肩甲骨は…」のようにからだの使い方に意識を置いて同じ動作を行うとどうだろうか．今度は骨盤の前傾などに過剰な意識が置かれることによって体幹を中心に筋活動は亢進し，一連の動作が円滑に行うことができなくなる傾向がある．その結果，体幹から上肢まできれいに連動せず，力んで上肢を伸ばすなどの動作方略が観察されやすい．「輪をかける」という外的焦点から「内的焦点」に切り替えたことによって動作の円滑さが減少し，動作パターンが変化した結果となる．

今度はからだの使い方の意識によって動作方略が変わってくる様子を歩行で考えてみよう（図7）．麻痺によって歩行時の足部クリアランスが低下している対象者がいたとする．そのとき，過剰に「下肢を上げる」ように歩行している姿をよく観察する．しかし同じような麻痺のレベルであっても足部クリアランスが保たれている対象者も観察される場合がある．この両者の違いとして考えられることは麻痺側下肢の荷重量の差ではないかと考えられる．前者では，下肢を挙上させることに意識を過剰に置くことで，筋の求心性の働きを出すことで遊脚へつなげていると考えられる．後者では，下肢を挙上するとい

223

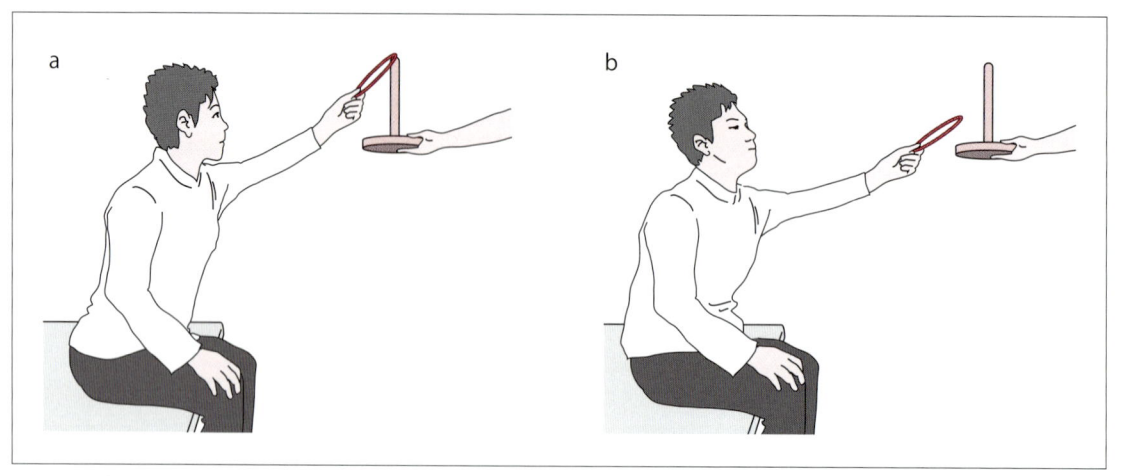

図6 前方リーチ動作時の意識の置き方による違い
a：輪投げ（外的焦点）に意識を置いて動作．
b：身体（内的焦点）に過剰に意識を置いて動作．
bはリーチ動作（外的焦点）にて骨盤前傾運動が結果的に起きている．

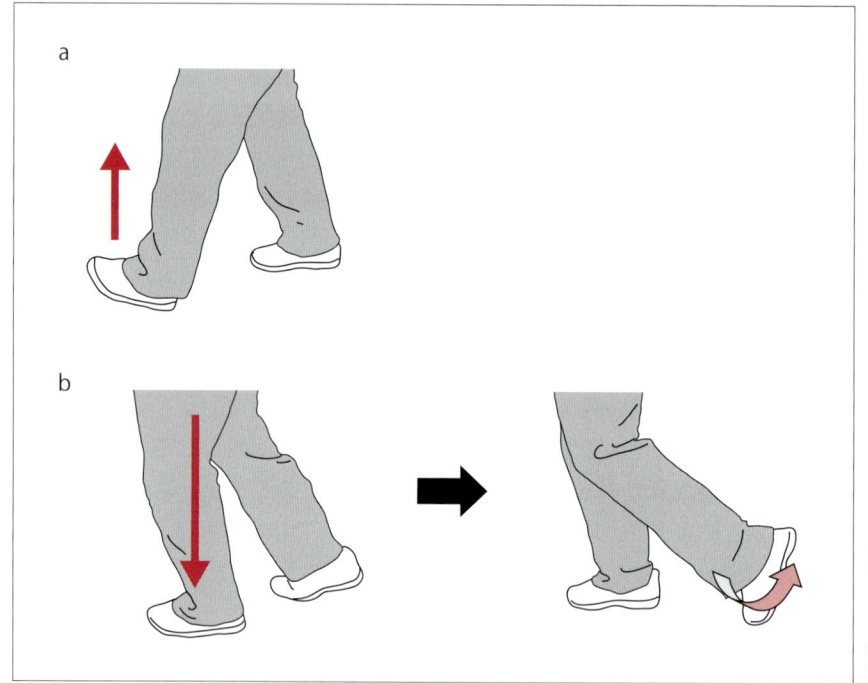

図7 歩行遊脚時の意識の置き方による違い
a：足尖部を挙上する意識．
b：荷重をかける意識．

う意識より，荷重をかけるという意識が強い場合が多い．麻痺側下肢での荷重量が増すことで，ロッカー機能を誘導し，前方への慣性を生むことができる．その結果，自然と遊脚へつながっていくのである．同じ意識する場所であっても，意識のもち方によって動作方略は大きく異なるのである．

Check→ 小田伸午他編：ヒトの動き百話―スポーツの視点からリハビリテーションの視点まで．市村出版，2011．

▶ 4. 理学療法士が与える感覚で動作が変わる

　人間には周囲の環境を把握し，状況に合わせて動作を行えるようにさまざまな感覚受容器が存在する．その受けた感覚に合わせて「情動」が起き，大きく動作に影響する．情動は周囲の環境から得られた感覚を脳が統合し，結果として起こるものである．その情動によって運動は活性化されたり，逆に抑制されてしまったりする場合がある．われわれ理学療法士が安易に与えた感覚が対象者の情動を変化させ，その情動によって簡単に動作を変化させてしまうのである．

　われわれ理学療法士は，臨床の場面で対象者にどのような感覚を与えているだろうか．まず，評価・治療に入る前に，外見や話し方から「視覚」「聴覚」を通して感覚を得る．そして評価・治療のなかで，実際に触れられることで，「触覚」によって担当理学療法士が自分にとって「快」をもたらす人物かを判断する．そういう意味で，相手に伝える感覚というものは非常に重要であり，信頼関係にもつながってくる．今回は動作を誘導するなかで特に直接与える感覚入力として大きな感覚である「触覚」に焦点を絞って述べていく．

　対象者の動作を分析するために，他動的に相手の動きを誘導することも経験があるのではないだろうか．その際，理学療法士は必ず対象者に「触れる」ことになる．触れかたによって相手が受ける感覚は大きく変化し，その感覚によって動作が大きく変化する．触れかたによって対象者を「快」の情動にすることができるか，「不快」の情動にさせてしまうかで，対象者の動作を大きく変化させると考えられる．「快」の情動は，精神的にリラックスし，筋緊張も適度な状態であるため，動作を円滑に行うためには有利な状況である．そのため，行動活性につながってくる．逆に「不快」な情動では過度に緊張し，筋緊張も亢進しやすいため，動作を円滑に行うためには不利な状況である．そのため，行動抑制につながってくる．つまり，触れかたによって相手に「不快」の情動を抱かせ，それによりからだが緊張し，普段とは違う運動を誘発させてしまう．この動作を分析したとしても，結果的に確実な評価につながらず，治療成績にも影響すると考えられる．

　普段臨床の現場において，対象者にどのように触れているかを考えてみてほしい．いきなり相手を触ろうとしていないだろうか．触れる（もつ）場所に注意しているだろうか．手の置きかたに注意をしているだろうか．不用意に相手に触れることは「不快」の情動につながりやすく，それによって筋緊張が亢進し，理想とされる運動にはつながってこない．評価のなかで，動作を誘導して動作分析をすることも臨床では多く用いられる．しかし，「快」の情動での動作と「不快」の情動での動作の評価では，結果は大きく異なる可能性が高い．確実な評価に結びつけるためには，確実な誘導が必要である．

　側方へのリーチ動作の誘導で考えてみよう．相手の手関節を自分の手指に力を入れてもってみよう．相手は「不快」の情動をもち，上肢から体幹まで過緊張状態となる．そのため，上肢から体幹まで滑らかな動きは出現せず，リーチ範囲は狭まる（図8a）．今度は上肢全体を手掌で包み込むように把持して誘導してみよう．相手はこちらに対して安心感をもち，リラックスした状態で，まさに「快」の情動となる．このときの誘導は動作が滑らかになり，リーチ範囲も拡大するであろう．（図8b）．わずかな触りかた，もちかたの違いで身体運動が大きく変化することが確認していただけると思う．

　今度は起き上がりの誘導で考えてみよう．起き上がる側の頸部の下から手を入れて，反対側の肩甲帯を把持して行うことがあるが，この際，手指に強く力を入れて行ったとしよう．相手はこちらの誘導に対して「快」の情動を抱くだろうか．「手指に強く力が入る」ということは，把持されている部分は緊張し，痛みが生じる可能性もある（図9a）．この状態では全身の筋緊張は亢進しやすくなり，対象者自身が本来行えるだけの運動は誘導されない．では，どのように相手に触れて身体誘導をすべきか．理想的

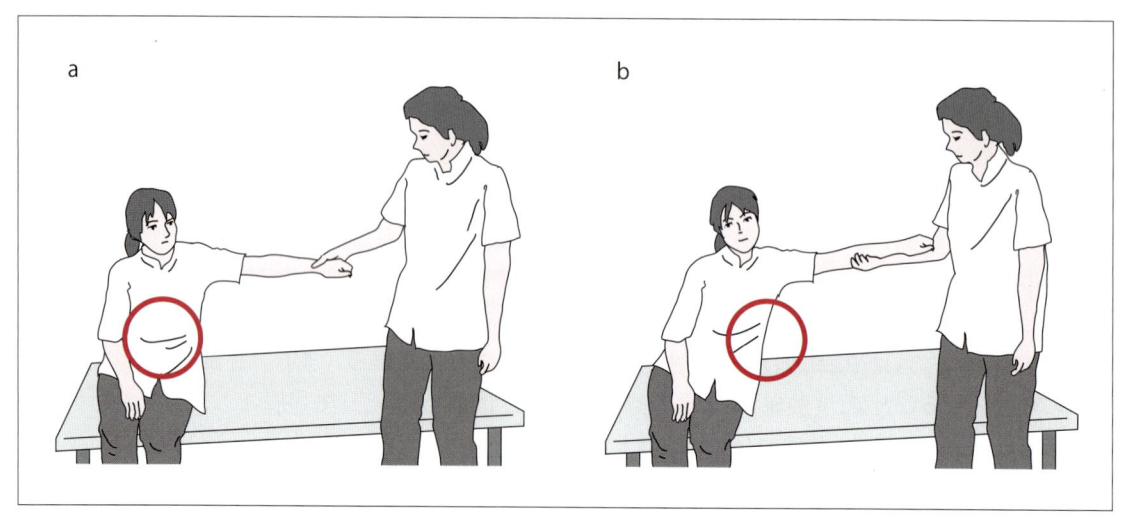

図8 触れかたによるリーチ動作の変化
a：手関節を強く把持した状態での運動．
b：上腕を手掌全体で把持した状態での運動．

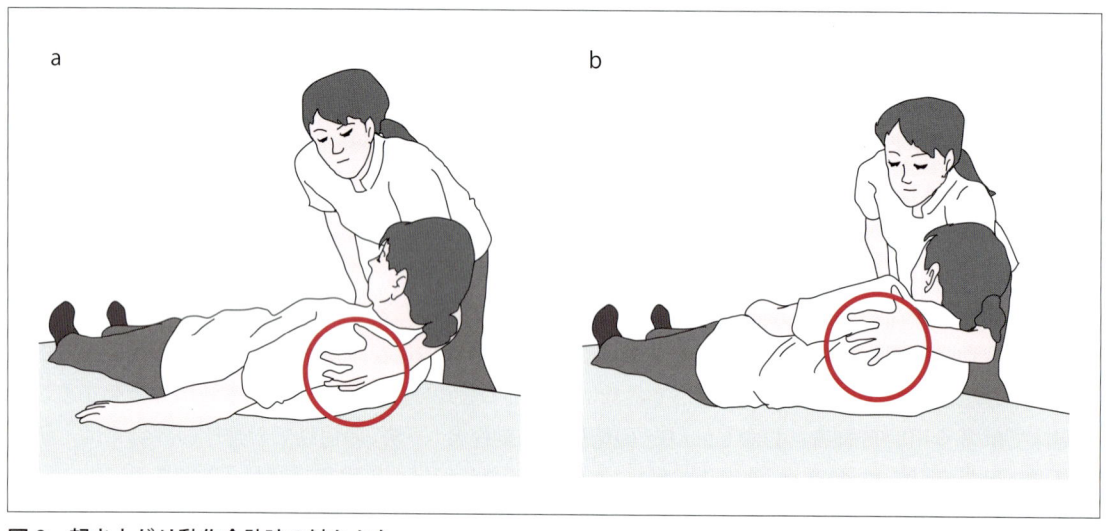

図9 起き上がり動作介助時の触れかた
a：手指に力が強く入ることで，手指に圧が集中している．
b：手指と手掌が均一の圧になっている．

な触れ方は手指，手掌全体の圧を均一化し，全体を包み込むように把持するのである（図9b）．手指に力を入れ過ぎてしまうと，圧が一点に集中し，相手に不快感を与えやすい．触れかたによって，相手に大きな安心を与えることができ，「快」の情動を抱かせやすくなるため，身体の過度の筋緊張を抑えることができ，本来の動きを誘導することができる．

なるほど

手当てはやっぱり気持ちがいい!?

相手のどの部位でもいいのでそっと手掌全体を当ててみよう．しばらくしていると手を当てている部位が溶けていくような感覚を感じるであろう．まさに皮膚や筋の緊張が溶けていく瞬間である．この時相手は，手掌との接触部位に心地よさを感じることができる．今度は自分の手を緊張させて当ててみよう．全くといっていいほど溶け出していく感覚は得られない．この時相手は手掌との接触部位が不快な感覚を得る．「手当て」は手をただ当てるのではない．手の当てかたによっては「手当て」ではなくなるのである．

Reference

足底感覚入力の部位特異性

足底部は感覚受容器が多く存在することで知られている．その足底への感覚入力によって体幹機能が大きく影響をうけることをご存知だろうか？
踵外側と内側縦アーチそれぞれに感覚入力を行い体幹固定性のテストを行ってみると，踵外側に刺激したとき，同側体幹の固定性が大きく向上する（図10）．しかし内側縦アーチ部に刺激したときは，逆に体幹の固定性が大きく低下する結果となる（図11）．この結果は踵外側への感覚入力は体幹には有益で，逆に内側縦アーチへの感覚入力は害となる可能性があることを示唆している．つまり，「内側縦アーチが低下しているからアーチを持ち上げよう」という安易なアプローチによって，対象者にはマイナスな結果を導くきっかけとなる可能性があるのである．

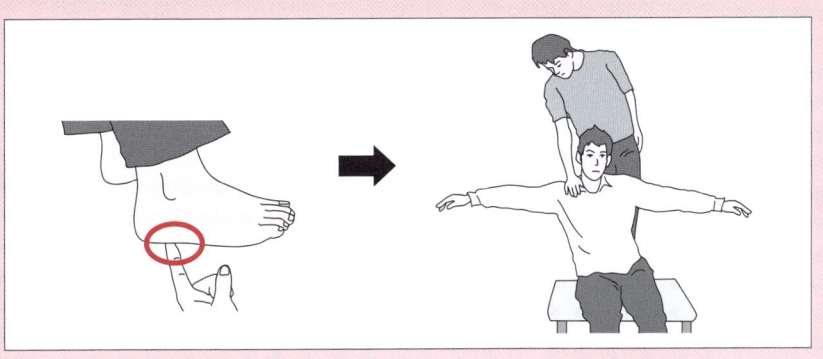

図10　踵外側への刺激による体幹への影響

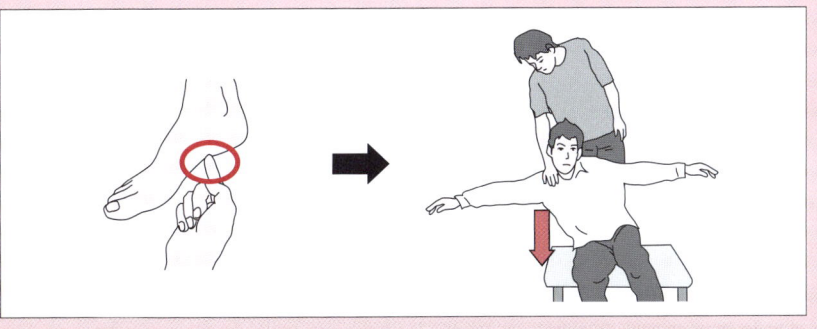

図11　内側縦アーチへの刺激による体幹への影響

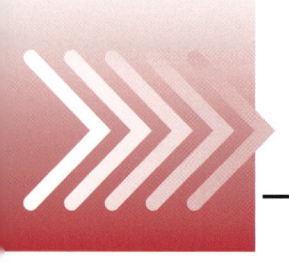

第6章　筋の遊び（muscle play）

長井一憲

「筋の遊び」という言葉は多くの方が聞き慣れないのではないだろうか．筋には収縮や弛緩といった自動的運動とは別に，皮膚や関節のようなわずかな遊びが存在する．

関節可動域に問題がある場合，骨・関節に異常はないか関節を滑らしたり（glide），引き離したり（distraction）などして関節の遊びを検査することはよくあるだろう．また，軟部組織に問題を有し可動性や収縮力に問題を来している場合もある．このようなとき，筋の遊び運動は検査の一環として行われ，また治療に発展させていくこともできる．

1. 筋は滑っている！

1つの実験をしてみよう．

まず，一側の手でもう一側の前腕を軽く握ったまま前腕を回内・回外してみる．ほとんどの場合，軽い抵抗はあるものの回旋することができたと思う．では，さらに強く前腕を握って同様に動かしてみるとどうだろうか？　かなりの抵抗はあるものの，運動は行えるはずである（図1）．筋は筋膜により覆われており，それは筋どうしの間まで入り込むようにしてつながっている（図2）．**筋の遊びとは筋・筋膜間の滑り運動であり，滑りがあることで円滑な運動を可能にしている．**

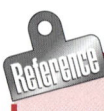

> **Reference**
> **筋膜の連続性を理解する**
> 筋は浅筋膜により大きく外径を取り囲むように支持され，次に深筋膜，そして筋区画の境界では筋間中隔と名前を変えている．さらには筋外膜，筋周膜，筋内膜と細部にいたるまで筋線維は筋膜に覆われている．筋膜は部位によって名前や性質は変化するが，連続性をもって全身へつながっている．

2. 筋の遊び（滑り）運動をイメージ！

2枚の写真を比較してみる．図3aでは1枚1枚の板の間で滑り運動が起こっているため大きくしなやかに動いている．それに対しbは滑り運動が起きないように1枚1枚の板が密着しているため動きは小さく硬いことがわかる．人体でも同様の運動が起こっている．

大腿部を例にあげると（図4），膝関節を屈曲した場合に大腿四頭筋は伸張される状態になる．このとき大腿直筋と中間広筋の間では，筋膜を介して滑り運動が起こっている．この滑り運動は各層で起こっており，もし滑り運動が起こらなければ，図3bのような硬くぎこちない動きが想像できるだろう．

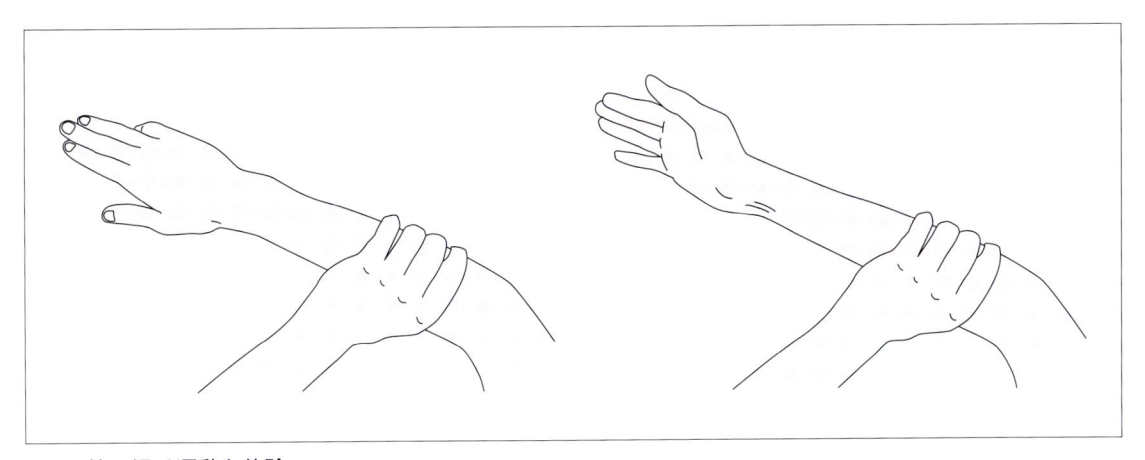

第5部　動きを診るための基礎知識

図1　筋の滑り運動を体験

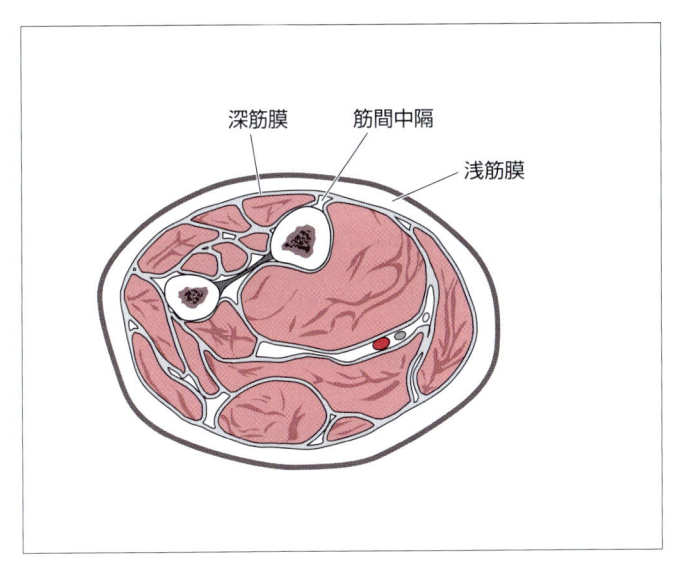

図2　前腕部の断面図（右側）

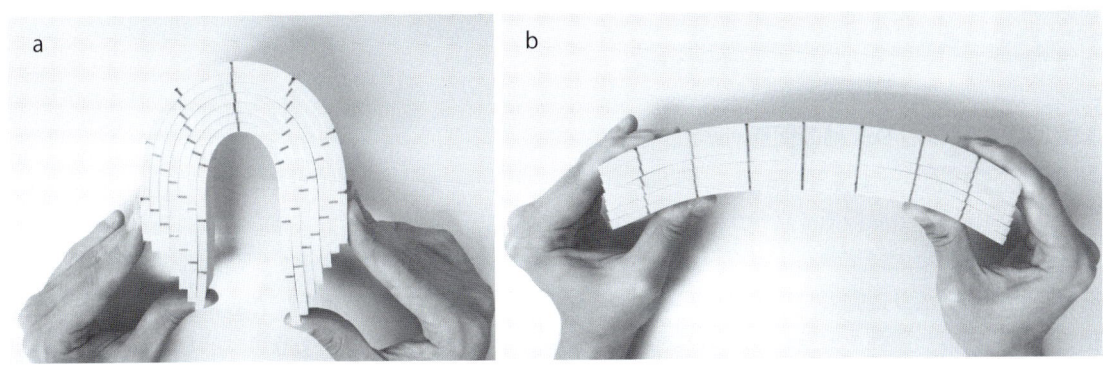

深筋膜　筋間中隔　浅筋膜

a　b

図3　筋の滑り運動のイメージ

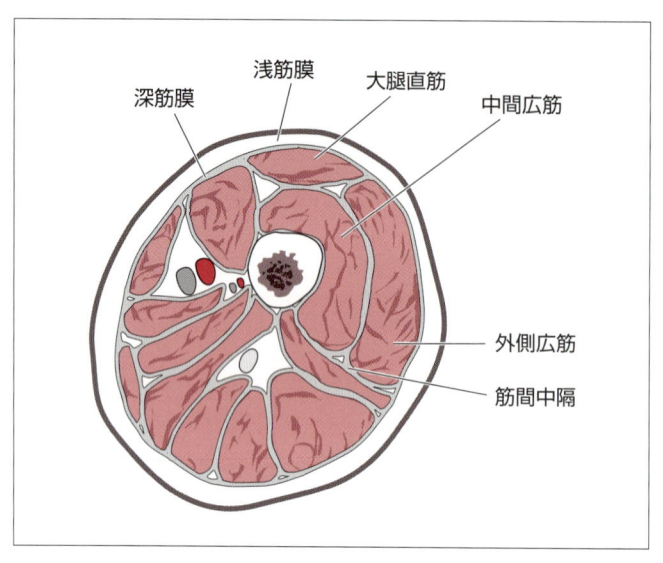

図4　大腿部の断面図（右側）

> **なるほど**
>
> **運動器は層をなしている**
> 身体の組織を1つの塊として捉えるのではなく，何層もの層が重なり合うことで形づくられていることを理解しておこう！

Check→　嶋田智明他編：実践MOOK理学療法プラクティス　運動連鎖～リンクする身体，文光堂，2011．
　　　　坂井建雄他監訳：プロメテウス解剖学アトラス　解剖学総論/運動器系，医学書院，2009．

3. 筋の滑り運動の検査と治療

　筋の滑り運動の障害は，筋緊張の増大と可動域制限を引き起こす．動作分析において固定部位の原因が筋の滑り運動の障害である場合は，この障害に対して特異的な治療で「変えてみる評価」をする必要がある．
　大腿部における検査・治療例を以下に示す．

①大腿部の筋の滑り運動の促通（図5）
患者姿位：背臥位
治療者：治療側の下肢の横に立つ
方法：一側の手で大腿部の筋を軽く押圧し，もう一側の手で下腿を把持する．下腿側の手で内旋の運動を起こし，筋の滑り運動の減少がないかを検査していく．制限部位が特定できたら，リズムよく内旋運動を起こし，滑り運動を促通していく．このとき運動範囲が大き過ぎないように調節して行うとよい．
制限の好発部位：腸脛靱帯と外側広筋，腸脛靱帯と中殿筋など

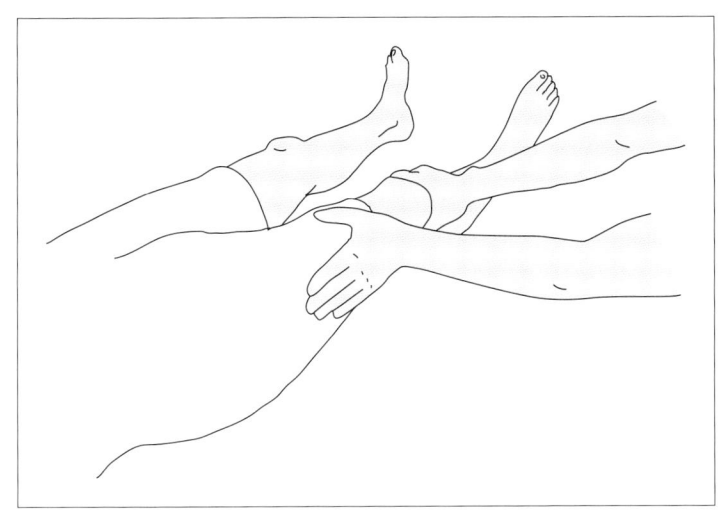

図5　大腿部の筋の滑り運動の促通

②大腿外側の硬結部位に対する治療（図6）

　大腿部の筋の滑り運動の治療後に硬結部位がより明確になってくることが多く，それに続いて行うとよい．
患者姿位：背臥位
治療者：治療する大腿の側方に立つ
方法：一側の母指で大腿外側の硬結部位を触知し圧を加える．もう一側の手で足部をもち，下肢を内旋させることで硬結部位を伸張する．
　圧や伸張刺激を調節することでより早くにゆるみが感じられる．

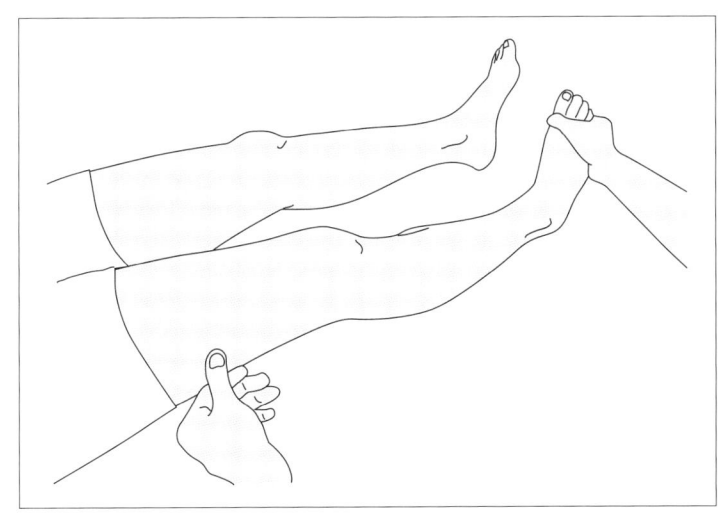

図6　硬結部位に対する治療

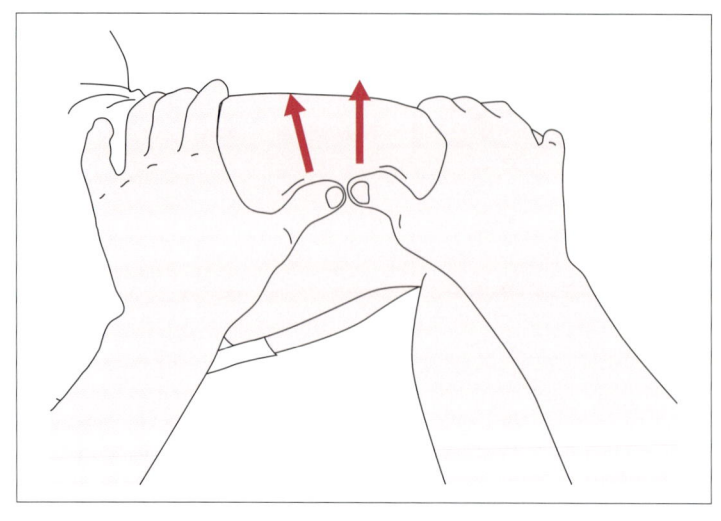

図7 腸脛靱帯の滑り運動

③腸脛靱帯の滑り運動(図7)
患者姿位:側臥位
治療者:対象者の背側に立つ
方法:両側の母指を使って腸脛靱帯にコンタクトし,背側から腹側に向かって動かしていく.制限部位を特定できたらバリアをわずかに越えるように伸張し,運動範囲を徐々に広げていく.

Check → 奈良　勲:系統別・治療手技の展開,協同医書出版社,2001.
　　　　荒木　茂:マッスルインバランスの考え方による腰痛症の評価と治療(DVD)

なるほど
制限の捉え方
実際の臨床ではまず大まかな運動範囲の検査を行い,制限のある運動方向を探ってみる.制限方向が見つかればその運動方向と反対側の筋・筋膜の遊びを検査してみよう.

なるほど
治療テクニックは1つの手段
筋・筋膜に対する治療テクニックはさまざまであり,軟部組織モビライゼーション,筋膜マニピュレーション,筋膜リリースなどがある.手技に執着するよりは実際に問題が起きている部位を明確にし,個々に適した方法を選択していくことが重要である.

欧文索引

A

accompanying APA (aAPA) 130
active sitting 50, 51
active supine 50
APA 39, 60, 110, 183, 185, 200, 206

B

bipedal standing 50, 51, 157
body in space 127
body-body 127
BOS 127

C

CKC 201
　──における関節の動き 191
　──の動き 193
COG 128
　──の受け入れ 170
CPG 57, 58, 181, 182, 183, 184, 185, 209

D

deep front line 118

E

extrapersonal space 129

F

force control strategy 143

H

HAT 128
head control 131
hypermobility 199

M

mobility 101
momentum strategy 143

O

OKC 202
　──における関節の動き 191
　──の動き 193

P

peripersonal space 129
personal space 129
postural orientation 151
postural set 145
postural stability 151
preparatory APA (pAPA) 130
pull パターン 146

R

reference frame 151

S

stability 101
synergy 208

和文索引

あ

α運動ニューロン 73
アウターマッスル 215
アウターユニット 201
頭の制御 99
アンクルロッカー 162, 173
安定 107
　──性 9, 14, 101
　──　──限界 33, 42, 97, 130
　──　──方略 17

い

意識 222
　──にのぼらない固有感覚路 73
移動性スキル 104
印象 44
インナーマッスル 201, 215
インナーユニット 201

う

うなずき運動 90
運動性 14, 101
　──を減少 16
運動制御部位 15
運動単位 67
運動伝達 137
運動パターン 43
運動方略 143
運動量方略 143

え

遠位空間 129

お

横足根関節 193
応用性 9
起き上がり 10
　──動作 116
オプティックフロー 109, 184

か

開始姿位 104, 106
外側運動制御系 182, 185
外側制御系 185
外的焦点 223
回転モーメント 124
外部空間の解析 150, 153
外部モーメント 16
開放的運動連鎖 202
快・不快 44
変えてみる評価 86
下肢 111
　──荷重関節の協調運動 141
　──の安定 168
　──の直立化 171
加重 75
　──刺激 86
荷重応答期 167
荷重軸不全 148
荷重線 169
荷重連鎖 88
過剰運動性 199
　──方略 17
過剰運動部位 21, 31, 34, 54
過剰な安定性 15
過剰な運動性 15
仮説 71
　──検証 73
加速度 95

下部体幹 138
構え 97
感覚-運動連環 104
感覚検査 72
感覚情報 106
感覚入力 85, 225
眼球 222
　──運動 35
環境 8
慣性 20, 221
　──力 122, 124, 125, 176
関節不安定性 21
関節モーメント 16, 78, 123
関連痛 79

き

基底核ループ 210
軌道修正 174
機能解離 67, 75
機能的臥位 49
機能的座位 50, 51
　──姿勢 145
機能的な荷重軸 141
機能的立位 50, 51
肌理 211
球関節 35
急性期 76
協応 18
凝視 221
協調性 9
橋・延髄網様体系 68
橋・延髄網様体システム 110
距骨下関節 190
　──と横足根関節の共働 194
起立 10
近位空間 129
筋硬結 77
筋スパズム 89

索　引

筋の遊び　228
筋の滑り運動　230
筋連結　89

く

クリアランス　177
クリニカルイベント　98, 134
グローバルマッスル　201

け

脛骨の固定作用　140
蹴り出し　197
原因と結果の負のスパイラル　2
肩甲帯の前方突出　100
健側　66

こ

コアスタビリティ　37, 82, 111, 155, 198, 206
高座位　69
抗重力屈曲運動　119
抗重力伸展活動　131
後発的エネルギー方略　19
合理的な動作　16
誤学習　40, 76
股関節屈曲モーメント　173
股関節両側性活動　179
個人空間　129
骨盤前傾　136
固定部位　21, 31, 54, 72
古皮質　114

さ

最終共通路　66
在宅　8
撮影アングル　63
サッケード　35
作用点の後方移動　137
参照枠　151

し

視覚　109, 220
　——情報　149
　——的フィードバック　62, 112
時間軸　19
持久性　9
シークエンス　98, 134
支持基底面　116, 127
姿勢安定性　42, 151, 204
姿勢オリエンテーション　151
姿勢制御システムモデル　207
姿勢制御方略　92, 94
姿勢セット　59, 60, 154, 155, 183, 206
姿勢調節　203
姿勢定位　42, 205
シーソーの原理　117
シナジー　208
収縮痛　77
重心移動　97, 221
周辺視野　222
重力線　128
重力モーメント　117, 120
受動要素　172
衝撃緩衝　168
上肢　110
情動　225
　——系　44
小脳ループ　210
上方移動相　157
踵立方関節のロック機構　175
深前線　118
身体アライメント　94
身体重心　94, 116
身体図式　113, 158
身体分節　45
伸張痛　77

す

スタビライズ方略　13

せ

正中線　45
静歩行　159
赤核脊髄路　110
脊髄下行路　57, 182
脊髄視床路　214
脊髄小脳路　74, 214
接地期　196
先行随伴性姿勢調節　30, 154, 200, 206
潜在能力　52
選択運動　131
選択的股関節屈曲　49
前庭感覚　109
　——情報　149
前庭システム　109
前発的エネルギー方略　19
前方移動相　156
前遊脚期　176

そ

操作活動　203
相対的柔軟性　44, 156
足圧中心軌跡　20
側臥位　112
足関節底屈モーメント　173
足関節方略　49, 157
足底　227
速度性　9
足病医学　188
足部バイオメカニクス　188

た

体幹機能　227
体幹垂直位の制御　178
体幹前傾　136
体軸内回旋　34, 100, 121
代償方略　38
体性感覚　74
　——情報　149

235

第二法則　124
タイミング　18
多関節運動連鎖　150
足してみる評価　80
立ち直り反応　101, 108
他動的制動システム　78
多様性　46, 152
単関節筋　215
単関節制御　15
探索行為　96

ち

中枢　218
　——波及相　32, 105, 111
中殿筋歩行　82
長腓骨筋　175
直観的な要素　5

つ

墜落歩行　25

て

定位　107
停滞　33

と

トイレ動作　11
頭頸部パターン　108
動作遂行　8
動作様式　67
到達姿位　105
動歩行　159
動揺型　78
トリガーポイント　79
努力性過緊張　70

な

内側運動制御系　182, 185
内側制御系　185

内的焦点　223
内部空間的解析　150, 153
内部モーメント　16

に

二関節筋　215
二足直立　157
ニュートラルアライメント　135
ニュートラルポジション　49

ね

寝返り動作　119

は

バイオメカニカルな視点　92
バイオメカニクス　116
背臥位　104, 106
背外側運動制御系　213
背外側系　69
爬虫類　115
パワートランスファー　139
半側空間無視　113
ハンドリング　50, 52

ひ

引いてみる評価　88
ビデオカメラ撮影　62
ヒールロッカー　161, 169

ふ

不安定性　15, 135
フィードバックシステム　220
フィードフォワード制御　110
フォアフットロッカー　162, 174
腹圧　84
腹内側運動制御系　213
腹内側系　68, 69
布団のなかの寝返り　114
フロー情報　212

分節運動　41
文脈　46, 51, 152

へ

閉鎖的運動連鎖　201
並進バランステスト　84
ベッド臥床　36
辺縁系　114

ほ

歩行　11
　——周期　54, 166, 195
　——パターン生成機構　57, 182
ボディスキーマ　113

ま

末梢　218
　——初動相　105, 108

む

無自覚　152

め

メカニカルストレス　146
メディアル・コラプス　82

も

網様体　75
もたれかかり型　78
モーメントアーム　123
モーメント方略　13

や

やじろべえ型　78

ゆ

遊脚　224
　——終期　178
　——初期　176
　——相　166
　——中期　178
誘導　225
床反力　120, 124, 163
　——作用点　56, 57, 96
　——情報　47, 48, 154, 158
　——ベクトル　25, 96

り

力学的課題　93, 98
力学的原理　92
力制御方略　143
立位アライメント　158
立脚終期　174
立脚初期　167
立脚相　166
立脚中期　171, 196
離殿メカニズム　138
臨床推論　126

れ

連合反応　40
連続する過剰な運動性　16
連動　223

ろ

ロッカー機能　58, 224
ロッカーファンクション　169
ロッキング　70

|検印省略|

臨床実践　動きのとらえかた
何をみるのか　その思考と試行

定価（本体6,500円＋税）

2012年5月22日　第1版　第1刷発行
2020年11月22日　　同　　第8刷発行

編　者　山岸　茂則（やまぎし　しげのり）
発行者　浅井　麻紀
発行所　株式会社 文 光 堂
　　　　〒113-0033　東京都文京区本郷7-2-7
　　　　TEL（03）3813-5478（営業）
　　　　　　（03）3813-5411（編集）

© 山岸茂則, 2012　　　　　　　　　印刷・製本：広研印刷

ISBN978-4-8306-4391-0　　　　　　　Printed in Japan

・本書の複製権，翻訳権・翻案権，上映権，譲渡権，公衆送信権（送信可能化権を含む），二次的著作物の利用に関する原著作者の権利は，株式会社文光堂が保有します．
・本書を無断で複製する行為（コピー，スキャン，デジタルデータ化など）は，私的使用のための複製など著作権法上の限られた例外を除き禁じられています．大学，病院，企業などにおいて，業務上使用する目的で上記の行為を行うことは，使用範囲が内部に限られるものであっても私的使用には該当せず，違法です．また私的使用に該当する場合であっても，代行業者等の第三者に依頼して上記の行為を行うことは違法となります．
・JCOPY〈出版者著作権管理機構　委託出版物〉
本書を複製される場合は，そのつど事前に出版者著作権管理機構（電話03-5244-5088, FAX 03-5244-5089, e-mail：info@jcopy.or.jp）の許諾を得てください．